总主编 卢传坚 陈 延

中医补土理论菁华临床阐发

子宫内膜异位症

主 审 司徒仪
主 编 向东方 梁雪芳
副主编 具春花 孙红燕
编 委 （按姓氏汉语拼音排序）
程 思 樊荫萍 黄 宁 具春花
梁齐桁 梁雪芳 刘 敏 骆美成
饶玲铭 孙红燕 田滢舟 王永霞
吴燕君 向东方 许明桃 曾颖怡
张 倩

科学出版社
北 京

内 容 简 介

本书是在中医关于子宫内膜异位症的历史沿革、病因病机、中医诊断、辨证论治的基础上撰写的，梳理出中土理论在本病的发病、辨证治疗方面的认识，从而丰富中医治疗本病的内容。全书分为上、下两篇，上篇介绍补土与子宫内膜异位症，包括子宫内膜异位症概述、发病机制、诊断和治疗；中土与子宫内膜异位症，即基于中土理论的子宫内膜异位症的治疗原则和治疗方法。下篇内容为结合临床以补土理论指导治疗子宫内膜异位症的运用案例，部分案例为国家老中医药专家、广东省中医院妇科学术带头人司徒仪教授临证案例，案例中亦阐述了该病的发病机制、运用补土思想的治疗过程及病案分析，理论联系临床，适用性强。

本书可供中医医生、妇科医生、大专院校学生及中医爱好者阅读、参考。

图书在版编目（CIP）数据

子宫内膜异位症 / 向东方，梁雪芳主编. —北京：科学出版社，2022.1
（中医补土理论菁华临床阐发 / 卢传坚，陈延总主编）
ISBN 978-7-03-070506-8

Ⅰ. ①子… Ⅱ. ①向… ②梁… Ⅲ. ①子宫内膜异位症－诊疗
Ⅳ. ①R711.71

中国版本图书馆 CIP 数据核字（2021）第 224795 号

责任编辑：郭海燕 孙 曼 / 责任校对：申晓焕
责任印制：徐晓晨 / 封面设计：蓝正设计

科 学 出 版 社 出版

北京东黄城根北街 16 号
邮政编码：100717
http://www.sciencep.com

北京虎彩文化传播有限公司 印刷

科学出版社发行 各地新华书店经销
*

2022 年 1 月第 一 版 开本：720×1000 B5
2022 年 1 月第一次印刷 印张：15
字数：302 000
定价：88.00 元
（如有印装质量问题，我社负责调换）

总　序

　　"传承精华，守正创新"是习近平总书记对中医药工作作出的重要指示，为中医药传承、创新、发展指明了方向，中医药事业的发展迎来了前所未有的机遇。值此之际，由广东省中医院岭南补土学术流派学术带头人卢传坚教授策划并担任总主编的"中医补土理论菁华临床阐发"丛书也即将出版面世。这套丛书集结了我院多个学科众多专家学者的力量，是近百名编委共同努力的心血结晶，也是这些年来我院大力发展中医学术流派研究的成果之一。

　　2013年，为了响应国家中医药管理局"大力建设学术流派"的号召，也为了进一步提升中医理论及临床诊疗水平，广东省中医院组建了"岭南补土流派工作室"。该工作室自建立以来，除了在理论及临床研究方面的不懈努力外，也着力于推动补土理论的学术交流，举行各种案例分享及学术探讨活动，有力推动补土学术理论在各学科的应用。经过这些年的发展，多个学科在补土理论的临床应用方面已经有所收获，凝练出了各自的专科特色。为了更好地总结和提炼这些理论精华，岭南补土流派工作室发起"中医补土理论菁华临床阐发"丛书写作计划，得到了各学科团队的热烈响应。在经过了将近两年的准备及反复修改核对后，这套总稿超百万字的丛书终于成稿。

　　翻开书稿，书中有编委们精心整理的理论、丰富的临床案例，突出了我院流派研究理论与实践相结合的特点；在书稿的架构上，由岭南补土流派工作室撰写的"中医补土理论菁华临床阐发"丛书有《补土菁华总论》一册，其他分册遍及多个临床学科，目前已交稿的包括《内分泌科》《耳鼻喉科》《肝病科》《肿瘤科》《乳腺科》《肾病科》《消化科》《皮肤科》《眼科》《呼吸科》共十个专科分册，组成了丛书专科系列。另有《异常子宫出血》《子宫内膜异位症》《湿疹》《克罗恩病》《肺癌》共五个专病分册，组成了丛书专病系列。虽然不同专科、疾病的具体治疗方案各有特色，但所应用的理论都源于补土，这正是中医"异病同治"的鲜明体现。

　　同时，多学科应用、突出优势病种也切合了学术流派的发展特点。纵观古代流派名家，虽各有所长，但基本不分科，只要灵活运用，在不同疾病的治疗中均能得心应手。因此，流派学术思想的应用，一方面，应该在多个领域中"遍地开花"，不断拓宽其应用范围，此为"横向发展"；另一方面，对于理论应用适用性强的病种还应重点发掘，优化其治疗方案，此为"纵向发展"。流派学术理论的应用既要使其有一定的普及性，更要突出其独特的治疗优势，使得流派理论的应用既能保持其特色，又能得到进一步的推广，这正是本套丛书的鲜明特点。

在这套丛书各分册的编委名单中，既有年龄与我相近的老专家作为学术顾问，同时也有不少年轻医生参与了本套丛书的编写，这充分体现了中医学术的传承以及老一辈专家对年轻一代的提携。我相信，编写的过程既是对老专家临床经验的总结提炼，也是后辈们深入学习的一次机会。书籍是中医传承过程中重要的思想载体，希望这套丛书不仅是一份标志性的成果，更是一个起点，能够吸引更多的中医人到中医流派理论学习中去，更好地发挥中医的治疗优势。

是以为序！

国医大师、广州中医药大学首席教授

2020 年 4 月于广州

序

中医学术,源远流长,为中华民族的繁衍昌盛作出了不可磨灭的贡献。根植于临床水平的不断提高,传承、创新与发展祖国中医药学,是当代中医药工作者的责任和使命。

学术流派是中医学发展史上的重要组成部分。有代表性的医家如金元四大家,理论与技术各有所长,临证实践,理论萃取,凝练精华,泽被后人。

《素问·太阴阳明论》云:"脾者土也,治中央,常以四时长四脏,各十八日寄治,不得独主于时也。"医圣张仲景则论述了"见肝之病,知肝传脾,当先实脾"的临床意义。《脾胃论》有云:"天之邪气,感则害人五脏……水谷之寒热,感则害人六腑……乃知脾胃不足,为百病之始。"有胃气则生,无胃气则死。金代李东垣提出"内伤脾胃,百病由生"的学术思想,其遣方用药均以顾护中土立论,其学术思想被后世医家广泛研究和应用,可谓补土派大师。因此,补土派理论溯源肇始于《内经》,发展于仲景,鼎盛于东垣,对后世中医学家产生了深远的影响。

补土理论在诊治妇科疾病中亦发挥了重要作用。广东省中医院妇科是国家级重点学科,建立建设子宫内膜异位症专科多年。子宫内膜异位症见于中医学之痛经、癥瘕、不孕等,病程绵长、反复发作,不少患者历经一次或多次手术,身心俱病。中土理论与本病的发生、发展、治疗、防护均有着必然、密切的联系,补土理论亦贯穿于子宫内膜异位症患者治疗之始终。本书的编写团队查阅古籍,结合临床实践、病案文献,阐述了中土失调与本病的病因病机、基于补土治疗本病的原则和方法,以及应用补土理论治疗本病的心得。补土并非单纯补益,而是体现在立足后天之本,脾肾双补,或调气机升降,助轴运轮行,或健运中土,祛有形之邪等多个方面。

本书的编写出版,是挖掘整理补土理论在子宫内膜异位症诊治中的应用,丰富中医治疗子宫内膜异位症这一临床疑难病的内容和方法,希望对同道们有所裨益。本书对补土流派与妇科学术发展的历史源流、发展脉络、核心学术内涵,进行系统挖掘、整理,有利于补土流派学术思想在妇科应用方面的理论知识系统化。而通过临床总结、文献整理、病案归纳分析,以使补土流派理论与实践相结合,在不断进取、传承创新方面将大有裨益。同时,在促进中医药学术、推动中医药事业发展方面,亦发挥积极的作用。

司徒仪

2020年1月

前　言

　　中医学术流派百花齐放，补土是中医重要学术流派之一。土，原指五行概念，属于五行中的一种元素，引申为生长、承载、化生、收养之意，与人体脾胃相对应。《素问·太阴阳明论》言："脾者土也，治中央，常以四时长四脏，各十八日寄治，不得独主于时也，脾脏者，常着胃土之精也，土者生万物而法天地……"，土治中央，其作为五脏之"中轴"，其独特生理位置决定了其重要生理功能。李东垣提出"内伤脾胃，百病由生"。清代医家黄元御更提出："脾升胃降之机，是为中气。中气者，升降阴阳之枢，交济水火之媒，姹女婴儿之配合，权在于此，道家谓之黄婆，义至精也。" 补土之言补，并非单纯补益，而是具有补益、健运、调气之升降之意。补土可以是基于脾为后天之本，补脾扶正固本，亦可因其位于中土轴心的作用，健运脾土之气，以调节脏腑之关系，如健脾土以疏肝木，理肝气而健脾土，补脾土而生肺金等，皆为补益中土之治。

　　子宫内膜异位症发病率呈逐渐升高趋势，已成为妇科常见疾病，本病病程迁延绵长，治疗仍棘手。中医学并无此病名，有关本病的文献或描述多参见中医学"痛经"、"不孕"、"癥瘕"、"月经病"等。子宫内膜异位症的病因病机、辨证论治与脾胃、五脏之中轴脾土有着重要的联系。基于中土治疗子宫内膜异位症，可以体现在立足先后天之本，脾肾双补，或调气机升降，助轴运轮行，或健运中土，祛有形之邪等方面。

　　本书是在中医关于子宫内膜异位症的历史沿革、病因病机、中医诊断、辨证论治的基础上撰写的，梳理出中土理论在本病的发病、辨证治疗方面的认识，从而丰富中医治疗本病的内容。全书分为上、下两篇，上篇介绍补土与子宫内膜异位症，包括子宫内膜异位症概述、发病机制、诊断和治疗；中土与子宫内膜异位症，即基于中土理论的子宫内膜异位症的治疗原则和治疗方法。下篇内容为结合临床以补土理论指导治疗子宫内膜异位症的运用案例，部分案例为国家老中医药专家、广东省中医院妇科学术带头人司徒仪教授临证案例。在案例中，作者阐述了该病的发病机制、运用补土思想的治疗过程及病案分析。本书可供中医医生、妇科医生、大专院校学生及中医爱好者阅读、参考。

　　书稿撰写历时一年有余。广东省中医院妇科学术带头人司徒仪教授，为全国老中医药专家学术经验继承工作指导老师，在广东省中医院妇科创建子宫内膜异位症专科20余年，在本病的临床、科研方面积累了丰富经验，其中应用补土理论治疗本病亦是中医治疗本病的重要内容之一。司徒仪名医传承工作室团队在司徒仪教授指导下，热心子宫内膜异位症专科发展，希望将补土理论在本病的应用和发展做一总结。本书主编、编委均是临床科室骨干人员，在完成临床繁重工作任务的同时，对书稿反复修改、补充、完善、校对，终于付梓出版。本书凝聚着广东省中医院子宫内膜异位症专科骨干成员们的心血汗水，也是国家级司徒仪名医传承工作室的重要工作之一。妇科同道们对子宫内膜异位症的中医认识丰富而深刻，本书的一些认识、看法可能与同道们对子宫内膜异位症的认识有相悖之处，编者愿意接受各位同道的批评指正，在争鸣中发展，也是学术发展的方式之一。

本书承蒙广东省中医院妇科学术带头人、国家名老中医药专家、博士生导师司徒仪教授指导并作序，在此致以崇高敬意！

编　者

2019 年 11 月 8 日

目　　录

上篇　补土与子宫内膜异位症

第一章　子宫内膜异位症概述 ……………………………………………… 3

第二章　子宫内膜异位症发病机制 ………………………………………… 5

　第一节　子宫内膜异位症病因学说 ……………………………………… 5

　第二节　子宫内膜异位症中医病机 ……………………………………… 8

第三章　子宫内膜异位症诊断 ……………………………………………… 17

　第一节　子宫内膜异位症西医诊断 ……………………………………… 17

　第二节　子宫内膜异位症中医诊断 ……………………………………… 21

第四章　子宫内膜异位症治疗 ……………………………………………… 27

　第一节　子宫内膜异位症西医治疗 ……………………………………… 27

　第二节　子宫内膜异位症中医治疗 ……………………………………… 31

第五章　中土与子宫内膜异位症 …………………………………………… 49

第六章　基于补土理论的治疗原则 ………………………………………… 60

　第一节　立足后天之本，脾肾双补 ……………………………………… 60

　第二节　调气机升降，助轴运轮行 ……………………………………… 62

　第三节　健运中土，祛有形之邪 ………………………………………… 64

　第四节　基于中土，调气血阴阳 ………………………………………… 66

第七章　基于补土理论的治疗方法 ………………………………………… 69

　第一节　基于补土理论治疗子宫内膜异位症痛经 ……………………… 69

　第二节　基于补土理论治疗子宫内膜异位症癥瘕 ……………………… 78

第三节 基于补土理论治疗子宫内膜异位症不孕 …………………… 85

第四节 基于补土理论治疗子宫内膜异位症月经失调 ……………… 97

第五节 基于补土理论治疗子宫内膜异位症复发 …………………… 100

第六节 基于补土理论治疗子宫内膜异位症孕后流产 ……………… 101

第七节 基于补土理论调护子宫内膜异位症围手术期 ……………… 102

第八节 基于补土理论治疗其他部位子宫内膜异位症 ……………… 103

第九节 基于补土理论治疗子宫内膜异位症的体会 ………………… 105

下篇　补土理论治疗运用案例

第八章 治疗子宫内膜异位症痛经案例 …………………………………113

第九章 治疗子宫内膜异位症慢性盆腔痛案例 ……………………… 124

第十章 治疗子宫内膜异位症不孕症案例 …………………………… 138

第十一章 治疗卵巢子宫内膜异位囊肿案例 ………………………… 149

第十二章 治疗子宫内膜异位症月经失调案例 ……………………… 167

第十三章 治疗子宫腺肌病月经过多案例 …………………………… 182

第十四章 治疗子宫内膜异位症自然流产案例 ……………………… 197

第十五章 治疗促性腺激素释放激素激动剂引起的低雌激素反应 … 208

第十六章 治疗其他部位子宫内膜异位症案例 ……………………… 221

上篇　补土与子宫内膜异位症

第一章　子宫内膜异位症概述

子宫内膜异位症（endometriosis）是指具有生长功能的子宫内膜组织出现在子宫腔面以外的部位而引起的病症。异位的子宫内膜最常出现在卵巢、子宫骶骨韧带、子宫下段、后壁浆膜层、直肠子宫陷凹、乙状结肠的盆腔腹膜处，故亦称为"盆腔子宫内膜异位症"。卵巢型子宫内膜异位症形成囊肿者，称为子宫内膜异位囊肿（俗称巧克力囊肿）。近年本病发病率呈上升趋势，在生育期妇女中的发病率为10%～15%，在不孕女性中的发病率为20%～50%[1]，本病多发于25～45岁的妇女，为常见妇科疾病。

子宫腺肌病是指子宫内膜腺体及间质侵入子宫肌层中，伴随周围基层细胞的代偿性肥大和增生，形成弥漫性病变或局限性病变的一种良性疾病。少数子宫内膜在子宫肌层中呈局限性生长形成结节或团块，称为子宫肌瘤。子宫腺肌病多发生于30～50岁经产妇，约有半数患者同时合并子宫肌瘤，15%～40%患者合并子宫内膜异位症。

子宫内膜异位症和子宫腺肌病，是造成痛经、慢性盆腔疼痛、不孕、盆腔包块、月经失调的潜在原因。虽两者属良性疾病，但具有增生、浸润、转移及复发等恶性行为，并具有恶变的可能性。

中医学文献中没有"子宫内膜异位症"的病名记载，但在"痛经"、"癥瘕"、"不孕症"、"月经不调"等病症中有类似症状的描述。中医古籍中相关记载很多，对子宫内膜异位症相关病证的病因病机、诊治等方面皆有系统的论述。

子宫内膜异位症患者异位的内膜组织周期性出血，即为中医所谓的"离经之血"。正如唐容川《血证论》所说："既然是离经之血，虽清血、鲜血，亦是瘀血。"因此，目前认为瘀血阻滞是子宫内膜异位症的基本病机[2]。而导致血瘀的病因，或由寒凝，或由肾虚，或由气滞、气虚，或由脾虚气弱、痰湿等。

脾的功能失调亦是贯穿子宫内膜异位症发生发展过程中的中心环节。《金匮要略》云："五脏六腑之血，全赖脾气统摄。"脾之功能正常，则血液循环不致溢出脉外而致出血。若脾之功能失常，则带脉约束无权，经血不循常道，离而留为瘀，而发为本病。

现代中医学家基于子宫内膜异位症属血瘀为主的病机特点，采用辨证分型论治法、月经周期分阶段治疗法、专方专法、中医外治法，基于补土理论治疗本病，在临床及科研方面均取得了一定的成绩。

参 考 文 献

[1] Hufnagel D，Li F，Cosar E，et al. The role of stem cells in the etiology and pathophysiology of endometriosis[J]. Sem in Reprod Med，2015，33（5）：333-340.

[2] 中国中西医结合学会妇产科专业委员会. 子宫内膜异位症中西医结合诊治指南[J]. 中国中西医结合杂志，2019，39（10）：1169-1176.

第二章　子宫内膜异位症发病机制

有关子宫内膜异位症的发病机制至今仍是一个未解决的疑问，目前有多种学说，但主要的病因学说有异位种植学说、体腔上皮化生学说、诱导学说。而异位种植学说包含 Sampson 经血逆流种植学说、淋巴及血管播散学说、医源性种植学说[1]。其他病因学说包括免疫炎症学说、干细胞理论、遗传及相关基因表达和调控异常及在位内膜决定论等。

第一节　子宫内膜异位症病因学说

现代医学认为，子宫内膜异位症为良性病变，其发病机制至今尚未完全阐明。异位种植学说认为，异位的内膜来源于子宫内膜组织，这些组织通过经血逆流、淋巴传播、血管播散及医源性种植等途径转移到宫腔以外的部位并种植和生长。从这一理论的提出到现在已进行了 80 多年的探索：从组织细胞到蛋白质、基因分子水平，从激素代谢、黏附侵袭、血管生成、神经组织生长到免疫系统异常等各个方面进行了大量的研究。此项研究之后又出现了体腔上皮生化学说、诱导学说。近年我国郎景和教授提出的"在位内膜决定论"对传统理论进行了补充和发展。最近随着干细胞理论的建立和完善，子宫内膜异位症干细胞来源的理论亦逐渐受到关注[2]。

一、异位种植学说

Sampson 于 1921 年最早提出该学说。这一学说认为，异位的内膜来源于子宫内膜组织，这些组织转移到宫腔以外的其他部位并种植和生长。常见的传播途径有经血逆流、淋巴及静脉播散、医源性种植等。

（一）经血逆流种植

经期时经血中所含内膜腺上皮和间质细胞可随经血逆流，经输卵管进入腹腔，种植于卵巢和邻近的盆腔腹膜，并在该处继续生长和蔓延，以致形成盆腔子宫内膜异位症。

子宫内膜组织具有异位生长的能力，研究显示：月经血中可以找到存活的内膜细胞；开腹或腹腔镜手术均发现腹腔内有经血逆流，同时在异位病灶内发现有逆流的经血成分；内膜异位病灶多分布在盆腔内游离的部位，如直肠子宫陷凹、卵巢窝等，卵巢因接近输卵管伞，也是容易种植的部位；月经过多和生殖道阻塞的妇女较正常妇女子宫内膜异位症的发病率增高。

（二）淋巴及静脉播散学说

不少学者通过光镜检查发现在盆腔淋巴管和淋巴结中有子宫内膜组织，有学者在盆腔静脉中也发现有子宫内膜组织，因而提出子宫内膜可通过淋巴或静脉播散，并认为远离盆腔部位的器官如肺、手或大腿的皮肤和肌肉发生的子宫内膜异位症可能是通过淋巴或静脉播散的结果。

（三）医源性种植

医源性的散播即直接移植，多见于手术时将子宫内膜带至切口处，在该处种植形成子宫内膜异位症。典型的例子是剖宫产术后的腹壁瘢痕子宫内膜异位症，特别是剖宫取胎后的腹壁瘢痕子宫内膜异位症更为多见。文献报道其发生率占腹壁瘢痕子宫内膜异位症的90%左右。足月产术后，脱落的子宫内膜流经软产道的伤口，但在这些部位的种植却很少见，分析可能与阴道内细菌所形成的环境不利于内膜的种植有关，产后雌激素水平的下降也不利于异位内膜的生长。典型的代表为手术瘢痕子宫内膜异位症。

二、体腔上皮化生学说

由于卵巢表面上皮、盆腔腹膜都是由胚胎期具有高度化生潜能的体腔上皮分化而来，Meyer提出上述由体腔上皮分化而来的组织，在反复受到经血、慢性炎症或持续卵巢激素刺激后，均可被激活而衍化为子宫内膜样组织，以致形成子宫内膜异位症。

三、诱导学说

未分化的腹膜组织在内源性生物化学因素诱导下可发展成子宫内膜组织。种植的内膜释放某种未知物质诱导未分化的间质形成子宫内膜异位组织，在动物实验中得到了证明，但在人体实验尚未得到证实。此学说实际为体腔上皮化生学说的延伸。

四、遗传学说

本病具有家族聚集性，患者一级亲属的发病风险是无家族史者的7倍，单卵双胎孪生姐妹发病率高达75%。患者常出现非整倍体（11，16，17）、序列丢失或插入（1p，17q，6q，7q）等染色体异常。有研究发现子宫内膜异位症与谷胱甘肽转移酶、半乳糖基转移酶和雌激素受体的基因多态性有关，还发现在人类子宫内膜和卵巢异位囊肿中存在各种编码的孕激素 mRNAs，提示该病可能通过多基因或多因素遗传。

五、免疫调节学说

越来越多的证据表明免疫调节异常在子宫内膜异位症的发生、发展各环节起重要作用，表现为免疫监视、免疫杀伤功能的细胞如 NK 细胞等细胞毒作用减弱而不能有效清除异位内膜，免疫活性细胞释放白介素-6、表皮生长因子、成纤维细胞生长因子等促进异位内膜存活增殖并导致局部纤维增生、粘连，细胞黏附分子异常表达，协同参与异位内膜的移植、定位和黏附等。研究还发现子宫内膜异位症与系统性红斑狼疮、黑色素瘤及某些人类白细胞抗原有关，患者的 IgG 及抗子宫内膜抗体明显增加，表明其具有自身免疫性疾病的特征。

六、其他因素

有研究认为血管生成参与了子宫内膜异位症的发生机制，患者腹水中血管内皮生长因子等血管生长因子增多，使盆腔微血管生长增加，导致异位内膜得以成功地种植生长。另外，异位内膜有芳香化酶 mRNA 和细胞色素 P-450 蛋白的高表达，而 II 型 17-β 羟类固醇脱氢酶表达下降，表明异位内膜除自分泌雌激素外，还可削弱对 17-β 雌二醇的灭活作用促进自身增殖。近年来研究发现异位内膜的自身凋亡点是低于在位内膜，且重症者较 I～II 期者凋亡减少，提示子宫内膜对凋亡的敏感性与疾病进程有关。

七、在位内膜决定论

在位内膜决定论认为，异位的内膜在盆腹腔能够发展为病变，必须经过黏附、侵袭和血管形成的"三部曲"，得以达到"生根、生长、生病"。其中，在位内膜的分子生物学特点起到重要作用，其他的激素、免疫等因素只是影响内膜命运或者是否能在异地容受的附加条件，在位内膜是决定因素，这就是"在位内膜决定论"。

在位内膜是异位症的根源，发挥作用的是在位内膜的干细胞，子宫内膜基底层的干细胞具有无限增殖潜能和多向分化特性，比如子宫内膜的周期性再生与重建。以此可以解释临床上表现的红色病变、蓝色病变和白色病变，可以解释各部位子宫内膜异位症的发生。

在位内膜决定论可提供发病机制认知的"一元化"，诊断的"生物学化"和治疗的"源头化"，推动了子宫内膜异位症的基础与临床研究进展。总之，目前有关子宫内膜异位症发病机制的学说甚多，但尚无一种可以解释全部子宫内膜异位症的发生，因而有可能不同部位的子宫内膜异位症有不同的发病机制，各种学说可以相互补充，并有待于继续补充发展。

第二节　子宫内膜异位症中医病机

子宫内膜异位症的主要病理变化是异位的子宫内膜伴随在位的子宫内膜在卵巢激素的周期性作用下发生脱落、出血，瘀血留于局部，日久不能吸收，即中医所谓的"离经之血"。异位内膜周期性出血，停滞体内即成瘀血。血溢于脉外或血置于脉外即失去脉道的约束及脉气的鼓动，停滞积聚而为瘀。因此，目前认为瘀血阻滞是子宫内膜异位症的基本病机。

成书于 1804 年的《古方汇精》说："凡闺女在室行经，并无疼痛，及出嫁后，忽遇痛经渐至增多，服药无效。此乃少年新娘男女不知禁忌，或经将来之时，或行经未净，随而交媾，震动血海之络，损及冲任，以致瘀血凝滞，每至行经，断难流畅，是以作痛，名曰逆经痛，患此难以受孕。"《景岳全书·妇人规》云："瘀血留滞作癥，唯妇人有之，其证则或由经期，或由产后，凡内伤生冷……气弱而不行。总由血动之时，余血未净，而一有所逆，则留滞日积而渐以成癥矣。"而《医宗金鉴·妇科心法要诀》载："女子不孕之故，由伤其冲任也……或因瘀血积于胞中，新血不能成孕。"

子宫内膜异位症是由多种因素导致机体脏腑功能失调，气血失和，冲任损伤，致部分经血不循常道而逆行，以致"离经"之血瘀积，留结于下腹，阻滞冲任、胞宫、胞脉、胞络而致，最终引起痛经、癥瘕、崩漏、不孕等病症。具体如下：一是产育过多或宫腔手术（包括人工流产、剖宫产），损伤冲任及胞宫，瘀血留滞胞络、胞宫；二是经期、产后房事不节，败精、浊血相混成瘀；三是邪毒侵袭留滞不去，致寒、热、湿瘀阻于内。

因此，血瘀是贯穿子宫内膜异位症发生、发展过程中的中心环节，也是子宫内膜异位症最基本的病理基础。正如唐容川《血证论》说："虽清血、鲜血，亦是瘀血。"瘀血阻滞，气血运行不畅，不通则痛，发为痛经；瘀阻冲任，旧血不去，新血不得归经，可致月经失调；瘀阻冲任胞宫、胞脉，两精不能相合，不能摄精成孕则不孕；血瘀日久，积结成块，发为癥瘕。因此，临床上子宫内膜异位症多表现为痛经、癥瘕、月经失调、不孕症。兹分述如下。

一、痛经

子宫内膜异位症患者约 80% 以上有疼痛，包括痛经、慢性盆腔痛、性交痛、排便痛和其他不同形式的疼痛，而痛经是子宫内膜异位症最主要的症状之一。患者每值经期或经期前后出现小腹、腰骶部疼痛，甚则剧痛难忍。少数患者长期下腹痛，经期加剧。

痛经的形成包括"不通则痛"、"不荣则痛"两个方面，以血瘀为基本病机，分为虚实两端。属实证者，多由不通则痛所致，与气滞、寒凝、湿热等相关。病久又损伤气血，导致气血不足。属虚者，多由气血亏虚，冲任气血虚少，或肝肾不足，以致不能濡养冲任，进一步导致局部瘀血形成，不荣则痛，形成虚实夹杂之证。因此，子宫内膜异位症痛经的形成是正虚与邪实相互影响的过程。

（一）寒凝血瘀

患者素体阳虚，或久病伤阳致阴寒内生；或经行、产时受寒，冒雨、涉水、游泳，或贪食生冷，或居处潮湿，寒湿之邪内侵，损伤机体阳气，导致冲任虚寒或寒邪客于胞中。由于行经产后，血室正开，余血不净，摄生不当，感受寒邪，血寒则凝，导致寒凝血瘀，胞脉阻滞，发为痛经。

正如宋代赵佶《圣济总录》所言："若冲任气虚，为风冷所乘……以风冷之气与月事相击，故因所下而腰背拘强脐腹刺痛也。"《圣济总录》又曰："室女月水来腹痛者，以天癸乍至，荣卫未和，心神不宁，间为寒气所客，其血与气两不流利，致令月水结搏于脐腹间，刺疼痛。"《傅青主女科·调经》记载："寒湿满二经而内乱，两相争而作疼痛。"

（二）气滞血瘀

患者素有抑郁，或经期情志不畅，导致肝气怫郁，气滞血瘀，经血运行不畅，不通则痛而发为痛经。

正如严用和云："气之为病，男子妇人皆有之，惟妇人血气为患尤甚。盖人身血随气行，气一壅滞，则血与气并，或月事不调，心腹作痛；或月事将行，预先作痛；或月事已行，淋漓不断，心胀作痛。"《宋氏女科秘书·经候不调门》说："经水将来作痛者，此血滞气实也。"《傅青主女科》云："经欲行而肝不应，则抑拂其气而疼生。"

（三）热郁血瘀

患者房事不节或生育过多伤及肾气，导致冲任损伤；或平素阴虚或血虚，瘀久化热，耗伤肾阴，冲任不足，血海空虚，胞脉失养；或素体阳盛，或肝郁化热，或外感热邪，或过食辛辣，致邪热内盛，热伏冲任血海，热灼营血，质稠致瘀，瘀阻胞宫、冲任，不通则痛而发为痛经。

正如《丹溪心法》所云："经候过而作痛者，乃虚中有热，所以作疼。经水将来作痛者，血实也""临行时腰腹疼痛，乃是郁滞有瘀血"。

（四）肾虚血瘀

因先天禀赋不足或脾虚及肾，或因瘀血凝结下焦，肾气郁阻不畅，阳气无以温煦，以致肾阳虚衰。"肾主生殖"、"胞胎系于肾"，肾在女性生理、病理上均占主导地位。肾是生殖发育的物质基础，五脏六腑之精皆藏于肾。精又化血，精血同源，如肾亏精少则冲任胞脉失于濡养，冲任气血不足，气血凝滞而瘀阻；肾亏精血不足，则影响脏腑的濡养，脏腑功能失调，血行缓慢易成瘀阻；肾阳虚衰，冲任胞脉失于温煦，血为寒凝而成血瘀，不通则痛发为痛经。

正如傅山曰："妇人有少腹疼于行经之后者……谁知是肾气之涸乎……盖肾水一虚，则水不能生木，而肝木必克脾土，木土相争，则气必逆，故尔作疼。"

（五）气虚血瘀

"正气存内，邪不可干"。患者素体脾虚或饮食劳倦、忧愁思虑所伤，或由于本病迁延日久，耗伤正气。由于气虚导致气的推动作用减弱，形成气滞，血行不畅，瘀血内停；同时气虚导致气的固摄作用失常，血不循经，逆流腹腔，瘀积于内；而且气虚使气的防御功能失调，不能清除逆流到腹腔中的经血，致瘀血形成，引起子宫内膜异位症的发生。气虚导致气滞血瘀，反过来气滞血瘀又加重了气虚而发为痛经。

正如《医林改错》云："元气既虚，必不能达于血管，血管无力，必停留而瘀。"张介宾曰："凡妇人经行作痛……气血本虚而未得行者亦每拒按，故于经前亦有此证，此以气虚血滞无力流通而然。"

除此之外，中土功能失调亦与痛经密切相关。子宫内膜异位症病程较长，往往病久损伤正气，患者以正虚为主。若损伤脾胃，脾失健运，不能将水谷精微化为气血，导致化源不足，经行血海溢泄，冲任之血更虚，冲任、胞脉失于濡养，不荣则痛。脾气虚弱无力推动血液运行，日久成瘀，瘀阻冲任，血行不畅，不通则痛。素体脾虚，饮食不节，或过劳损伤脾气，脾虚不能运化水湿，湿从内生，湿邪黏滞重浊，主下趋，流注于胞络脏腑之间，阻遏气机运行，不通则痛；此外，湿为阴邪，易耗伤阳气，虚寒内生不能温煦胞宫，寒凝内阻，经血运行不畅以致小腹冷痛。因此子宫内膜异位症痛经患者多伴有恶心、呕吐、腹泻等脾胃功能失调的症状。正如《妇人大全良方》曰："妇人冷劳，属气血不足，脏腑虚寒，以致脐下冷痛，手足时寒，月经失常，饮食不消。"《素问·阴阳应象大论》曰："清气在下，则生飧泄；浊气在上，则生䐜胀。"

二、癥瘕

因卵巢内的异位内膜侵及卵巢皮质，随着月经周期激素的变化，反复出血而形成的囊肿，称为卵巢子宫内膜异位囊肿。子宫内膜异位症中 17%～44%的患者合并卵巢子宫内膜异位囊肿[3]。因陈旧性血液聚集在囊内形成咖啡色黏稠液体，似巧克力样，故俗称卵巢"巧克力囊肿"。巧克力囊肿即为子宫内膜异位症患者在临床上所表现的"有形之邪"，如盆腔包块、妇科检查于后盆腔触及痛性结节、子宫增大质硬等，这些表现都属中医学癥瘕范畴。

子宫内膜异位症癥瘕的形成，主要是正气不足，或外邪内侵，血行受阻，或内有七情、房室、饮食所伤，脏腑功能失调，气机阻滞，从而形成瘀血、痰饮、湿浊，停聚于小腹，日积月累而成。

（一）气滞血瘀

患者情志内伤，肝气郁结，阻滞经脉，血行受阻，气聚血凝，积而成块；或经行产后，血室正开，风寒侵袭，血脉凝涩不行，邪气与余血相搏结，积聚成块，逐渐增大而成癥瘕；或值血海空虚、余血未净之际，房室不节，与邪相搏成瘀，滞于冲任胞宫，瘀久成癥。

正如《校注妇人良方》中云："妇人腹中瘀血者，由月经闭积，或产后余血未尽，或风寒滞瘀，久而不消，则为结聚癥瘕矣。"

（二）痰湿瘀结

因患者脾阳不振，饮食不节，脾失健运，脾虚水湿不化，聚而为痰，痰湿下注，痰浊与气血相搏，凝滞气血，痰湿瘀结，积聚不散，日久渐生癥瘕。

正如《灵枢·百病始生》曰："积之始生……汁沫与血抟，则并合凝聚不得散，而积成矣"，又说："凝血蕴里而不散，津液涩渗，著而不去，而积皆成矣"。又如唐宗海在《血证论》中云"血积既久，亦可化为痰水"。《女科经纶》所说："盖瘀气之中，未尝无饮，而血症、食瘕之内，未尝无痰，则痰、食、血未有不因气病而后形成。"

（三）湿热瘀阻

患者经行产后，余血未净，血室空虚，正气不足，或不禁房事，或感染湿热邪毒，湿热之邪内侵，与余血相结，滞留于冲任胞宫，气血循行不利，湿热瘀阻不化，久而渐生癥瘕。

正如《三因极一病证方论》云："多因经脉失于将理，产褥不善调护，内作七情，外感六淫，阴阳劳逸，饮食生冷，遂致营卫不输，新陈干忤，随经败浊，淋露凝滞，为癥为瘕。"

（四）肾虚血瘀

肾藏精，主生殖，妇人以血为本，气血之根在于肾。若先天肾气不足，肾气亏虚，或房劳多产，或感受外邪，导致肾虚。肾气不足，推动无力，血行受阻；肾阳虚衰，虚寒内生，血得寒则凝；肾阴亏虚，阴虚内热，血为热灼，均可导致肾虚血瘀；瘀血内积，阻滞冲任胞宫，日久渐成癥瘕。

正如《素问遗篇·刺法论》云："邪之所凑，其气必虚。"不论内伤外感，很多因素都可导致脏腑虚弱，而脏腑虚弱，机体就不能适应寒热的变化，不能运化饮食水谷，而变生诸病。

（五）气虚血瘀

"脾主运化"，"脾为后天之本，气血生化之源"。患者平素饮食不节，忧虑劳倦过度，或大病久病损伤脾气，气虚运血无力，血行迟滞成瘀，瘀血内积阻滞冲任胞宫，日久渐成癥瘕。

正如《诸病源候论》云："癥瘕者，皆由寒温不调，饮食不化，与脏气相搏结所生也。"脾虚则血弱正虚，气虚而易变生诸病。

除此之外，脾土的温煦、肝脾调和功能的失调，与癥瘕的形成有着密切联系。《明医杂著·痢疾》曰"脾气虚弱，不能摄血归源"，"大凡血证久不愈，多因阳气虚不能生血，或因阳气虚不能摄血"，脾气虚和脾阳虚均可致脾统摄失职，血溢脉外而为离经之血，而成血瘀；肝气郁滞，木土相争，肝脾不和，气郁气滞，经脉瘀滞；脾虚失运，痰湿凝聚；以上均导致瘀阻胞宫、胞络，瘀结日久而成癥瘕。

三、月经失调

在子宫内膜异位症患者中有 15%～30%的患者出现月经失调[4]，临床上以经量增多、经期延长、崩漏、经间期出血、月经先期为主，属中医妇科学"月经失调"范畴。

月经的产生，是女子发育到成熟年龄后，脏腑、天癸、气血、经络协调作用于胞宫的生理现象。月经的产生与肝、脾、肾三脏关系密切，其中肾为主导，脾为后天之本，而女子以肝为先天。子宫内膜异位症的月经失调，基本病机离不开"血瘀"。主要机制为肝、脾、肾等脏腑功能失调，正气不足，经产余血，流注于胞脉、胞络之中，泛溢于子宫之外，气血不畅，以致蕴结为瘀。因瘀血留滞于胞脉、胞络，旧血不去，新血不生，而致月经失调。

（一）气滞血瘀

患者平素抑郁，情怀不畅，或患怒伤肝，使肝气郁结，气机不畅。冲脉附于肝，肝郁气滞，气滞血瘀，致冲任瘀阻，瘀血不去，新血不得归经，表现为月经量多或经期延长。肝郁气滞日久化热，则成肝郁血热证，表现为月经先期、经期延长甚则经漏。

《妇人大全良方》指出"妇人以血为本"。《女科摘要》曰："夫经水阴血也，属冲任二脉主，上为乳汁，下为阴血也。"肝藏血，主疏泄。肝血下注冲脉，司血海之定期蓄溢，参与月经的调节。叶天士在《叶氏医案存真》、《临证指南医案》中都提出"女子以肝为先天"。因此《河间六书》谓"天癸既行，皆从厥阴论之"。亦如近代医家秦天一曾谓："女子以肝为先天，阴性凝结，易于怫郁，郁则气滞血亦滞。"

（二）寒凝血瘀

患者于经行产后，血室正开，余血未净，摄生不慎，感受寒邪，血遇寒则凝，导致寒凝血瘀。瘀血停滞于冲任胞脉，旧血不去，新血不生，而见月经失调诸症。

正如《血证论》云"血之为物，热则行，冷则凝……遇寒亦止"，"血滞者，瘀血阻滞，因见身痛腹胀，寒热带漏，散经闭经诸证，总是瘀血阻滞其气，若无瘀血，则经血流通，安行无恙，何缘而错杂变乱哉"。

（三）湿热瘀结

患者素体阳盛或过食辛燥，或五志过极，气郁化火，致邪热内盛，热伏冲任血海，灼伤津血、血变黏稠，运行不畅而成瘀血，遂生诸证。或平素脾虚，水湿内停，湿邪蕴久化热或肝郁脾虚，湿热内生或经期产后，胞脉空虚，感受湿热之邪。湿热之邪稽留于冲任，蕴结于胞宫、胞脉，阻滞气血运行，导致血瘀。湿热瘀血互相胶结，产生月经失调诸证。

正如《校注妇人良方·调经门》曰："或因劳损气血而伤冲任，或因经行而合阴阳，以致外邪客于胞宫内，滞于血海故也。"

（四）气虚血瘀

患者素体脾虚，或饮食不节，思虑过极，劳倦过度，大病久病损伤脾气。脾气虚或运血无力、血行迟滞、冲任瘀阻，或统血无力、血溢于脉外、日久形成瘀血，旧血不去、新血不生而发为月经失调诸证。

正如《女科经纶·月经门》中引陈良甫所言："妇人以血为主，脾胃虚弱，不能饮食，荣卫不足，月经不行，寒热腹痛，或崩带证，皆脾胃不足所生病。"

（五）肾虚血瘀

子宫内膜异位症多病程较久，久病伤肾。患者先天不足或后天损伤，房劳多产或大病久病，损及肾阴，致肾阴不足，水不涵木，肝失濡养，肝失条达，疏泄失常，血行不畅，冲任瘀阻，诸证遂生。或素体阳虚，或后天房劳多产，大病久病，损伤肾阳。肾为冲任之本，胞脉系于肾，肾阳不足，阴寒内盛，导致冲任虚寒，胞宫寒冷，虚寒滞血，血行不畅，日久成瘀，产生月经失调诸证。

正如《素问·上古天真论》所云："肾者主水，受五脏六腑之精而藏之，故五脏盛，乃能泻。今五脏皆衰，筋骨解堕，天癸尽矣。故发鬓白，身体重，行步不正，而无子耳。"《医学正传·妇人科》云："月经全借肾水施化，肾水既乏，则经血日以干涸。"

此外，虽肾虚血瘀为子宫内膜异位症之根本病因所在，但先天之本肾精的充盛有赖后天脾土的滋养，脾土的温煦有助于肾阳的温养。故脾的运化失司致痰湿积聚，脾虚化源不足，脾气虚统摄失权等均可导致气行无力、气机失调，血瘀内阻，而引发月经失调。因此在月经失调的形成过程中，中土功能失调亦是重要环节。

四、不孕症

在子宫内膜异位症患者中 40%~50%患者合并不孕[5]。西医学认为，异位子宫内膜在卵巢激素刺激下周期性出血，常使盆腔发生粘连，导致输卵管阻塞，是造成不孕的原因之一。中医学认为，子宫内膜异位症的异位内膜周期性出血，蓄积于局部，并引起其周围组织纤维化，此为"离经之血"，称为蓄血或瘀血。因此，血瘀是子宫内膜异位症的病理实质。血瘀阻滞冲任、胞宫，令胞脉受阻，两精不能结合，不能摄精成孕，发为不孕症。

（一）气滞血瘀

患者平素抑郁或恚怒伤肝，使肝郁气滞，气机不畅，冲任失和，以致经脉瘀阻，两精不能结合成孕。

正如《景岳全书·子嗣》云"产育由于气血，气血由于情怀，情怀不畅则冲任不充，冲任不充则胎孕不受"。《济阴纲目·求子门》云："女性多气多郁，气多则为火，郁多则血滞，故经脉不行，诸病交作，生育之道遂阻矣。"

（二）寒凝血瘀

患者多于经期产后，血室正开，余血未净，摄生不慎，感受寒邪，血遇寒则凝，导致寒凝血瘀、阻滞胞宫胞络，两精不能结合成孕。

正如《备急千金要方》所说"瘀血停凝……恶血内漏"是无子原因之一。

（三）痰瘀互结

患者素体脾虚痰盛，或饮食不节，劳倦过度，思虑过极，损伤脾气，脾虚生湿，湿聚成痰，痰湿下注冲任胞脉，阻碍血行，导致痰瘀互结，两精不能相合成孕。

正如《傅青主女科·种子》云："妇人有身体肥胖，痰涎甚多，不能受孕者……乃脾土之内病也……不知湿盛者多肥胖，肥胖者多气虚，气虚者多痰涎，外似健壮而内实虚损也……夫脾本湿土，又因痰多，愈加其湿，脾不能受，必浸润于胞胎，日积月累，则胞胎竟变为汪洋之水窟矣！且肥胖之妇，内肉必满，遮隔子宫，不能受精，此必然之势也。"

（四）气虚血瘀

患者饮食不节，思虑过极，劳倦过度，或大病久病，损伤脾气，气虚运血无力，血行迟滞，冲任瘀阻，两精不能相合成孕。

正如《内经》有云"正气存内，邪不可干"，"养正则邪自安"，正气足则可以抗邪外出。《医林改错》曰："元气既虚，必不能达于血管，血管无气，必停留而瘀。"

（五）肾虚血瘀

患者先天不足，或后天损伤，大病久病，房劳多产，损伤肾气。肾阳不足则阴寒内盛，冲任虚寒，血失温煦推动而导致血瘀；肾阴不足，虚火内生，内热灼血亦可致瘀；肾水不足，不能涵木，则肝失条达，疏泄失常，气血不和而致冲任瘀阻，致两精不能相合成孕。

肾为先天，主生殖，乃生殖之本，肾虚则冲任虚损，精血亏虚，冲任血脉失养，瘀血内阻，阻碍精卵相遇，"故形坏而无子"，加重不孕的病情。此外，在不孕症的形成过程中，中土功能失调亦为重要环节。任何因素引起的肾气亏损、肾阴肾阳不足，皆可影响孕育。临床上不孕症肾虚血瘀者多见。然而先天之本肾精的充盛有赖后天脾土的滋养，脾土的温煦有助于肾阳的温养，肾精的充盛、肾阳的温养皆是孕育的重要基础。因此，中土的功能失调亦可影响肾的功能，而致不孕。综上所述，子宫内膜异位症所致痛经、癥瘕、月经失调和不孕症，是以血瘀为基本病机。同时中土的功能失调，亦与子宫内膜异位症诸症的发生密切相关。

妇女以血为本，以气为用。虽然月经本源于肾中真阴所化之天癸，但同样得益于脾胃后天水谷之充养。脾为后天之本，气血生化之源，故脾胃健运，则生化有源，血循常道，月事正常。脾失健运，水谷精微不足，生化气血乏源，则可致全身气血不足。脾又有统摄血液的作用，脾胃运，生化充而气血强，则气有所摄、血有所归矣，月经可如期而至。若中气虚损，统摄失权，则血不循经而行，暴崩而下或点滴不止，发为崩漏、月经过多等。

女子"太冲脉盛，月事以时下"，"太冲脉衰少，天癸竭，地道不通"。冲脉"隶属于阳明"，与足阳明胃经相交于气街，冲脉赖此得以濡养。任脉主一身之阴，为阴脉之海，起到调节月经、孕育胎儿的作用，其与胃经相交于承浆穴，同样得到胃气的充养。故脾胃之气充足，则冲任二脉之气通，胞宫得到滋养，则月经如期而至、胞宫受胎成孕，否则经期紊乱、不孕。

脾气虚无力推动血行而致血瘀，血瘀必气滞，气机不畅，气滞血瘀；肾气是肾精化生而成，肾阳蒸发肾阴而产生，而肾阴之填充须靠后天脾气化生而来，脾气虚、久病致肾虚不固，肾气不足推动无力，则肾虚血瘀，而致痛经、癥瘕的发生。因此，中土功能失调在子宫内膜异位症形成过程中亦处于重要地位。

参 考 文 献

[1] 沈铿，马丁. 妇产科学[M]. 3 版. 北京：人民卫生出版社，2016：355-363.

[2] 中华医学会妇产科学分会子宫内膜异位症协作组. 子宫内膜异位症的诊治指南[J]. 中华妇产科杂志，2015，50（3）：161-169.

[3] Tsoumpou I, Kyrgiou M，Gelbaya T A, et al. The effect of surgical treatment for endometrioma on *in vitro* fertilization outcomes: a systematic review and meta-analysis[J]. Fertil Steril，2009，92（1）：75-87.

[4] 曹泽毅. 中华妇产科学[M]. 3 版. 北京：人民卫生出版社，2016：1346.

[5] Macer M L，Taylor H S. Endometriosis and infertility：a review of the pathogenesis and treatment of endometriosis-associated infertility[J]. Obstet Gynecol Clin North Am，2012，39（4）：535-539.

第三章　子宫内膜异位症诊断

第一节　子宫内膜异位症西医诊断

一、子宫内膜异位症的诊断

生育年龄女性有继发性痛经且进行性加重，不孕或慢性盆腔痛，盆腔检查触及与子宫相连的盆腔包块，或盆腔内有触痛性结节，即可初步诊断为子宫内膜异位症。但须结合辅助检查。腹腔镜检查盆腔可见病灶和病灶的活组织病理检查为确诊依据，但病理学检查结果阴性不能排除子宫内膜异位症的诊断。具体如下：

（一）病史

有进行性加剧的痛经病史，或有不孕史，或有剖宫产、人工流产术等手术史。

（二）症状

1. 疼痛

继发性、进行性加剧的痛经，疼痛固定不移，多位于腰骶部、下腹部或盆腔，可放射至阴道、会阴、肛门或大腿内侧，常于经前 1～2 天开始，经期第 1 天最剧，以后逐渐减轻并持续至整个经期。若直肠子宫陷凹及子宫骶骨韧带有病灶时可伴有性交痛、肛门坠胀感。疼痛程度与病灶大小不一定成正比，粘连严重的卵巢巧克力囊肿患者可能并无疼痛，而盆腔内小的散在病灶可导致剧烈疼痛。少数患者可有长期下腹痛，经期加重。

2. 月经异常

经量增多、经期延长、月经淋漓不尽或经前点滴出血。

3. 不孕

约 40% 的患者伴有原发或继发性不孕。子宫内膜异位症患者妊娠亦有约 40% 的概率发生自然流产。

4. 其他

若为肠道子宫内膜异位症，可见腹痛、腹泻或便秘，甚至周期性少量便血。若为尿道子宫内膜异位症，可见周期性尿血。若为呼吸道子宫内膜异位症，可见经期咯血及气胸。若为腹壁瘢痕子宫内膜异位症，则切口瘢痕处有结节，经期增长，疼痛加重。

（三）体格检查

子宫多后倾、活动或固定，正常大小或稍大。宫颈后上方、子宫后壁、宫骶韧带或直肠子宫陷凹处可触及硬性触痛性结节，经前尤为明显。较大的卵巢子宫内膜异位囊肿在腹部可触及，若病变累及腹壁切口、脐部等，在相应部位可触及硬韧、不活动、边界不甚清楚的触痛性结节。若病变位于宫颈，可见宫颈表面有稍突出的紫蓝色小点或出血点，质硬光滑有触痛。若病变累及直肠阴道隔，可在阴道后穹隆触及隆起的小结节或包块。

（四）辅助检查

1. 血液检查

血清 CA125、CA199、抗子宫内膜抗体（EMAb）值测定可提高子宫内膜异位症的诊断率，并可作为药物疗效评价的指标。CA125 水平检测对早期子宫内膜异位症的诊断意义不大。CA125 水平升高更多见于重度子宫内膜异位症、盆腔有明显炎症反应、合并子宫内膜异位囊肿破裂或子宫腺肌病者。

2. 影像学检查

彩超检查，主要对卵巢子宫内膜异位囊肿的诊断有价值，典型的卵巢子宫内膜异位囊肿的超声影像为无回声区内有密集光点；经阴道或直肠超声、CT 及 MRI 检查对浸润直肠或阴道直肠隔的深部病变的诊断和评估有一定意义。

3. 腹腔镜检查

目前，子宫内膜异位症诊断的通行手段是腹腔镜下对病灶形态的观察，术中要仔细观察盆腔，特别是宫骶韧带、卵巢窝等部位。确诊本病需要做病理检查，组织病理学结果是子宫内膜异位症确诊的基本证据（但临床上有一定病例的确诊未能找到组织病理学证据）；病理诊断标准：病灶中可见子宫内膜腺体和间质，伴有炎症反应及纤维化。

附：子宫内膜异位症分期

子宫内膜异位症的分期方法很多，目前常用的子宫内膜异位症分期方法是1996 年由美国生殖医学学会（ASRM）提出的修正的子宫内膜异位症分期法（r-AFS），主要根据腹膜、卵巢病变的大小及深浅，卵巢输卵管粘连的范围及粘连的厚薄，以及直肠子宫陷凹的封闭程度进行评分。此法将子宫内膜异位症分为 4 期：Ⅰ期（微小病变）1～5 分；Ⅱ期（轻度）6～15 分；Ⅲ期（中度）16～40 分；Ⅳ期（重度）＞40 分。该分期有利于评估疾病严重程度、正确选择治疗方案、准确比较和评价各种治疗方法的疗效，有助于判断患者的预后（表 3-1）。

表 3-1　子宫内膜异位症的分期（r-AFS）

	病灶大小/cm			粘连范围		
	＜1	1～3	＞3	＜1/3 包裹	1/3～2/3 包裹	＞2/3 包裹
腹膜						
浅	1	2	4			
深	2	4	6			
卵巢						
右浅	1	2	4	薄膜 1	2	4
深	4	16	20	致密 4	8	16
左浅	1	2	4	薄膜 1	2	1
深	4	16	20	致密 4	8	16
输卵管						
右				薄膜 1	2	4
				致密 4	8	16
左				薄膜 1	2	4
				致密 4	8	16
直肠子宫陷凹封闭				部分封闭 4	全部封闭 40	

注：如果输卵管伞端完全粘连，记 16 分；如果患者只残留一侧附件，其卵巢输卵管评分应乘以 2

4. 膀胱镜或肠镜检查

可疑膀胱子宫内膜异位症或肠道子宫内膜异位症，术前应行膀胱镜或肠镜检查并行活检，以除外器官本身的病变特别是恶性肿瘤。

二、子宫腺肌病的诊断

（一）病史

有月经量多且进行性加剧的痛经病史，或有多次妊娠、反复宫腔操作、分娩子宫壁创伤和慢性子宫内膜炎史。

（二）症状

主要表现为经量增多和经期延长，以及继发性、进行性加剧的痛经，多位于下腹正中，常在经前 1 周开始，至月经结束。可有不明原因的月经中期阴道流血、性欲减退等症状。部分患者可无任何临床症状。

（三）体征

妇科检查可发现子宫呈均匀性增大或有局限性结节隆起，质硬有压痛，经期子宫增大，压痛明显。合并子宫内膜异位症时子宫活动度有时较差。合并子宫肌瘤时，则依肌瘤的大小、数目、部位而异。双附件无明显异常。

（四）辅助检查

1. 实验室检查

血清 CA125、CA199、子宫内膜抗体（EMAb）值测定可协助诊断子宫腺肌病。

2. 影像学检查

盆腔 B 超和 MRI 检查有助于子宫腺肌病的诊断及鉴别。

三、鉴别诊断

（一）子宫内膜异位症

本病主要与子宫腺肌病、盆腔炎性包块、卵巢恶性肿瘤和原发性痛经相鉴别。

1. 子宫腺肌病

子宫腺肌病可合并子宫内膜异位症，其痛经症状更剧烈。妇科检查子宫呈球形增大，质硬，经期触痛。B 超和腹腔镜检查有助于鉴别。

2. 盆腔炎性包块

盆腔炎性包块多有盆腔炎性疾病反复发作史，疼痛无周期性，平时亦有下腹部隐痛，可伴有发热。妇科检查子宫活动度差，附件区可扪及边界不清包块，抗炎治疗有效。

3. 卵巢恶性肿瘤

卵巢恶性肿瘤早期无症状但病情发展迅速，疼痛呈持续性，与月经周期无关，患者一般情况差。检查除扪及盆腔内包块外，常有腹水。B 超显示包块以实性或是混合性居多，形态多不规则。血 CA125 值多大于 200U/L。凡诊断不明确时应尽早剖腹以探查。

4. 原发性痛经

痛经常 1～2 天内消失，而子宫内膜异位症的痛经持续时间长、进行性加重，甚至呈非周期性疼痛，经期加重。妇科检查和 B 超检查有助于鉴别诊断。

（二）子宫腺肌病

本病除与子宫内膜异位症相鉴别外，还要与子宫肌瘤相鉴别。后者一般无明显痛经。B 超和 MRI 检查有助于鉴别诊断。但部分子宫腺肌病患者可合并子宫肌瘤。

第二节　子宫内膜异位症中医诊断

子宫内膜异位症为中医学血瘀证范畴，根据中国中西医结合学会活血化瘀专业委员会 2016 年制定的"实用血瘀证诊断标准"[1]，结合子宫内膜异位症临床表现，诊断标准如下[2]：主要标准为，①舌质紫暗或有瘀斑、瘀点；②离经之血；③腹部有压痛抵抗感；④闭经或经血紫暗有块。次要标准：①固定性疼痛，或刺痛、绞痛；②痛经；③脉涩；④附件囊肿。符合主要标准 1 条或次要标准 2 条即可诊断为血瘀证。

中医古文献中无"子宫内膜异位症"的病名记载，根据其主要临床表现将其归属于"痛经"、"癥瘕"、"月经失调"、"不孕症"等范畴中。现分述如下：

一、痛经

痛经是子宫内膜异位最主要的症状之一。妇女正值经期或经行前后，出现周期性小腹疼痛，或痛引腰骶，甚至剧痛晕厥者，称为痛经，属中医妇科学"痛经"范畴，又称"经前腹痛"、"月水来腹痛"、"经后腹痛"等。

痛经在清代之前并无统一明确的病名，其病名经历了长期演变过程。关于本病最早的记载，见于汉代张仲景的《金匮要略》，"带下，经水不利，少腹满痛，经一月再现"，提出了腹痛与经行有关，有周期性，但尚未具体命名此病。汉唐方书《华佗神医秘传》中云"妇人行经时，腹痛如绞，谓之痛经"，这是最早的对痛经病下的定义。此后不同时期的古籍包括众多医案都对此病有相关的描述，如"月水来腹痛"、"经前腹痛"、"经行腹痛"、"经后腹痛"等均与痛经病有关。隋代巢元方《诸病源候论》中"瘕聚令人腰痛不可俯仰，横骨下有积气，坠硬如石，少腹里急苦痛，背膂疼痛，深达腰腹，下挛阴里……"便类似于子宫内膜异位症痛经症状。

临床常见证型如下：

1. 寒凝血瘀证

证见经前或经期小腹冷痛，或经期绞痛、喜温、得热则舒，经行不畅，淋漓不尽，或经行量少，经色暗有块，面色苍白、肢冷，畏寒，舌淡，苔薄白或白腻，脉沉紧。

2. 气滞血瘀证

证见渐进性痛经，经前或经期小腹呈胀痛，痛处固定，经来不畅，淋漓不尽，或经来量多，血色紫暗有块，块下痛减，胸胁、乳房作胀，或腹中有块，固定不移，经期肿块胀痛明显，舌质紫暗，舌边或有瘀点，脉弦涩或弦缓。

3. 瘀热互结证

证见经前或经期小腹疼痛拒按，有灼热感，或伴腰骶胀痛，或平时即感小腹疼痛、经期加剧，或低热起伏，伴有月经先期、月经过多或经期延长，经色暗红，质稠有块，或平时带下黄稠、阴痒，小便黄短，大便不爽，舌红苔黄腻，脉弦数或滑数。

4. 肾虚血瘀证

证见经前或经后下腹作痛，伴会阴及肛门下坠感，腰酸，常有房劳多产或堕胎史，伴月经后期、量少、色淡，舌淡苔薄白，脉沉细。

5. 气虚血瘀证

证见小腹坠痛，伴会阴及肛门下坠感，常有多产或堕胎人工流产史，月经先期、量多、色淡，月经延长，或崩漏伴小瘀块，经来二便意频，或便溏，舌淡胖、有齿印，脉细缓。

6. 气血两虚证

证见经期或经后1~2天，小腹隐隐作痛，喜按，伴见小腹隐隐下坠，经血量少、色淡、质清稀，或月经后期，面色黄无华，神疲倦怠，气短懒言，舌淡苔白，脉细弱。

二、癥瘕

卵巢型子宫内膜异位症，因卵巢内的异位内膜侵及卵巢皮质，随着月经周期激素的变化，反复出血而形成，属中医妇科学"癥瘕"范畴。

中医古籍中无"卵巢子宫内膜异位囊肿"的病名记载，根据其主要临床表现将其归属于癥瘕的范畴。癥瘕为妇科常见疾病，癥属血病，瘕属气病，但临床常同时并现，故并称为癥瘕。最早关于"瘕"的记载，见于《黄帝内经》，其中有"疝瘕"、"瘕聚"、"石瘕"等病名，《素问·骨空论》云："任脉为病，男子内结七疝，女子带下瘕聚。"《灵枢·水胀》云："石瘕生于胞中，寒气客于子门，子门闭塞，气不得通，恶血当泻不泻，衃以留止，日以益大，状如怀子，月事不以时下。皆生于女子，可导而下。""癥"之名始见于汉代，《史记·扁鹊仓公列传》云："扁鹊以其言饮药三十日，视见垣一方人。以此视病，尽见五脏癥结，特以诊脉为名耳。""癥瘕"病名，始见于《金匮要略·疟病脉证并治》，其云："病疟，以月一日发，当以十五日愈；设不瘥，当月尽解；如其不瘥，当云何？师曰：此结为癥瘕，名曰疟母。急治之下，宜鳖甲煎丸。"《诸病源候论》第十九卷专论"癥瘕诸病"，指出："癥瘕者……其病不动者，直名为癥。若病虽有结瘕，而可推移者，名为瘕。"

临床常见证型如下：

1. 气滞血瘀证

证见下腹部结块，触之有形，按之痛或不痛，小腹胀满，月经先后不定期，有块，经行难净，经色暗；精神抑郁；胸闷不舒，口干不欲饮，肌肤不润，面色晦暗，舌有瘀点或瘀斑，脉沉涩或沉弦。

2. 痰湿瘀结证

证见小腹有包块，按之不坚，时或作痛，带下量多，色白质黏稠，胸闷不舒，月经后期或闭经。舌淡胖，舌白腻，脉弦滑。

3. 湿热瘀阻证

证见小腹包块疼痛拒按，痛连腰骶，带下量多色黄或赤白相杂，腥臭难闻，子宫异常出血，发热口渴，烦躁易怒，便秘尿少色黄。舌暗红，有瘀斑，苔黄，脉弦滑数。

4. 肾虚血瘀证

证见下腹部结块，触痛，月经量或多或少，经行腹痛较剧，经色紫暗有块，婚久不孕或曾反复堕胎，腰膝酸软，头晕耳鸣。舌暗，脉弦细。

5. 气虚血瘀证

证见下腹部结块，经来量多，或崩或漏，经期或经后腹痛，喜温喜按，月经色淡质薄，肛门坠胀，面色少华，神疲乏力，气短懒言，大便不实，舌淡胖或淡紫，边有齿痕，苔薄白，脉细无力。

三、月经失调

月经失调是指正常月经的周期频率、规律性、经期长度、经期出血量任何一项不符合正常标准、来源于宫腔的异常出血。子宫内膜异位症所致月经失调，以经量增多、经期延长、崩漏、经间期出血、月经先期为主，属中医妇科学"月经失调"范畴。

月经失调见于《妇科玉尺·月经》之"经贵乎如期，若来时或前或后、或多或少、或月二三至、或数月一至，皆为不调"。根据月经具体表现的不同，本病散见于中医学"月经过多"、"经间期出血"、"经期延长"、"崩漏"、"月经先期"等病症。

临床常见证型如下：

1. 气滞血瘀证

表现为经行时间延长，量或多或少，经色紫暗，有血块；经行小腹疼痛，拒按；胸闷乳胀；舌紫暗或有瘀斑、瘀点，脉弦或涩。

2. 寒凝血瘀证

表现为经行时间延长，淋漓不净，经量少，色暗红或夹有血块；经前或经期小腹绞痛、冷痛、坠胀痛，拒按，得热痛减；月经衍期、不孕；畏寒肢冷，或大便不实；舌质淡胖而紫暗，脉沉弦或紧。

3. 热灼血瘀证

表现为经行时间延长，色鲜红，质稠，量或多或少，经前或经期发热，小腹灼热疼痛拒按；烦躁易怒，咽干舌燥，尿黄便结，或潮热颧红，手足心热；舌红有瘀点，苔黄或少，脉弦数或细数。

4. 气虚血瘀证

表现为经行量多，色暗淡、质稀或夹血块；经行小腹隐痛，经后期明显肛门坠胀；平素带下量多，色白质稀；面色无华、神疲乏力，纳差便溏；舌淡胖边尖有瘀点，苔白，脉或细涩。

5. 肾虚血瘀证

表现为经行时间延长，量或多或少，色淡暗，经漏，质稀薄酸痛，月经后期或月经将净之时腰骶酸痛明显；头晕，耳鸣或耳聋，性欲减退；面色淡暗或有暗斑；舌淡暗，苔薄白，两尺脉沉细。

6. 肝郁热瘀证

表现为月经先期，量或多或少，经色深红或紫红，质稠，经行不畅，或有血块，或淋漓不尽；或少腹胀痛，或胸闷胁胀或乳房胀痛，或心烦易怒，口苦咽干，舌红，苔薄黄，脉弦。

四、不孕症

女子与配偶同居 1 年，性生活正常，未避孕而未孕者；或曾有过妊娠，未避孕而又 1 年未再受孕者，称为不孕症。前者为原发性不孕，后者为继发性不孕。正常妇女不孕率约为 15%，子宫内膜异位症患者可高达 40%。子宫内膜异位症所致不孕，属中医妇科学"不孕症"范畴。

不孕之名首载于《周易·九五爻辞》，"妇三岁不孕"。而作为病名首见于《素问·骨空论》，"督脉者……此生病……其女子不孕"，并认识到由于年老生殖功能减退不能生育的生理现象，《素问·上古天真论》云："七七任脉虚，太冲脉衰少，天癸竭，地道不通，故形坏而无子也。"在中医古籍中，不孕的病名并不一致，如《素问》有"不孕"和"无子"之称，《脉经》称"年少得此为无子，中年得此为绝产"，《针灸甲乙经》中则有"绝子"之名，《备急千金要方》称原发性不孕为"全不产"，继发性不孕为"断绪"。

临床常见证型如下：

1. 气滞血瘀证

证见婚后不孕，经行下腹坠胀剧痛，痛而拒按，甚或前后二阴坠胀欲便，经量或多或少，经色暗有血块，胸闷，乳房胀痛，舌暗，脉弦。

2. 寒凝血瘀证

证见婚久不孕，经前或经期下腹冷痛，痛引会阴及肛门，得热痛减，经量少，色暗、有块，形寒肢冷，苔薄白、舌边有瘀点，脉沉细。

3. 湿热瘀阻证

证见婚久不孕，平时少腹时痛，经前或经期少腹疼痛加重，灼热拒按，或痛引腰骶、会阴及肛门，经血量多深红，质稠有块，低热起伏，带下黄稠，小便短黄，大便有时干结，舌质红，舌尖有瘀点或瘀斑，苔黄而腻，脉弦数。

4. 肾虚血瘀证

证见婚久不孕，经行腹痛，腰脊酸软，月经先后不定期，量或多或少，神疲，头晕，面部色素沉着，性欲减退，盆节包块，舌淡暗，脉沉细。

参 考 文 献

[1] 中国中西医结合学会活血化瘀专业委员会. 实用血瘀证诊断标准[J]. 中国中西医结合杂志，2016，36（10）：1163.

[2] 中国中西医结合学会妇产科专业委员会. 子宫内膜异位症中西医结合诊治指南[J]. 中国中西医结合杂志，2019，39（10）：1169-1176.

第四章　子宫内膜异位症治疗

第一节　子宫内膜异位症西医治疗

治疗子宫内膜异位症的根本目的是"减灭和清除病灶，减轻和消除疼痛，改善和促进生育，减少和避免复发"。治疗方案要基于患者年龄、生育要求、症状的严重性、既往治疗史、病变范围、患者的意愿来制定。治疗措施应个体化。症状轻或无症状的轻微病变选用期待治疗。有生育要求的轻度患者先行药物治疗，重者行保留生育功能手术；年轻无生育要求的重度患者可行保留卵巢功能手术，并辅以性激素治疗；症状及病变均严重的无生育要求者考虑行根治性手术。

一、期待治疗

对患者定期随访，并对症处理病变引起的轻微经期腹痛，可给予前列腺素合成酶抑制剂（吲哚美辛、布洛芬等）。希望生育者应尽早行不孕的各项检查如子宫输卵管造影或输卵管通畅试验，特别是行腹腔镜下输卵管通液检查，或镜下对轻微病灶进行处理，解除输卵管粘连扭曲，促使其尽早受孕。

二、药物治疗

药物治疗的目的是：抑制卵巢功能，阻止子宫内膜异位症的发展，减少子宫内膜异位症病灶的活性，减少粘连的形成。本法适用于有慢性盆腔痛、痛经症状明显、有生育要求及无卵巢囊肿形成患者。但对较大的卵巢子宫内膜异位囊肿，特别是卵巢包块性质未明者，不宜用药物治疗。选择药物治疗时需要注意以下几点：①应用于基本确诊的病例，不主张长期"试验性治疗"；②尚无标准化方案；③各种方案疗效基本相同，但副作用不同，所以选择药物时要考虑药物的副作用、患者的意愿及经济能力。药物治疗包括对症治疗和激素抑制治疗。对症治疗多采用非甾体类抗炎药缓解慢性盆腔疼痛及痛经，但对症治疗不能阻止病情的进展。而激素抑制治疗的主要原理是造成体内低雌激素环境，使患者形成假孕或假绝经、或药物性卵巢切除状态，导致异位内膜萎缩、退化、坏死而达到治疗目的。常用药物如下。

1. 口服避孕药

口服避孕药是最早用于治疗子宫内膜异位症的激素类药物，其目的是降低垂体促性腺激素水平，并直接作用于子宫内膜和异位内膜，导致内膜萎缩和经量减少。长期连续服用避孕药造成类似妊娠的人工闭经，称为假孕疗法。目前临床上常用低剂量高效孕激素和炔雌醇复合制剂，用法为每日 1 片，连续用 6～9 个月，此法适用于轻度子宫内膜异位症患者。

2. 孕激素

单用人工合成高效孕激素，可通过抑制垂体促性腺激素分泌，造成无周期性的低雌激素状态，并与内源性雌激素共同作用，造成高孕激素性闭经和内膜蜕膜化，形成假孕，连续应用 6 个月，如甲羟孕酮。副作用有恶心、轻度抑郁、水钠潴留、体重增加及阴道不规则点滴出血等。患者在停药数月后痛经缓解，月经恢复。

3. 高效孕激素

高效孕激素包括口服孕激素及左炔诺孕酮宫内缓释系统（曼月乐）。地诺孕素是新一代合成孕激素，与孕激素受体的亲和力高，具有生物高效性，可直接抑制子宫内膜间质细胞增殖，减轻子宫内膜异位症所致疼痛，促使异位病灶萎缩。临床和基础研究均表明，地诺孕素治疗子宫内膜异位症相对安全、有效，可作为子宫内膜异位症长期药物治疗的新选择。由于长期使用孕激素可能发生无法逆转的骨质丢失风险。因此，青少年子宫内膜异位症患者应慎用单一的孕激素类药物长期治疗。

4. 孕激素受体水平拮抗剂

米非司酮有较强的抗孕激素作用，每日口服 25～100mg，可造成闭经使病灶萎缩。副作用轻，无雌激素样影响，亦无骨质丢失风险，长期疗效有待证实。

5. 孕三烯酮

孕三烯酮为 19-去甲睾酮甾体类药物，有抗孕激素、中度抗雌激素和抗性腺效应，能增加游离睾酮含量，减少性激素结合球蛋白水平，抑制卵泡刺激素（FSH）、黄体生成素（LH）峰值并减少 LH 均值，使体内雌激素水平下降，异位内膜萎缩、吸收，使用本药是一种假绝经疗法。每周仅需用药两次，每次 2.5mg，于月经第 1 日开始服药，6 个月为一个疗程，治疗后 50%～100% 患者发生闭经，症状缓解率达 95% 以上。孕三烯酮与达那唑相比，疗效相近，但副作用较低，对肝功能影响较小且可逆，很少因转氨酶过高而中途停药，且用药量少、方便。孕妇忌服。

6. 达那唑

达那唑为合成的 17α-乙炔睾酮衍生物。抑制 FSH、LH 峰；抑制卵巢甾体激素生成并增加雄激素、孕激素代谢；直接与子宫内膜雌激素、孕激素受体结合抑制内膜细胞增生，最终导致子宫内膜萎缩，出现闭经。因此药物疗法使 FSH、LH 呈低水平，故又称假绝经疗法，适用于轻度及中度子宫内膜异位症痛经明显的患者。用法：月经第 1 日开始口服 200mg，每日 2～3 次，持续用药 6 个月。若痛经不缓解或未闭经，可加至每日 4 次。疗程结束后约 90%症状消失。停药后 4～6 周恢复月经及排卵。副作用有恶心、头痛、潮热、乳房缩小、体重增加、性欲减退、多毛、痤疮、皮脂增加、肌痛性痉挛等。一般能耐受。药物主要在肝脏代谢，已有肝功能损害者不宜使用，也不适用于高血压、心力衰竭、肾功能不全者。妊娠者禁用。

7. 促性腺激素释放激素激动剂（gonadotropin releasing hormone agonist，GnRH-a）

促性腺激素释放激素激动剂为人工合成的十肽类化合物，其作用与体内促性腺激素释放激素（GnRH）相同，能促进垂体 LH 和 FSH 释放，其活性较天然 GnRH 高百倍。抑制垂体分泌促性腺激素，导致卵巢激素水平明显下降，出现暂时性闭经，此疗法又称药物性卵巢切除。我国目前常用的 GnRH-a 类药物有亮丙瑞林、戈舍瑞林。亮丙瑞林 3.75mg，月经第 1 日皮下注射后，每隔 28 日注射一次，共 3～6 次；戈舍瑞林 3.6mg，用法同前。一般用药后第 2 个月开始闭经，可使痛经缓解，停药后在短期内排卵可恢复。副作用主要有潮热、阴道干燥、性欲减退和骨质丢失等绝经症状，停药后多可消失。但骨质丢失需要一年才能逐渐恢复正常。

8. GnRH-a+反向添加方案

理论基础为"雌激素窗口剂量理论"学说，不同组织对雌激素的敏感性不一样，将体内雌激素的水平维持在不刺激异位内膜生长而又不引起围绝经期症状及骨质丢失的范围（雌二醇水平在 146～183 pmol/L，即 40～50 pg/ml），则既不影响治疗效果，又可减轻副作用。

9. 联合调节

3 个月内的 GnRH-a 短期应用，只为缓解症状的需要，也可以采用植物药，如黑升麻异丙醇萃取物、升麻乙醇萃取物，每日 2 次，每次 1 片。

三、手术治疗

手术治疗适用于药物治疗后症状不缓解、局部病变加剧或生育功能未恢复者；

较大的卵巢子宫内膜异位囊肿且迫切希望生育者。腹腔镜手术是本病的首选治疗方法。手术治疗的目的是切除病灶，恢复解剖。手术方式如下：

1. 保守性手术

保守性手术即病灶切除术。保留患者的生育功能，手术尽量切除肉眼可见的病灶、剔除卵巢子宫内膜异位囊肿及分离粘连。本法适合于年龄较轻或需要保留生育功能者。

2. 子宫及双侧附件切除术

子宫及双侧附件切除术即切除全子宫、双侧附件及所有肉眼可见的病灶。本法适合年龄较大、无生育要求、症状重或者复发后经保守性手术或药物治疗无效者。

3. 子宫切除术

子宫切除术即切除全子宫，保留卵巢。本法主要适合无生育要求、症状重或者复发后经保守性手术或药物治疗无效，但年龄较轻希望保留卵巢内分泌功能者。

4. 神经阻断手术

神经阻断手术如宫骶韧带切除术、骶前神经切除术。由于手术的治疗效果不够理想，以及手术的风险，目前已经不再是治疗子宫内膜异位症相关疼痛的主要术式。

四、手术与药物联合治疗

手术治疗前给予 3～6 个月的药物治疗使异位病灶缩小、软化，有利于缩小手术范围和手术操作。对手术不彻底或术后疼痛不缓解者，术后给予 6 个月的药物治疗推迟复发。

五、子宫腺肌病的治疗

子宫腺肌病的治疗应视疾病的严重程度、患者的年龄及有无生育要求而定。

1. 期待疗法

期待疗法用于无症状、无生育要求者。

2. 药物治疗

药物治疗用法同子宫内膜异位症治疗。对于年轻、希望保留子宫者使用口服避孕药或上曼月乐环。子宫增大明显或疼痛症状严重者，可应用 GnRH-a 治疗

3～6个月后，再使用口服避孕药或曼月乐环。曼月乐环治疗初期部分患者会出现淋漓出血、环下移甚至脱落等，需加强随诊。

3. 手术治疗

年轻要求保留生育功能者可以进行病灶切除或子宫楔形切除术，也可合并使用子宫动脉阻断术；无生育要求伴月经量增多者，可行行子宫内膜去除术；痛经明显者可以考虑子宫动脉栓塞术；对已生育，年龄较大而症状明显者行子宫切除术，可根治本病。

4. 合并不孕的治疗

对于有生育要求的子宫腺肌病患者，可选择药物治疗（GnRH-a）或保守性手术加药物治疗后积极行辅助生殖技术治疗。对于无生育要求者，可选择药物治疗长期控制症状或保守性手术加药物治疗，也可切除子宫。

第二节　子宫内膜异位症中医治疗

1991年召开的中国中西医结合学会妇产科专业委员会第三届学术会议修订的子宫内膜异位症的中西医结合诊疗标准指出，本病的核心病机为血瘀[1]。2019年发布的《子宫内膜异位症中西医结合诊治指南》内容：血瘀是贯穿子宫内膜异位症发生发展过程中的中心环节，也是子宫内膜异位症最基本的病理基础。瘀血阻滞，气血运行不畅，不通则痛，引发痛经；瘀滞日久，则成癥瘕；瘀血内停，阻滞冲任胞宫，不能摄精成孕，故婚久不孕。因此，子宫内膜异位症治疗重视"瘀"在疾病发生发展过程中的作用，治疗以活血化瘀为主，并结合女性的生理病理特点及个体，采用多种治疗手段，在调经止痛、促进生育、预防复发等方面均取得一定疗效。

一、痛经

《女科正宗·经行腹痛》曰："妇人月水将来，而先腹腰疼者，乃血滞而气逆不通也。"中医学认为子宫内膜异位症痛经多为血瘀所产生，治疗以行气化瘀活血为主。痛经论治，首辨虚实，痛在经前属实，痛在经后属虚。治疗以调理冲任气血为主，根据不同证候，或行气，或活血，或散寒，或清热，或补虚，或泻实。经期调血止痛以治标，平时辨证求因以治本。

（一）辨证治疗

临床上，以寒凝血瘀、气滞血瘀、瘀热互结、气虚血瘀、气血两虚等证型为主。

1. 寒凝血瘀证

治法　温经散寒，活血祛瘀止痛。

代表处方　少腹逐瘀汤加减（《医林改错》）。

方药组成　当归、川芎、赤芍、五灵脂、蒲黄、延胡索、没药、肉桂、小茴香、干姜。

加减　若痛甚恶心呕吐，加吴茱萸、艾叶，以温经散寒止痛；若腰痛、身痛甚者，加独活、桑寄生以补气散寒湿；若气滞偏盛，冷痛作胀者，加乌药、香附。

2. 气滞血瘀证

治法　理气活血，祛瘀止痛。

代表处方　膈下逐瘀汤加减（《医林改错》）。

方药组成　枳壳、乌药、香附、当归、川芎、赤芍、桃仁、红花、牡丹皮、延胡索、五灵脂、甘草。

加减　若经量多伴血块，去桃仁、红花，加蒲黄、三七、益母草以加强化瘀止血之功；兼口干苦，心烦易怒，舌红，苔黄，脉弦数，为肝郁化热之象，当佐以清泄肝热，于上方加栀子、夏枯草、黄芩。

3. 瘀热互结证

治法　清热活血，化瘀止痛。

代表处方　清热调血汤加减（《古今医鉴》）。

方药组成　生地黄、黄连、牡丹皮、当归、川芎、红花、桃仁、莪术、延胡索、香附、白芍、败酱草、薏苡仁。

加减　若月经过多，质稠夹血块或经期延长，酌加益母草、贯众、地榆以凉血止血；若腰酸胀痛，可加桑寄生、秦皮以祛湿通络止痛。

4. 气虚血瘀证

治法　益气活血，祛瘀止痛。

代表处方　举元煎（《景岳全书》）合失笑散（《太平惠民和剂局方》）加减。

方药组成　党参、黄芪、白术、甘草、蒲黄、三七末。

加减　或伴腰膝酸软者，加续断、桑寄生以补肝肾、强筋骨。

5. 气血两虚证

治法　益气养血，调经止痛。

代表处方　八珍汤加减（《正体类要》）。

方药组成　当归、川芎、党参、白术、黄芪、生姜、大枣、白芍、甘草、香附。

加减 若气虚兼寒，腹痛喜温者，加艾叶、台乌药、肉桂，以温经散寒止痛；血虚甚，症见头晕、心悸、失眠者，加阿胶、鸡血藤、酸枣仁以养精血安神。

（二）名家经验举隅

1. 黑龙江韩氏流派从肝肾论治

20世纪80年代初期，韩氏第三代传人韩百灵老先生即创立了著名的"肝肾学说"，他认为女子肝肾同为先天，故在治疗妇科疾病时，经常从精血互生，乙癸同源理论出发进行辨证施治。韩氏第四代传人韩延华教授继承韩老学术思想精华，又根据女性生理特点及肝与冲任功能、经络关系，创新性提出"肝主冲任"理论，主张肝主藏血，主疏泄气机，冲为血海，而女子一生之经、孕、产、乳皆数伤于血，加之女子性多抑郁，故常处于有余于气，不足于血，只有当肝疏泄有度之时，才能保证气血有时、有序、有度地输送到胞宫。韩氏治疗妇科疾病之子宫内膜异位症时，尤重肝肾，常需兼顾脾胃，同时运用中医理论，病证结合，从整体和局部出发，以疏肝活血祛瘀止痛为治疗大法，同时根据体质差异进行辨证论治。

内异止痛汤是韩氏临床应用近20年，专用治子宫内膜异位症的临证经验方，具有活血化瘀、缓急止痛之功，能够显著改善子宫内膜异位症的临床症状及体征。本方由三棱10g，莪术10g，丹参20g，鳖甲20g，桃仁15g，白芍20g，连翘15g，桂枝10g，甘草10g，当归15g，五灵脂10g，延胡索20g，香附15g组成。方中三棱、莪术两药相合，即为三棱丸，最早见于《经验良方》，两药共为君药，三棱为血中之气药，莪术为气中之血药，"专走肝家，破积聚恶血"，两药合用散尽一切血瘀气结。延胡索、香附、五灵脂、丹参四药合用共为臣药，具有疏肝行气、活血止痛之功。鳖甲软坚散结而潜阳，桃仁活血祛瘀而生新，当归补肝体之阴，白芍养肝血平肝痛，桂枝配白芍，可温通经脉、缓急止痛，连翘取其清热解毒散结之功。使药一味甘草，缓急止痛、调和诸药，并配合韩氏艾灸方（盐小茴香、干姜、延胡索、没药、当归、肉桂、赤芍，加蒲黄、五灵脂），将其放置于体表的腧穴，借温灸的温和热力及药物作用，通过经络的传导，而达到温通经脉、调和气血的作用。在诊治时善用神阙、关元两穴，神阙穴为五脏六腑之根，经络之总枢，可通过任督冲任四脉统属全身气血脏腑；关元为元阴、元阳交会之穴，故可温补肾元[2]。

2. 褚玉霞教授从肾虚血瘀论治

全国首批中医传承博士后导师，国家级名老中医褚玉霞教授认为血瘀肾虚是子宫内膜异位症引起痛经的基本病机[3]，宿瘀内结，积久不化，留滞月积成癥，按"血实宜决之"治则，经净后宜消癥散结，化瘀治本，给予自拟消癥饮，以黄芪、桂枝、牡丹皮、皂角刺、赤芍、连翘、茯苓、丹参、香附、延胡索、薏苡仁等为基本方加减化裁，方中桂枝、茯苓、牡丹皮、赤芍活血化瘀、通络消癥；皂角刺、丹参、连翘活血消肿；香附、延胡索理气止痛，取气行则血行之意；黄芪、薏苡仁益气健脾，扶正固本。如为巧克力囊肿或结节明显者，可加生牡蛎、鸡内金、鳖甲破血祛瘀、软坚散结；如小腹坠胀隐痛不适，可加乌药、川楝子、广木香行气止痛。部分患者经净后仍觉腰骶酸痛，小腹绵绵作痛，且体倦乏力，此多为邪实正虚，褚师认为此时应扶正祛邪，治宜益气补肾、活血散结，常给予自拟紫石英汤，以紫石英、淫羊藿、巴戟天、黄芪、当归、川芎、熟地黄、白芍、香附、丹参、砂仁、川牛膝等为基本方加减化裁。紫石英、淫羊藿、巴戟天补肾温阳止痛；黄芪补气以行血，四物汤养血和血，使气血充沛，子宫、冲任复其濡养，自无疼痛之患；砂仁善于调理脾胃气滞，以防补药滋腻；香附、丹参、川牛膝理气活血、祛瘀通滞；亦可加入血竭、土鳖虫以加强祛瘀散结、活血定痛之效。此方正寓前人"养正积自除"之意，而又无祛邪伤正之嫌。

3. 海派中医妇科流派之一骆氏妇科推崇津血同源、痰瘀同治

骆氏推崇"津血同源"理论，认为妇科顽固性痛症病因病机虽繁复，但辨证多可从"痰瘀互结"立论。骆氏止痛化癥汤的主要成分为当归、生黄芪、京三棱、蓬莪术、炙鳖甲、海藻、海带、冰球子、制川军、血竭、皂角刺和枸杞子。将活血化瘀止痛的药物作为基本方的主药，使瘀即得化，"通则不痛"，以当归、血竭、京三棱和蓬莪术等为主要组成部分。当归主治冲脉为病，为治血分之要药，养血活血。血竭活血和血，散瘀定痛。同时，因本病为痰瘀互结之证，治疗当从"瘀"从"痰"论治，海藻、海带、冰球子等化痰软坚散结之品，能起事半功倍之效。诸药配伍，重在活血化瘀定痛之中，兼备理气活血、化痰软坚散结之功。

同时骆氏认为瘀血虽是本病的病理产物，但其本为"虚"，标为"实"，可谓是"邪之所凑，其气必虚"，这与当今子宫内膜异位症的免疫学说不谋而合。因此，遣方用药在注重活血化瘀、化痰软坚治其标的同时，不忘扶养正气，补肾调肝以治本，标本兼顾，攻补兼施。唐容川云："气为水化，水行则气行血亦行矣。"可谓瘀水同源之意[4]。

（三）中成药

中成药制剂如丹莪妇康煎膏、血府逐瘀胶囊、艾附暖宫丸、少腹逐瘀颗粒、化瘀散结灌肠液、妇科千金片、康妇消炎栓等，对子宫内膜异位症所致痛经均有良好的疗效。

（四）外治法

中医外治法是中医疗法的一个重要组成部分，有着源远流长的历史，中医外

治方法众多。《黄帝内经》中记载了如针、灸、熏、贴、蒸、洗、熨、吸等诸多疗法。清代吴师机《理瀹骈文》曰："外治之理，即内治之理；外治之药，即内治之药，所异者法耳。"指出药物外治和内服只是用药方法不同。中医外治疗法主要可分为非药物疗法和药物疗法。非药物疗法主要包括手术、针灸、推拿等；药物疗法给药途径有经皮给药、腔道及黏膜给药（直肠和阴道等）、穴位给药等，主要通过局部皮肤透入作用、穴位和经络传导作用、神经调节作用和药物本身作用起到治疗效果。中药外用可以避免药物对胃肠道与肝脏等的损害，同时可除去胃肠道及肝首过效应对药物的影响。

本病的中医药外治法包括中药保留灌肠、中药贴敷、针灸治疗、穴位贴敷、穴位埋线、穴位注射等方式，通过综合治疗，取得较好疗效[5]。

1. 中药保留灌肠

此法常选用丹参、赤芍、牡丹皮、三棱、莪术、紫草根、延胡索、川楝子、红藤、败酱草、白芷等。浓煎至 100ml，保留灌肠，每日 1 次。

2. 贴敷法

贴敷法常用红花、乳香、没药、泽兰、赤芍、丹参、当归、三棱、莪术等活血化瘀之品制成膏、糊、粉剂外敷下腹部。

3. 针灸疗法

①体针。辨证选取气海、关元、中极、曲骨、子宫、三阴交、血海、阴陵泉等穴，针刺加艾灸，每日 1 次，7 次为 1 个疗程，每次留针 30 分钟，经前或经行期治疗；②耳针。取耳穴子宫、内分泌、肝，用王不留行子敷贴穴位。每日多次按压刺激。

综上所述，对于痛经，中医从整体出发，通过中医辨证论治，采用内外合治，改善血瘀症状，调节脏腑功能，取得了一定的成效。

二、癥瘕

瘀血内停是子宫内膜异位症癥瘕的病机关键，本病早期以实证为主，病久则虚实夹杂。故治疗原则以活血化瘀为主。并要遵循"衰其大半而止"的原则。明代薛己《校注妇人良方》云："窃谓罗谦甫先生云：养正积自除。东垣先生云：人以胃气为本，治法宜固元气为主，而佐以攻伐之剂，当以岁月求之。若欲速效，投以峻剂，反致有误。"

（一）辨证治疗

临床上，以气滞血瘀、痰湿瘀结、湿热瘀阻、肾虚血瘀、气虚血瘀等证型为主。

1. 气滞血瘀证

治法　行气活血，化瘀消癥。

代表处方　血府逐瘀汤加减（《医林改错》）。

方药组成　桃仁、红花、当归、生地黄、牛膝、川芎、桔梗、赤芍、枳壳、甘草、柴胡。

加减　若经行量多，或淋漓不止者，加炒蒲黄、五灵脂、血余炭以化瘀止血；若月经后期量少，加牛膝、泽兰、川芎活血调经；若经行腹痛者，加延胡索行气止痛。

2. 痰湿瘀结证

治法　化痰除湿，活血消癥。

代表处方　开郁二陈汤（《万氏妇人科》）合消瘰丸（《医学心悟》）加减。

方药组成　陈皮、茯苓、苍术、香附、川芎、法半夏、青皮、莪术、槟榔、甘草、木香、生姜、玄参、牡蛎、渐贝母。

加减　为加强化痰软坚散结之效，可加鳖甲、夏枯草。祛痰利湿可加薏苡仁。

3. 湿热瘀阻证

治法　清热利湿，化瘀消癥。

代表处方　大黄牡丹皮汤加减（《金匮要略》）。

方药组成　大黄、芒硝、牡丹皮、桃仁、冬瓜子。

加减　带下秽臭者，加椿根皮、黄柏、茵陈清热利湿；若腹痛剧烈者，加延胡索、川楝子以行气止痛；若腹胀满者，加厚朴、枳实行气除满。

4. 肾虚血瘀证

治法　补肾活血，消癥散结。

代表处方　补肾祛瘀方加减（李祥云经验方）。

方药组成　淫羊藿、仙茅、熟地黄、怀山药、香附、鸡血藤、三棱、莪术、丹参。

加减　若兼经行量多者，加炒蒲黄、茜草、益母草以化瘀止血；腹痛甚者，加血竭、三七以化瘀止痛；包块日久者，加炙山甲、水蛭以化瘀消癥。

5. 气虚血瘀证

治法　益气活血，祛瘀消癥。

代表处方　举元煎（《景岳全书》）合失笑散（《太平惠民和剂局方》）加减。

方药组成　黄芪、党参、炒升麻、白术、炙甘草、蒲黄、炒五灵脂。

加减　若腹痛甚者，加艾叶、小茴香、熟附片、干姜以温经止痛；血虚者，加鸡血藤以养血活血；兼肾虚，症见腰腿酸软者，加续断、桑寄生以补肝肾强筋骨。

（二）名家经验举隅

1. 王成荣从火热瘀结论治

四川省首届十大名中医妇科专家王成荣研究员[6]认为"内生火热"是引起子宫内膜异位症的始发病因，盖因火热内生来源最广：冲气过旺，气有余便是火；六淫、七情郁久也可化火；瘀久不去亦能化火。故火热致"阴络伤，血内溢"，积瘀于冲任脉络所荣之下焦和其中之器官，则为其本，并率先提出"火热瘀结"论点。其"火热瘀结"理论由"冲任经气过旺，火热内生"、"火热伤络，血溢留瘀"、"因瘀致热"及"周期性火热伤络留瘀"组成。由此创立白莲散结汤，其药物组成：半枝莲 30g，白花蛇舌草 30g，皂角刺 10g，猪苓 20g，莪术 15g，土鳖虫 12g，仙茅 15g，淫羊藿 15g，方中白花蛇舌草、半枝莲清热解毒，活血化瘀，消肿止痛为君；皂角刺、莪术、土鳖虫化瘀散结为臣；仙茅、淫羊藿温肾助气化为佐；猪苓利尿而引邪下行为使。"清"使未离经之血安其宅；"化"使已离经者散其滞。诸药共收清热化瘀、软坚散结之功。

2. 柴嵩岩从湿热瘀结论治

国医大师柴嵩岩根据"湿热毒邪侵袭冲任血海致病"的病机理论[7]，提出"解毒热、化湿浊、祛瘀滞、散结聚"的子宫内膜异位症基本治则，创立解毒散结化瘀调经方治疗。依据功效，全方用药分为 4 组：①"解毒热"，以金银花、野菊花、鱼腥草、瞿麦为君药，针对病因清解冲任血海的热毒之邪。②"化湿浊"，以土茯苓、川贝母、茵陈、炒薏苡仁为臣药，助君药除伏于冲任血海湿热之邪。③"祛瘀滞"，以茜草、益母草、赤芍、三七粉为辅药，祛除阻遏冲任血海、胞宫、胞脉、胞络之凝血瘀滞，其中血分药如益母草还作为使药引诸药入血海达病所。④"散结聚"，以生牡蛎、夏枯草、连翘、鳖甲为辅药，消癥散结。

3. 夏桂成从阳虚瘀结论治

国医大师夏桂成教授认为[8]本病多因患者素体偏于阳虚，或者平时疏于摄生，经期饮冷贪凉，阳气受损，气血失畅，以致血凝，久而结为癥。该病以阳虚瘀结为病理特点，兼有气虚、气滞、痰湿和湿热等证。运用周期疗法治疗，时间节点重在经间期和经前期，注重温阳化浊，理气止痛，化瘀消癥。

夏老在周期调治的基础上，注重脾肾，其治疗脾肾不足之子宫内膜异位症喜用健固汤、香砂六君子汤等，常用药有党参、太子参、砂仁、广木香、苍白术等健脾理气平和之品，在经前期重用巴戟天、鹿角霜、杜仲等温阳药，达到脾肾双补的目的。对于癥瘕，夏老认为不宜强攻，宜于缓谋，多遵循罗谦甫"养正则积自除"的观点，用药较为平和，调补大于攻削。女性机体柔弱，血少气多，峻烈之品易伤阳气，因此，治疗子宫内膜异位症等癥瘕疾病，一般喜用生山楂、五灵脂、三七、石打穿等缓消癥瘕之品，配合温阳之品，消散瘀浊。

经前期，治拟补肾助阳，化瘀消癥，方取助阳消癥汤加减。处方：丹参、赤白芍、山药、牡丹皮、茯苓、川续断、杜仲、菟丝子、紫石英、五灵脂、生山楂、广木香、玫瑰花、石打穿。经期夏老重在温阳化瘀解痉止痛，在夏氏内异止痛汤基础上加减，方入钩藤、紫贝齿、丹参、赤芍、五灵脂、延胡索、肉桂、广木香、川续断、茯苓、全蝎。膜样痛经较著，宫内有较多内膜样组织者，则入逐瘀脱膜汤，在前方基础上加入三棱、莪术、三七等化瘀消癥之品，使宫内瘀结性内膜顺利脱落；冷痛甚者可入制附片、炙桂枝、艾叶等，进一步加强温阳的力量。经云"诸痛痒疮，皆属于心"，治疗痛经在止痛的同时不忘从"心"论治，一般入钩藤、合欢皮等，起到镇静、宁心、止痛的作用。

（三）中成药

1. 桂枝茯苓丸

桂枝茯苓丸出自张仲景《金匮要略·妇人妊娠病脉证并治》，该方在原书中用于治疗癥瘕伤胎，自宋代以来被拓展用于治疗妇科经、带、胎、产、杂等血瘀诸症，是治疗妇科癥瘕的经典方剂。《金匮要略论注》中对桂枝茯苓丸进行了描述："药用桂枝茯苓丸者，桂枝芍药一阴一阳，茯苓丹皮一气一血，调其寒温扶其正气，桃仁以之破恶血消癥癖，而不嫌伤胎血者，所谓有病则病当之也。"统观全方，组方严谨精练而气、血、痰兼顾，诸药合用共奏活血化瘀、消癥散结之功效。

马素侠[9]研究桂枝茯苓丸化裁治疗子宫内膜异位症，对照组口服孕三烯酮胶囊，治疗6个月后中药组妊娠率明显高于西药组，且无明显不良反应。金季玲[10]应用加味桂枝茯苓丸治疗子宫内膜异位症95例，治疗后全血黏度、血细胞比容、红细胞电泳、血浆黏度、纤维蛋白原较治疗前有显著差异。以上研究说明桂枝茯苓丸能够治疗子宫内膜异位症引起的痛经、不孕，缩小异位病灶范围，缓解临床症状，改善血液的高凝状态等，从而达到治疗作用，且无明显不良反应。

廖英等[11]观察桂枝茯苓丸方治疗子宫腺肌病的临床疗效，结果表明，桂枝茯苓丸方治疗子宫腺肌病在缓解疼痛、降低血清CA125、有效控制子宫体积方面疗效确切，对孕三烯酮胶囊有增效作用。以上研究表明桂枝茯苓丸能够缓解子宫腺肌病引起的疼痛，降低血清CA125，并且有缩小子宫病灶体积的趋势，对子宫腺肌病疗效确切。

2. 其他中成药制剂

其他中成药制剂如化瘀散结灌肠液、散结镇痛胶囊、大黄䗪虫丸等对本病均有良好的疗效。

（四）外治法

1. 针灸治疗

《素问·长刺节论》云："病在少腹有积，刺皮髓以下，至少腹而止，刺侠脊两傍四椎间，刺两髂髎季胁肋间，导腹中气热下已。"《针灸甲乙经》指出："胞中瘕，子门寒，引髋髀，水道主之。"晋代葛洪《肘后备急方》中就有"熨癥法"的记载，其法用"茱萸三升，碎之，以酒和煮，令熟布帛物裹，以熨癥上，冷更均番用之，癥当移去。复逐熨，须臾消止"。《备急千金要方》指出："久冷，及妇人癥瘕，肠鸣泄泻，绕脐绞痛，灸天枢百壮。"《铜人腧穴针灸图经》指出，曲泉"治女子血瘕……可灸三壮，针入六分"，膀胱俞"治女子瘕聚……针入三分，留六呼，可灸三壮"。《黄帝明堂灸经》也取膀胱俞治疗"女子瘕聚，烦满，汗不出，小便赤黄"。《针灸资生经》指出，妇人瘕聚可灸"三焦俞百壮……又灸气海百壮"。《针灸聚英》指出："带下血瘕……灸关元百壮。"

2. 中药外敷

《卫生易简方》曰："用大黄、朴硝等分，为末。以葱、蒜研烂和匀如膏，厚摊绢帛上，贴患处。"《景岳全书》曰："妇人久癥宿痞……外以阿魏膏贴之，仍用熨痞方，或用琥珀膏亦可。"我院用双柏散、四黄散外敷下腹部治疗本病，疗效显著。

3. 灌肠法

由于异位内膜可出现在身体不同部位，但绝大多数位于盆腔，中药保留灌肠可使药物通过肠壁吸收，通过渗透作用而到达盆腔，并使病灶局部保持较高的药液浓度，促进盆腔内气血运行，使盆腔内微环境直接得以改善，有利于减轻症状和清除病灶，对盆腔瘀血状态具有显著改善作用，对提高治愈率、缩短疗程有着重要作用。我院用复方毛冬青灌肠液及莪棱灌肠液治疗本病，疗效显著。

4. 其他

巢元方在《诸病源候论》中云："向晨去枕，正偃卧，伸臂胫，瞑目闭口不息，极张腹、两足，再息，顷间吸腹仰两足，倍拳，欲自微息定，复为之，春三、夏五、秋七、冬九。荡涤五脏，津润六腑，所病皆愈。腹有疾积聚者，张吸其腹，热乃止，症瘕散破，即愈矣。"

推拿疗法源远流长，早在《素问·举痛论》中就有"寒气客于肠胃之间，膜原之下，血不得散，小络急引，故痛。按之则血气散，故按之痛止"的论述。

综上所述，对于子宫内膜异位症癥瘕，中医从整体出发，通过中药辨证论治，并配合针灸、中药灌肠、中药贴敷等能明显改善本病患者盆腔血瘀状况，而利于消癥散结。

三、月经失调

子宫内膜异位症所致月经失调，临床上以月经过多、经期延长、月经先期、崩漏为主。中医学强调血瘀是形成子宫内膜异位症的病理实质，而血瘀停留，积于冲任，瘀血不去，新血不得归经；或瘀伤脉络，络伤血溢，均引起月经失调诸症。因此，活血化瘀、止血调经是治疗大法。

（一）辨证治疗

临床上，以气滞血瘀、寒凝血瘀、热灼血瘀、气虚血瘀、肾虚血瘀、肝郁热瘀等证型为主。

1. 气滞血瘀证

治法　行气活血，化瘀止血。
代表处方　失笑散（《太平惠民和剂局方》）合膈下逐瘀汤（《医林改错》）加减。
方药组成　蒲黄、五灵脂、三七、柴胡、枳壳、赤芍、生地黄、牛膝、当归、香附、延胡索、甘草。
加减　若经量多伴血块者，可加益母草、茜草加强化瘀止血之功；经量多可加炮姜、五味子、生牡蛎以温经固涩止血。

2. 寒凝血瘀证

治法　温经散寒，化瘀止血。
代表处方　少腹逐瘀汤（《医林改错》）加减。
方药组成　当归、川芎、赤芍、延胡索、蒲黄、五灵脂、肉桂、干姜、小茴香。
加减　若经量多者，可加益母草、三七；痛经甚者，可加吴茱萸、艾叶。

3. 热灼血瘀证

治法　清热活血，化瘀止血。
代表处方　清热调血汤（《古今医鉴》）加减。
方药组成　生地黄、黄连、牡丹皮、当归、川芎、延胡索、香附、白芍、败酱草、薏苡仁。

加减　若经量多、质稠夹血块者，加贯众、生蒲黄以清热化瘀止血；下腹疼痛，灼热感，热盛者，可去川芎，加黄柏、茵陈蒿以清热泻火。

4. 气虚血瘀证

（1）月经过多

治法　益气活血止血。

代表处方　安冲汤（《医学衷中参西录》）加减。

方药组成　白术、黄芪、生龙骨、生牡蛎、生地黄、白芍、海螵蛸、茜草、川续断、阿胶。

加减　经行有块伴下腹疼痛加益母草、三七、蒲黄、五灵脂以化瘀止痛止血；经期延长加艾炭、炮姜、乌贼骨。

（2）崩漏

治法　益气活血，固冲止崩。

代表处方　固冲汤（《医学衷中参西录》）加减。

方药组成　白术、黄芪、生龙骨、生牡蛎、山萸肉、白芍、海螵蛸、茜草、棕榈炭、阿胶。

加减　若见瘀证明显，常加三七、益母草或失笑散化瘀止血。

（3）月经先期

治法　益气活血，固冲调经。

代表处方　补中益气汤（《脾胃论》）合少腹逐瘀汤（《医林改错》）加减。

方药组成　升麻、柴胡、党参、炙黄芪、当归、川芎、赤芍、白芍、香附、血竭、独活、徐长卿。

加减　汗出畏冷者，加桂枝，重用白芍；腹痛剧烈者加艾叶、小茴香；恶心呕吐者，加吴茱萸、干姜、姜半夏。

5. 肾虚血瘀证

（1）经期延长、月经量多

治法　补肾活血止血。

代表处方　补肾祛瘀汤（经验方）加减。

方药组成　枸杞子、熟地黄、赤芍、白芍、女贞子、菟丝子、牛膝、柴胡、当归、蒲黄、五灵脂、甘草。

（2）月经先期

治法　益肾活血，化瘀调经。

代表处方　归肾丸（《景岳全书》）合桃红四物汤（《医宗金鉴》）加减。

方药组成　熟地黄、山萸肉、山药、菟丝子、当归、白芍、川芎、香附、党参、黄芪、桃仁、红花。

（3）崩漏

治法　补肾化瘀，固冲止血。

代表处方　加减苁蓉菟丝子丸（《中医妇科治疗学》）合失笑散加减。

方药组成　熟地黄、肉苁蓉、桑寄生、菟丝子、艾叶、阿胶、蒲黄、五灵脂、益母草。

加减　若见肾阳不足，伴畏寒肢冷，小便清长者酌加肉桂、杜仲、枸杞子或鹿角；若为肾阴虚，伴五心烦热、夜寐不宁，舌红少苔或有裂纹，加二至丸。

6. 肝郁热瘀证

治法　疏肝清热，化瘀止血。

代表处方　丹栀逍遥散（《内科摘要》）合桃红四物汤（《医宗金鉴》）加减。

方药组成　牡丹皮、栀子、当归、柴胡、薄荷、桃仁、红花、川芎、黄芩、白芍、香附、甘草。

加减　若经量多者，经期去当归、桃仁、红花、川芎，加地榆、茜草、煅牡蛎以清热固冲止血；经行不畅，夹血块者，加泽兰、益母草以活血化瘀。

（二）名家经验举隅

司徒仪从固本澄源论治

全国名老中医司徒仪教授认为子宫内膜异位症相关性疾病与一般"血瘀"性疾病不同，为离经之血日久，致恶血败血而成大积大聚之症，属"血瘕"范畴。针对其血瘀特殊性，治疗需"必伏其所主而先其所因"，"固本澄源"。"澄源"者，追溯其疾病本源，"固本"者，重视固护正气[12]。本病之本为肾虚，终致肝脾肾功能失调，血瘀为病理关键，立"缓图其本，责于肾脾；血证癥瘕，重在祛瘀"之法，治疗上强调审证求因、辨证论治、三因制宜。治疗方面，经期治疗以化瘀止血为主，以防经期过长损耗正气；非经期治疗控制疾病发展以固其本。

暴崩如注时，司徒仪教授推崇《素问·阴阳别论》中"阴虚阳搏谓之崩"的观点，血脱、气脱者益甚。用药方面继承傅青主、张锡纯思想，重视升举脾胃之气，滋肾水以降相火，常在张锡纯安冲汤、张景岳举元煎、傅青主治崩处方基础上灵活加减选用，常选用人参、党参、黄芪、白术等以益气摄血，补脾胃而升举血气；白芍、生地敛阴止血，续断补肾固冲止血。

《备急千金要方》云"瘀血占据血室，而致血不归经"，《傅青主女科》指出"瘀血内攻，不知解瘀而用补涩，则反致新血不得生，旧血无以化"，如用失笑散（蒲黄、五灵脂）化瘀止血，海螵蛸、茜草、生龙骨、生牡蛎收涩固冲止血。其中，茜草、乌贼骨即《内经》四乌贼骨一藘茹丸，海螵蛸固涩止血而不留瘀。同时配合炭类及风药增强止血之力，如荆芥炭、血余炭、蒲黄炭等。暴崩之时，治疗首务在于止血，中西结合，共奏止血之力。另广东地处岭南湿地，用药继承岭南妇科流派用药特色，既注重补先天，亦注重固护脾阴；行气活血，散结消癥主张用药温和，时时固护正气。岭南多湿热，患者地质多偏阴虚、气虚夹湿热，应避免辛燥之品。岭南多痰湿、痰瘀之证，痰、湿、瘀互结多见，重视化其痰湿。

（三）中药周期疗法

中药周期疗法[13]是根据月经周期不同阶段的生理特点，辨证运用中药来建立、调整月经周期的一种治法，逐个演化，在阴阳运动变化规律的作用下，共同维持着正常的月经周期。本治法即以此为理论依据，结合月经病的病理变化特点，进行分期用药。此法常用于月经不调、崩漏、闭经、不孕症等的治疗。中医周期疗法分期用药的机制如下。

1. 行经期

行经期为重阳必阴时期。月经来潮，是在肾气旺盛、天癸充盈、任通冲盛、胞宫开泻有度的前提下周期性进行着。当体内阳气生长旺盛，达到一定的高水平而向阴转化时，表现为排泄之经血，阳气亦随之疏泄，此阶段为行经期，要维持阳气的充足，以利于向阴转化；要促进阳气的疏泄，通因通用，顺势利导，以利于经血的排出。因此以活血调经为大法，达到去旧生新，为下一阴长阶段奠定基础的目的。常用方药选用桃红四物汤等，可加用丹参、怀牛膝、路路通等活血通经药物。

2. 经后期

经后期为阴长阳消时期。由于行经期阴血下泄，经后期的生理特点是阴长阳消，尤需蓄养阴精、阴血，以奠定物质基础，促进精卵的发育。《傅青主女科》曰："经水出诸肾。"《女科经纶》曰："月水原赖肾水施化。"肾为经水之源，故蓄养阴精应从滋肾阴着手，方选用左归丸、养精种玉汤、归芍地黄汤等，常用药物可选用女贞子、旱莲草、制首乌、当归、白芍、山药、山萸肉、熟地黄、制鳖甲等。因滋阴药物较滋腻，易碍脾胃运化功能，脾胃薄弱者易致纳差、腹胀，可酌情减少滋阴之品，加党参、砂仁、白术等益气理气醒胃之品。

3. 经间期

经间期为重阴必阳之排卵期。此期的生理特点是重阴必阳，排出卵子。当经后期阴长至一定程度，必要向阳转化，因此要顺应重阴的状态，促进向阳的转化，以调和阴阳、活血行气为法，药物可选用淫羊藿、肉苁蓉、鹿角霜、仙茅、肉桂、巴戟天等，佐以活血行气之川芎、当归、丹参、赤芍等，使冲任血气流通，促进卵子的排出。若辨证时血瘀较重，或伴有癥瘕者，可使用虫类药物如水蛭、蛀虫等攻窜走络之品，加大活血化瘀力度，但助孕治疗者慎用。

4. 经前期

经前期为阳长阴消时期。经间期实现了重阴必阳的转化，奠定了经前期阳长的基础。阳长不仅温养、输送卵子，帮助受孕，如果未受孕，阳长还有助于下一阶段向阴的转化。方选用金匮肾气丸、右归丸（饮）等，药物可选用菟丝子、川续断、桑寄生、杜仲、鹿角霜、巴戟天、淫羊藿等，亦可补阳寓于补阴之中，阴中求阳，则"阳得阴助而生化无穷"，加用女贞子、枸杞子等。

以上调周治疗是根据月经生理特点立法的，临证时还应按不同病种的不同病理变化灵活运用。例如，崩漏与闭经就有先后缓急之不同，前者在出血期以辨证止血治标，血止后辨证调周治本；后者则辨证通经为先，再继以辨证调周治疗。

（四）中成药

定坤丹主要由红参、鹿茸、西红花、鸡血藤膏、三七、白芍、熟地黄、当归、白术等 30 余味药物组成，具有补气养血、疏郁调经、温经止痛、补益肝肾和益气养血等功效。有研究证实其治疗痛经疗效明确[14]，能够减轻轻中度子宫内膜异位症盆腔疼痛患者的临床症状，降低患者血清 CA125 和 PGF2α 水平，对治疗轻中度子宫内膜异位症盆腔疼痛具有临床应用价值。研究认为定坤丹可通过影响血管内皮生长因子（VEGF）而抑制异位内膜包囊的形成，同时通过上调基质细胞 VEGFR2 的表达促进在位内膜的发育而起作用。此外，中成药制剂如蒲田胶囊、妇科回生丹、妇科通经丸、少腹逐瘀丸、血府逐瘀丸等治疗本病在临床获得良效[15]。

（五）外治法

子宫内膜异位症的外治疗法多种多样，包括针灸、中药保留灌肠、中药外敷、中药离子导入等。子宫内膜异位症所致月经失调非独立于子宫内膜异位症之外的病症，治疗其他病症如痛经、癥瘕、不孕症的外治疗法同样能改善月经失调的情况。以上治疗手段同样可用于子宫内膜异位症所致的月经失调，临床应用上多在非出血期使用外治疗法，出血期停用。具体外治疗法可参照其他相关章节。

四、不孕症

不孕症是子宫内膜异位症患者面临的最重要问题，中医学认为子宫内膜异位症导致不孕症的根本原因在于瘀血阻塞胞脉及脉络，两精不能结合，不能摄精成孕。而肾是先天之本，藏精之脏，既藏先天之精，又藏后天之精，为生殖发育之源，肾在主宰人体生殖功能方面起决定作用。因此，对子宫内膜异位症不孕者必须采取攻补兼施法治疗，并应按月经周期不同时期来调治。在经期采用活血化瘀止血止痛法，在经净至排卵期应以活血理气、化瘀消癥散结法改善血瘀的病机为主，并需配合外治法协同治疗，令盆腔血流改善，有利于粘连松解及结节、癥瘕的吸收，而利于妊娠。

（一）辨证治疗

临床上，以气滞血瘀、寒凝血瘀、湿热瘀阻、肾虚血瘀等证型为主。

1. 气滞血瘀证

治法　行气化瘀。

代表处方　膈下逐瘀汤加减。

方药组成　赤芍、丹参、桃仁、三棱、莪术、制香附、延胡索、川芎、益母草、生蒲黄、炒五灵脂。

加减　若伴见肝气郁结，郁闷太息者，可加柴胡疏肝理气；肝郁化火者，去燥烈之川芎，加牡丹皮、栀子以清火。

2. 寒凝血瘀证

治法　温经散寒化瘀。

代表处方　少腹逐瘀汤加减。

方药组成　小茴香、三棱、莪术、赤芍、丹参、桃仁、当归、川芎、制香附、延胡索、白芷。

加减　若经行小腹冷痛，腰痛如折，严重者常伴恶心、腹泻，甚至上腹绞痛者加吴茱萸、砂仁；腹泻者去当归、桃仁，加补骨脂、煨豆蔻。

3. 湿热瘀阻证

治法　清热利湿化瘀。

代表处方　清热利湿汤加减（《刘奉五妇科经验》）。

方药组成　败酱草、鱼腥草、川萆薢、红藤、薏苡仁、牡丹皮、赤芍、丹参、桃仁、延胡索、制香附。

加减　若经期发热，口干思饮，大便秘结，常去制香附之温热，选用清热凉血之品，如炒大黄、生地黄、夏枯草。低热起伏，带下黄稠小便短黄者，可加清热利湿、化湿止带之品，如茵陈蒿、车前草、黄柏、栀子等。

4. 肾虚血瘀证

治法　补肾益气，活血化瘀。

代表处方　补肾活血方（经验方）加减。

方药组成　菟丝子、桑寄生、川续断、白芍、三棱、莪术、赤芍、丹参、郁金。

加减　若肾阳亏虚，腰膝酸软冷痛，性欲淡漠，伴夜尿频多、头晕耳鸣、倦怠乏力者，可增加温补肾阳之力，如增加鹿角霜、巴戟天、杜仲、金樱子、益智仁等；有盆腔包块者可选用生牡蛎、夏枯草、海藻、浙贝母等软坚散结。

（二）名家经验举隅

1. 牛建昭教授循月经周期、辨证论治

全国名老中医牛建昭教授认为，本病属"本虚标实"，肾虚为本，离经之瘀血为标，治当以"急则治其标，缓则治其本"。肾藏精，主生长生殖，为阴阳之根本；精能生血、化气，故肾气充足，气血运行顺畅；肾气不足，气推动能力下降，致血液运行减缓，产生离经之瘀血。离经之瘀血不易排出体外，久病成疾，形成"瘀血"，阻碍冲任、胞宫，逐渐产生痛经、不孕等症状。故在治疗过程中应遵循"标本兼治"的原则[16]。

根据月经周期不同，进行辨证论治。在行经期，治疗主要在于"通经畅道，解痉止痛"，常选用续断、菟丝子、白芍、甘草、益母草、川芎、醋莪术、醋三棱等中药进行加减。其中续断、菟丝子温补肾阳，肾阳旺盛方能"通经畅道"，增加机体自身吸收内膜瘀血的能力。白芍、甘草可活血化瘀，缓急止痛。益母草、川芎功善化瘀止血，寒温并调。醋莪术、醋三棱为化瘀之主药，子宫内膜异位症为慢性难治性妇科疾病，内膜性瘀血，癥结较深，病位深远，非峻猛之品不能轻易逐除，故选取醋莪术、醋三棱化瘀消癥，卵泡期治疗主要侧重于"补肾活血，攻补兼施"。拟方菟丝子、女贞子功在补肾填精，桂枝、熟地、当归、川芎、生桃仁、益母草以温通经脉，养血活血；合并卵巢囊肿者加用皂角刺、石见穿、醋三棱、醋莪术以破结消癥，行气活血；甜叶菊、乌枣、炙甘草以调和药性。遣方用药以滋阴补肾、填精补髓，继而以补肾助阳、活血通脉为主，旨在阴阳调和，瘀血消散，病自愈。经间期治疗主要以推陈化膜，调和阴阳，助阴阳转化为主。拟用中药菟丝子、枸杞子、女贞子补肾益精，调理任冲，当归、丹参、肉桂以温通养血，补益脾气，增加卵巢间质血流量；黄精、党参气阴双补。全方旨在补肝肾、温养活血、促卵助孕。经前期治疗应以行气活血化瘀为主，助瘀血下行，祛邪扶正，增加机体对异位内膜组织的消化吸收。当归、生桃仁、红花、川芎、赤芍活血化瘀，纠正前列腺素比例失衡，缓解经前期疼痛；醋乳香、醋没药行气止痛，降低血小板黏附性，发挥活血祛瘀的作用；甜叶菊、炙甘草调和药性。牛建昭教授指出，对于子宫内膜异位症患者的治疗离不开有效的心理干预。

2. 时燕萍教授从虚瘀论治

时燕萍教授结合自己临证观察，认为子宫内膜异位症的基本病机为脾肾亏虚、

瘀浊内蕴，主要病位责之于肝、脾、肾，从虚瘀论治，补虚为基础，祛瘀贯彻始终，整体治变证，结合月经周期，分期论治，自拟"内异停方"（非经期方），具体药物组成为土鳖虫、鬼箭羽、木馒头、贯众、皂角刺、三棱、莪术、当归、生山楂、金银花、党参等。方中三棱、莪术乃攻削祛瘀之品，力可直达病所；土鳖虫乃消癥要药，辛桂止痛方（经期方），具体药物有泽兰、红花、徐长卿、全蝎、没药、细辛、肉桂、白芍、柴胡、延胡索等。方中泽兰、红花、徐长卿、没药皆为活血祛瘀之主药，通畅血脉，排除应泄之经血；化瘀消癥，溶解瘀凝之血，以达"通则不痛"。肉桂温肾助阳，细辛温经通脉，一则通畅血脉，二则助阳推动祛瘀，辅以全蝎、延胡索止痛[17]。

（三）中成药

中成药制剂如坤泰胶囊、麒麟丸、定坤丹、血府逐瘀胶囊、桂枝茯苓胶囊、丹莪妇康煎膏、滋肾育胎丸等治疗本病在临床获得良效。

（四）其他方法

血瘀是子宫内膜异位症所致不孕的病理基础；同时月经是生殖的基础，月经调则胎孕易成。中药保留灌肠、穴位贴敷、针灸等中医外治法，可有效改善血瘀状况，调理气机，使脏腑功能协调，气行血畅，任通冲盛，而月经调、经痛止，两精相合成孕（详见第四章第二节之痛经、癥瘕）。

（具春花）

参 考 文 献

[1] 中国中西医结合学会. 子宫内膜异位症、妊娠高血压综合征及女性不孕症的中西医结合诊疗标准[J]. 中西医结合杂志, 1991, 11（6）: 376.

[2] 朱小琳, 韩亚光, 包蕾, 等. 龙江韩氏妇科诊治子宫内膜异位症临证荟萃[J]. 四川中医, 2018, 36（7）: 12-14.

[3] 郑娟, 王祖龙. 褚玉霞教授治疗子宫内膜异位症痛经经验[J]. 四川中医, 2015, 33（2）: 14.

[4] 骆春, 谢正华. 骆氏痰瘀同治法治疗子宫内膜异位性疾病 40 例临床观察[J]. 世界临床药物, 2015, 36（5）: 349-352.

[5] 王小云, 黄健玲. 中西医结合妇产科学[M]. 3 版. 北京: 科学出版社, 2016: 331-332.

[6] 李莘, 严春玲, 刘普勇, 等. 白莲散结汤治疗子宫内膜异位症 30 例临床观察[J]. 黑龙江中医药, 2014, 6: 30-31.

[7] 濮凌云. 柴嵩岩治疗子宫内膜异位症病机理论及遣方用药[J]. 北京中医药, 2018, 37（4）: 300-301.

[8] 胡荣魁, 谈勇. 夏桂成国医大师调治子宫内膜异位症经验探赜[J]. 江苏中医药, 2015, 47（7）: 1-4.

[9] 马素侠. 桂枝茯苓丸化裁治疗子宫内膜异位症临床观察[J]. 新疆中医药, 2009, 27（5）: 9-11.

[10] 金季玲. 加味桂枝茯苓丸治疗子宫内膜异位症 95 例[J]. 辽宁中医杂志, 1994, 21（6）: 271-272.

[11] 廖英, 郭英, 贾春岩, 等. 桂枝茯苓丸方对孕三烯酮胶囊治疗子宫腺肌病的增效作用[J]. 中医杂志, 2014, 55（5）: 396-399.

[12] 郑玮琳, 许明桃, 曹立幸, 等. 司徒仪教授从"固本澄源"治疗子宫内膜异位性疾病相关血证经验举要[J]. 时

珍国医国药，2018，29（2）：445-447.

[13] 王小云，黄健玲. 中西医结合妇产科学[M]. 3 版. 北京：科学出版社，2016：110.

[14] 陈燕霞，马堃. 定坤丹临床应用的系统评价[J]. 中国中药杂志，2015（20）：3916-3919.

[15] 司徒仪. 子宫内膜异位症中西医结合治疗[M]. 北京：人民卫生出版社，2004：250.

[16] 杨蕾. 牛建昭教授治疗青春期子宫内膜异位症经验[J]. 世界中西医结合杂志，2019，14（5）：621-625.

[17] 黄慧丽，时燕萍. 时燕萍教授从虚瘀论治子宫内膜异位症经验[J]. 浙江中医药大学学报，2018，42（4）：303-306.

第五章　中土与子宫内膜异位症

中医学术流派百花齐放，补土是中医重要学术流派之一。基于补土理论治疗妇科疾病，疗效有其独特之处。其中，针对妇科常见病、疑难病子宫内膜异位症，基于中土对本病的发生、治疗原则和方法形成了较有特色的认识。

关于土的论述，"土"，原指五行概念，属于五行中的一种元素，具有播种庄稼、收获五谷、生长万物的作用，从而引申为生长、承载、化生、收养的含义。由此可见，联系到人体生理特点，土与人体的脾胃功能相对应，也就是说，这里的土，实为机体脾胃生理功能的概括。中医藏象学说认为，脾主运化、主升清；胃主腐熟、主通降，能受纳水谷。脾胃同处中焦，是人体对饮食进行运化、吸收并输布精微的脏器；经络学说则认为，脾与胃相表里。人出生后，生命活动的开展都离不开气血津液的化生与充实，这些都有赖于脾胃的共同作用以运化水谷精微，故脾胃被统称为"后天之本"。《素问·太阴阳明论》言："脾者土也，治中央，常以四时长四脏，各十八日寄治，不得独主于时也，脾脏者，常着胃土之精也，土者生万物而法天地。"土治中央，其作为五脏之"中轴"，其独特生理位置决定了其重要生理功能。李东垣提出"内伤脾胃，百病由生"。清代医家黄元御更提出："脾升胃降之机，是为中气。中气者，升降阴阳之枢，交济水火之媒，姹女婴儿之配合，权在于此，道家谓之黄婆，义至精也。"

何谓"补土"？"补"，并非单纯补益，而是具有补益、健运、调气之升降之意。补土可以是基于脾为后天之本，补脾扶正固本，亦可因其位于中土轴心的作用，健运脾土之气，以调节脏腑之关系，如健脾土以疏肝木，理肝气而健脾土，补脾土而生肺金等，皆为补益中土之治。运用"补土"之法，从中土入手，调节脏腑、气血、扶助正气，祛除病邪，攻补兼施，临证可获事半功倍之效。

子宫内膜异位症发病率呈逐渐升高趋势，已成为妇科常见疾病，本病病程迁延绵长，治疗仍棘手。中医并无此病名，依据本病常见症状痛经、盆腔包块、不孕等，有关子宫内膜异位症的文献或描述多参见中医"痛经"、"不孕"、"癥瘕"、"月经病"等。子宫内膜异位症的病因病机、辨证论治，与脾胃、五脏之中轴脾土，有着重要的联系。

中医学认为脾主统血。《难经·四十二难》说："脾裹血，温五脏。"《金匮要略》亦云："五脏六腑之血，全赖脾气统摄。"子宫内膜异位症的基本病理变化为周期性子宫内膜出血。脾的功能正常，则血液不致溢出脉外而致出血。月经的形成与冲任密切相关，但冲任的正常溢泻，又需带脉的约束，而带脉隶属于脾，其功能为脾功能的具体体现。若脾之功能失常，则带脉约束无权，经血不循常道，离而留为瘀，发为本病。

补土与子宫内膜异位症的治疗也有着必然的联系。辨证论治乃中医治疗之核心，是祖国医学之灵魂。子宫内膜异位症病因复杂，症状多样，涉及祖国医学多种疾病，包括痛经病、月经病、癥瘕病、不孕症等。在中医范围内，子宫内膜异位症往往同时被诊断为一种或多种中医病名，如痛经、不孕、癥瘕、月经过多等。但是，人是一个有机的整体，尽管不同的病种有内在统一的致病病因和病理特征；同一病种，不同患者有着不同的病因和病理本质，但在复杂的疾病和其复杂的病因病机及疾病表现面前，也有内在的统一性。在子宫内膜异位症疾病的治疗过程中，补益脾土、健脾补肾、调和肝脾、健脾养心等基于中土理论的治则治法，贯穿于子宫内膜异位症痛经、不孕、月经失调、癥瘕等的治疗过程当中。

一、中土与子宫内膜异位症痛经

"不通则痛"、"不荣则痛"，基本概括了子宫内膜异位症痛经的病因病机。患者素体阳虚，或久病伤阳致阴寒内生；或寒湿之邪内侵，损伤机体阳气，导致寒邪阻滞冲任胞宫气血，引起痛经。清代名医沈金鳌云"气运乎血，血本随气以周流，气凝则血亦凝矣"。患者肝气抑郁不舒，升发疏泄失常，气郁气滞，致血瘀阻滞冲任胞宫，经血运行不畅，不通则痛。又有脾虚运化失常患者，易生痰湿，阻滞气机，气病及血，瘀阻胞宫脉络，痰瘀互结，阻滞冲任胞宫，导致痛经。《丹溪心法》曰："经候而作痛者，乃虚中有热，所以作疼。经水将来作痛者，血实也"，"临行时腰腹疼痛，乃是郁滞，有瘀血"，"紫色成块者，热也"。其阐述了亦有因素体阳盛，或肝郁化热，或外感热邪，或过食辛辣，致邪热内盛，热伏冲任血海，热灼营血，质稠致瘀，瘀阻胞宫、冲任，表现为经期腹痛。

有患者因房事不节或生育过多伤及肾及冲任，机体呈肾阴不足，或血海亏虚状态，胞宫、冲任精血不足，胞脉失养而致痛经；亦有因先天禀赋不足或脾虚及肾，或因肾阳不足无以温煦胞宫，表现为经期或经后少腹阴部冷痛。若患者素体脾气虚弱，或原有气滞血瘀之实证，病久则耗伤人体正气，转为气虚血瘀之证，此类病程往往较长。表现为经期腹部坠痛，或经期腹痛加剧，喜温喜按，神疲乏力，肛门胀痛。同时气虚导致气的固摄作用失常，血不循经，逆流腹腔，瘀积于内；而且气虚使气的防御功能失调，不能清除逆流到腹腔中的经血，致瘀血形成，引起子宫内膜异位症痛经的发生。

在子宫内膜异位症痛经的形成过程中，中土的健旺，中土的运化、温煦、气血生化，中土五行属性等方面的功能与子宫内膜异位症患者经前、经期、经后出现的痛经具有密切联系。

1. 脾肾阳虚，寒凝血瘀

患者素体阳虚，或久病伤阳致阴寒内生；或经行、产时受寒，冒雨、涉水、游泳，或贪食生冷，或居处潮湿，寒湿之邪内侵，损伤机体阳气，导致冲任虚寒或寒邪客于胞中。由于行经产后，血室正开，余血不净，摄生不当，感受寒邪，血寒则凝，导致寒凝血瘀，胞脉阻滞，出现诸证。而胞宫需常得温煦，肾阳虚衰，不能温煦脾土，虚寒内生，冲任、胞脉失于温养，经期或经行前后则小腹绵绵作痛。

2. 脾胃虚弱，气虚血瘀

素体脾胃虚弱，或饮食不节、劳倦损伤脾胃，脾失健运，不能将水谷精微化为精血，导致化源不足，经行血海溢泄，冲任之血更虚，冲任、胞脉失于濡养，不荣则痛。脾虚气弱无力推动血液运行，日久成瘀，瘀阻冲任，血行不畅，不通则痛。

3. 脾虚湿蕴，痰瘀互结

脾虚不能运化水湿，湿从内生，湿邪黏滞重浊，主下趋，流注于胞络脏腑之间，阻遏气机运行，不通则痛；湿为阴邪，易耗伤阳气，虚寒内生不能温煦胞宫，寒凝内阻，经血运行不畅以致小腹冷痛。正如《妇人大全良方》曰："妇人冷劳，属气血不足，脏腑虚寒，以致脐下冷痛，手足时寒，月经失常，饮食不消。"部分痛经患者尚伴有恶心、呕吐、腹泻等胃肠症状，亦是脾胃失和、脾胃气机升降失常之表象。脾虚痰湿内生，阻滞冲任胞宫气机，亦为经行腹痛常见病因。

4. 木土相争，气滞血瘀

傅山曰："妇人有少腹疼于行经之后者……谁知是肾气之涸乎……盖肾水一虚，则水不能生木，而肝木必克脾土，木土相争，则气必逆，故尔作疼。治法必须以舒肝气为主，而益之以补肾之味，则水足而肝气益安，肝气安而逆气自顺，又何疼痛之有哉！方用调肝汤。"此为木土相争，气机阻滞，其气冲逆或瘀血停留所致痛经。

二、中土与子宫内膜异位症癥瘕

癥瘕是子宫内膜异位症患者常见的症状表现之一。子宫内膜异位症癥瘕的形成，一是与女性经孕产褥的生理功能有关，妇人在经期或经期前后，孕期或产褥期，易感邪气，风寒湿热诸邪，皆易内侵，邪与血结，极易成癥；或产后恶露不尽，留滞而成血瘀。二是女性自我的调护与情志状态。调护失宜，将养不当，饮食不节，邪气与脏腑搏结，或情志内伤，气逆而血留，致气机阻滞，血瘀不行，气血瘀结停积于少腹，渐成癥瘕。《诸病源候论·妇人杂病诸候·疝瘕候》云："疝瘕之病，由饮食不节，寒温不调，气血劳伤，脏腑虚弱。"后世其他医籍亦有提到脏腑虚弱是妇人癥瘕产生的重要因素之一。其他因素尚有外邪侵袭，饮食失节。"饮食不节，冷暖失宜，饮食少节，脏腑之气先虚，又复多所劳伤"。《三因极一病证方论》提出癥瘕的发生与内因、外因、不内外因有关，"……若妇人七癥八瘕，则由内、外、不内外因，动伤五脏气血而成。古人将妇人病为痼疾，以蛟龙等为生瘕，然亦不必如此执泥。妇人癥瘕，并属血病，龙蛇鱼鳖等，事皆出偶然。但饮食间，误中之，留聚脏腑，假血而成"，并指出"多因经脉失于将理，产褥不善调护，内伤七情，外感六淫，阴阳劳逸，饮食生冷，遂致营卫不输，新陈干忤，随经败浊，淋露凝滞，为癥为痕"。

脾土的温煦、肝脾调和的功能、脾肾先后天之本的联系，均与癥瘕的形成有着密切联系。如《明医杂著·痢疾》"脾气虚弱，不能摄血归源"，"大凡血证久不愈，多因阳气虚不能生血，或因阳气虚不能摄血"，脾气虚和脾阳虚均可致脾统摄失职，血溢脉外而为离经之血，即为瘀血，瘀结日久而成癥瘕。子宫内膜异位症所形成的结节、包块，即中医所谓之离经之血，血聚为瘀，瘀聚日久便成为癥瘕。

1. 脾肾阳虚，寒凝成癥

肾为先天之本，肾中精气有赖于水谷精微的培育和充养，才能不断充盈和成熟。若脾阳虚日久，进而可损及肾阳，而成脾肾阳虚之证，阳虚则寒，寒凝血瘀。脾阳不足，统摄功能无权，亦可致经血外溢而成离经之血，即是瘀血，继而形成癥瘕。

2. 木土相争，气郁血瘀

肝主疏泄而喜条达，通过调畅气机而调节气血运行。脾气虚弱，土壅木郁，日久病可及肝。《景岳全书·妇人规》指出癥瘕的发生与外感、内伤及七情有关："其证则或由经期，或由产后，凡内伤生冷，或外受风寒，或恚怒伤肝，气逆而血留，或忧思伤脾，气虚而血滞，或积劳成弱，气弱而不行，总由动血之时，余血未尽，而一有所逆，则留滞日积而渐以成癥矣。"肝气郁滞，木土相争，肝脾不和，一方面脾失健运，另一方面气郁气滞，经脉瘀滞，结而成癥。

3. 脾虚血弱，气虚血瘀

脾为后天之本，气血生化之源，而妇女经、孕、胎、乳皆以血为用，故临床导致妇女疾病的原因虽然很多，但多与脾胃功能失调有密切关系，脾主运化水谷精微，主宰人体正气之强弱。《素问遗篇·刺法论》云："邪之所凑，其气必虚。"指出邪气入侵，必先因机体的正气虚弱。脾虚则血弱正虚，气虚而易变生诸病。故《诸病源候论》云："癥瘕者，皆由寒温不调，饮食不化，与脏气相搏结所生也。"

4. 脾虚湿蕴，痰湿凝聚

恣食肥厚生冷，脾胃虚弱，运化失健，水谷精微不布，食滞湿浊凝聚成痰，气机壅结，则成痰证。如痰浊气血搏结，气滞血阻，脉络瘀塞，日久则可形成癥病。后世医籍有关饮食失节致成癥瘕的记载，如《杂病源流犀烛》云："癥者……其原由饮食失节，胃气衰，脾元弱，邪正相搏，积于腹中。"

5. 孕堕伤正，气虚血瘀

多次的孕堕或宫腔操作，损伤正气，使冲任、胞宫气血不调，导致气虚不摄，气虚血瘀。从本病好发年龄的分布来看，以育龄妇女为主，发病原因多与女性经期或产后生活不节，多次分娩或小产，医者手术不慎等密切相关。以上原因均可导致患者冲任损伤及胞宫的藏泻功能异常，月经期虽有经血所泻，但不循常道而行，部分经血不能正常排出体外而逆行，以致"离经之血"蓄积盆腔而成瘀血，瘀血在脏腑经络之间积聚日久，渐积成块，则为癥瘕。

由此可见，"瘀血"既是病理产物，又是致病因素，所以"瘀"是产生子宫内膜异位症的关键。另外，由于大部分患者病程较长，久病伤正，患者多有脾失健运而出现水湿内停之象，或瘀血留滞日久，出现瘀而化热之象，如果仅仅应用补益之法，易致闭门留寇，故临证治法需灵活选择，扶正不忘祛邪，补益不忘疏利。

二、中土与子宫内膜异位症不孕

《灵枢·天年》云："以母为基，以父为楯。"《灵枢·决气》云："两精相搏，合而成形，常先身生，是谓精。"说明胚胎的形成，乃是父精母血相结合的结果。子宫内膜异位症不孕病因病机复杂。"冲任之本在肾，胞络者，系于肾"。肾为先天，"肾主生殖"，乃生殖之本。任何因素引起的肾气亏损、肾阴肾阳不足，皆可影响孕育，然而对于已经形成子宫内膜异位症者，血瘀乃普遍存在的病理本质，子宫内膜异位症的离经之血，蓄而为瘀，凝结下焦，即是瘀血。子宫内膜异位症患者中，不孕发生率可达 40%，25%～40%的不孕合并内膜异位症，探讨子宫内膜异位症不孕的发生与中土的关系具有较为重要的临床意义。子宫内膜异位症往往病程久长，迁延难愈，愈后复发，久病及肾，肾为冲任之本，生殖之根，肾的虚衰影响孕育。同时胞宫胞络瘀血存留，气血阻滞，阻碍精卵结合，引起不孕。因此，临床上子宫内膜异位症不孕肾虚血瘀者多见。肾虚及冲任瘀阻是子宫内膜异位症不孕的基本病机。

《素问·上古天真论》所谓"女子七岁肾气盛，齿更发长；二七天癸至，任脉通，太冲脉盛，月事以时下，故有子；三七肾气平均，故真牙生而长极；四七筋骨坚，发长极，身体盛壮；五七阳明脉衰，面始焦，发始堕；六七三阳脉衰于上，面皆焦，发始白；七七任脉虚，太冲脉衰少，天癸竭，地道不通，故形坏而无子也"。月经调则胎孕易成，因此子宫内膜异位症不孕症和子宫内膜异位症月经失调的病因病机具有一致性。《柳选四家医案》谓："痛经数年，不得孕育，经水三日前必腹痛，腹中有块凝滞……询之闺阁之时无是病，既嫁之后有是疾。"亦是对子宫内膜异位症继发性痛经并伴不孕的临床症状的描述。

在子宫内膜异位症不孕的形成过程中，中土功能失调亦是形成不孕过程中的重要环节。肾虚血瘀为子宫内膜异位症之根本病因所在，然而先天之本肾精的充盛有赖后天脾土的滋养，脾土的温煦有助于肾阳的温养，肾精的充盛、肾阳的温养皆是孕育的重要基础。脾虚痰湿积聚、脾虚化源不足等均可导致不孕。

1. 脾肾两虚血瘀

《傅青主女科》曰："夫妇人受妊，本于肾气之旺也。"肾主生殖，藏精气，肾阴充足有利于卵泡的发育生长，肾阳充盛是卵子成熟后正常排出的动力。肾气充盛是女子受孕的必要条件。然脾胃乃后天之根本，气血生化之源。脾虚气血化生不足，胞宫失养，则难受孕，即便受孕，亦易出现胎漏、胎动不安，甚而胎堕难留。明代薛己《校注妇人良方·产宝方序论》云："妇人以血为本，苟能谨于调护则气血宜行，其神自清，月水如期，血凝成孕。若脾胃虚弱，不能饮食，荣卫不足则难以子息。"肾阳虚可由先天之本不足，或多产房劳伤肾，或后天脾阳温煦之不足；脾阳虚，可因先天肾气不足，或因劳倦、饮食耗损，或因摄入水谷精微不足等。子宫内膜异位症不孕患者，肾虚为不孕之根本，然后天之本脾土的虚弱、脾阳的温煦不足，致使阴寒内生，胞宫失于温养、胞络寒凝阻滞，气血运行无力或子宫内膜异位症有形之瘀血阻滞，从而导致不孕。

2. 肝郁脾虚血瘀

叶天士有言"女子以肝为先天，阴性凝结，易于怫郁，郁则气滞血亦滞。木病必妨土，故次重脾胃"。"肝体为阴用为阳，肝喜条达恶抑郁"，若女性平素情志不畅，精神抑郁，或性情急躁，暴怒伤肝，可使肝的疏泄功能失常，以致肝郁气滞；肝属乙木，肝木疏达有利于脾土的运化升清，若肝木过于亢盛或肝木抑郁，则克制脾土，导致肝郁脾虚之证候。肝郁日久，除克伐脾土致脾运失健，产生痰湿之外，还可化火伤阴致肾阴亏损，从而肾水匮乏。因"脾主运化"，"脾为后天之本，气血生化之源"，脾虚则生化无力，致气血不足，冲任失养，月经不调；脾虚失运、痰湿内生，致气机不畅，胞脉受阻，终致不能摄精成孕。肝脾失和，肝气郁结，气血运行不畅，则致血瘀；气不布津，聚而成痰，则为痰阻；因此，肝脾功能失调，继而引起经水异常，或继而产生湿、痰、瘀有形之邪，干扰女子怀孕。肝气条达、脾胃健运，而使肾精充沛，冲任通盛，经调而孕育可期。加之长期罹患子宫内膜异位症患者，因病情绵长、婚后久不受孕，求子心切，每易导致肝气郁滞。肝失疏泄，气血运行不畅，则致血瘀；而肝郁日久，即可克伐脾土，致脾运失健，出现肝郁脾虚血瘀之象。因此肝脾失和，乃是子宫内膜异位症不孕的又一重要病机，治则当采取疏肝解郁、健脾养血治疗原则。正如《重订严氏济生方·求子论治》有云："女子当养血抑气，以减喜怒……阴阳和平，则妇人乐有子矣。"

3. 脾虚痰湿瘀阻

素体脾气虚弱，或劳倦、饮食不节、思虑伤脾，或肝木抑郁克制脾土，中土不足，则不能运化水湿，湿邪因而停聚，湿聚痰邪内生。痰湿积聚，脂膜壅塞，郁遏生殖之精，有形之邪亦致气血运行受阻，胞脉阻滞，终致不能摄精成孕。痰湿积聚日久，又可化火伤阴，致肾阴亏损，影响女子受孕。

4. 气虚血瘀

素体脾虚或饮食不节损伤脾气，脾失健运，无以化生水谷，则无以生气。脾主统血，脾虚不摄，血溢脉外，离经之血发为血瘀癥瘕；或病后体虚，无力行血，瘀血阻滞冲任胞宫，致使较多子宫内膜异位症患者出现不孕。《内经》有云："正气存内，邪不可干"。"养正则邪自安"，正气足则可以抗邪外出。《医林改错》曰："元气既虚，必不能达于血管，血管无气，必停留而瘀。"因此，脾虚气弱，正气不足，脾失统摄，肾气不得后天脾土的滋养，气血一方面运行受阻，一方面易出现血行脉外，导致瘀血阻滞冲任胞宫。故子宫内膜异位症不孕的治疗要重视通过益气行气、提气缓坠而达到止痛、止坠的目的。"脾主运化"，"脾为后天之本，气血生化之源"。脾虚则生化无力，致气血不足，冲任失养，月经不调；健脾养血可使虚弱之脾健运如常，气血充盛，血海满盈则容易受精成孕。《景岳全书·妇人规》谓"经调然后子嗣也"，而"调经之要，贵在补脾胃以资血之源，养肾气以安血之室"。

四、中土与子宫内膜异位症月经失调

月经失调是子宫内膜异位症常见症状之一，子宫腺肌病由于子宫增大，常表现为月经量多。若月经色稀者，伴神萎体怠，舌质淡，脉细弱者，证属脾气虚下陷。中医学认为月经过多的主要病机是冲任不固，经血失于制约。《诸病源候论》指出："冲任之脉虚损，不能约制其经血，故血非时而下……"常见病因有气虚、血热、血瘀。《沈注金匮要略》云"五脏六腑之血，全赖脾气统摄"。素体虚弱，或饮食失节，或过劳忧思，或大病久病，损伤脾气，致使中气不足，冲任不固，血失统摄，以致经行量多，久之可致气血两虚。

若脾气虚弱，不能摄血，血无所主，必然导致经血"或暴下如注，或淋漓不止"。脾虚有失统摄，冲任不固、经血失约而致经血过多；此外气虚无力运化血液运行，血滞成瘀、血瘀内阻、血溢脉外，亦可致经血量多。"气为血之帅"，"有形之血不能速生，无形之气需当急固"，因此经血量多，伴经行腹痛，根据中医辨证，从益气摄血、化瘀止痛入手，非月经期以调理气血为主。

李东垣《兰室秘藏·经漏不止有三论》为补土理论治疗内膜异位症相关"崩漏"提供丰富的经验，亦为补土理论治疗内膜异位症相关异常子宫出血的指导思想。东垣论崩漏病因，妇人崩漏主因有三，一为"脾气下陷，湿浊下注，肾中相火炽盛，与湿浊相合而为下焦湿热之证，湿热灼络而发为崩漏"。脾主升清，主统摄。脾气健旺，脾阳升发，气血得以生化，营血得以统摄而运行于脉中。若脾气虚陷，则升发及统摄无权，肾中阴火与湿浊相关，下注下焦，血溢脉外，发为崩漏。东垣认为只有阳气升发，清气、谷气才能上升，元气自能充沛，才不为内外邪患。"脾气下陷"崩漏，治宜以"大补脾胃而升举血气"为核心。二为"由脾胃有亏，下陷于肾，与相火相合，湿热下迫"，脾胃气虚，水谷不化精气，不得上输于肺而下流，成为湿浊，郁结而生内热，则下流于肾，以脾胃气虚、下焦湿热胜为主。三为"或人故贵脱势，人事疏少；或先富后贫，心气不足，其火大炽，旺于血脉之中，又致脾胃饮食失节，火乘其中"，此为情志改变，导致心火独盛，阴火和元气对立，并且在阴火占上风的情况下，火胜乘土，则脾胃之土软弱不用。东垣继承《素问·痿论》云："悲哀太甚，则胞络绝，胞络绝则阳气内动，发则心下崩，数溲血也。"故此需以"大补气血之药举养脾胃，微加镇坠心火之药治其心，补阴泻阳"为法。

"阴虚阳搏谓之崩"，李东垣在《脾胃论·论阴火》云："脾胃衰，元气不足，而心火独盛。心火者，阴火也，起于下焦，其系系于心，心不主令，相火代之。相火下焦包络之火，元气之贼也。火与元气不两立，一胜则一负。脾胃气虚，下流于肾，阴火得以乘其土位。"心君之火与下焦肝肾之相火，有包络相通，故下焦相火动则影响心火，心火亢奋亦可影响下焦相火。

总的来说，中土与子宫内膜异位症、子宫腺肌病引起的月经病、月经过多、甚而崩漏，有着密切的关系，概括而言，中土与发生子宫内膜异位症月经失调的关系，主要在于脾失统摄、脾阳升发不力、脾虚湿浊郁结生热、心火盛而乘脾土等方面，在治疗和调理过程中，可以从脾胃入手，从脾胃本源论治。

五、中土与子宫内膜异位症复发

子宫内膜异位症复发是指经成功的手术和规范的药物治疗，病灶减灭或缩小，症状消除或缓解后，再次出现临床症状且恢复到治疗前水平或加重，或者再次出现病灶，子宫内膜异位症的反复并非真正意义的痊愈后"复发"，而是一种病变的"复燃"或者称为"未控"。无论是药物治疗还是手术治疗，复发为常见转归，复发率与部位、患者年龄、严重程度、临床分期等都有关系，Parazzini 等[1]报道术后 1 年、2 年复发率分别为 7.1%和 11.3%。另有研究报道术后 5 年复发率可高达36%[2]。通常保守性手术术后复发率为 2%～47%，根治性手术复发率为 3%[3]。最高的复发率报道达 61.5%。故预防其复发亦为子宫内膜异位症治疗的关键。术后接受促性腺激素释放激素激动剂、孕三烯酮治疗，停药后仍有复发可能，且存在多种不良反应。

子宫内膜异位症术后，若未及时针对病因，予以合理调治，或机体正气不足，风寒湿邪内侵，或房事所伤、饮食失宜、情志不畅等均可加速触发上述机制。且手术金刃所伤，或术后将息失调，摄生不慎，会增加术后复发概率；手术本身易伤人正气，而正气亏虚，无力推动血行，致气虚血瘀；正气亏虚，血统摄无权，血不循经，血溢脉外，成为离经之血，形成血瘀；正气亏虚，无以运化水湿，致水湿集聚、痰湿内生。痰湿积聚，气机不畅，阻碍血行，可致血瘀；血瘀体内，气机不畅，可致痰湿内停。正气亏虚日久，瘀血痰湿互结，阻滞冲任胞脉，不通则痛，导致下腹疼痛、痛经、性交痛；胞宫痰瘀阻滞，两精不能相搏，不能摄精成孕，而致不孕；痰湿瘀血积聚日久，结为包块，渐成癥积。子宫内膜异位症患者术后正气虚损，无以鼓余邪外出，正虚邪实，乃是子宫内膜异位症复发机制所在，而子宫内膜异位症病变的复杂多样性和手术自身的局限性，使术中血瘀之邪无法彻底清除，导致余邪残留，亦增加了术后复发的可能性。

六、中土与子宫内膜异位症流产

子宫内膜异位症导致的早期自然流产率约为 40%，较正常的妊娠自然流产率高。其引起自然流产的机制较复杂。临床上子宫内膜异位症患者自然流产主要是肾虚血瘀型、气虚血瘀型等。肾为天癸之源、冲任孕育之本，脾胃化生之气血为孕育之基础。缘肾藏精，精化血，肾虚者精亏血虚，胞宫失养，气有统摄承载之职，气虚则无以承载。加之子宫内膜异位症患者瘀血存留，致使胞宫血海蓄溢失常，气机不畅，瘀阻脉络而导致流产。胎孕与冲任、脾肾关系密切。冲任二脉出于胞宫，冲脉广聚脏腑之血，任脉总司一身之阴。王冰云："冲为血海，任主胞胎，二者相资，故能有子。"肾藏精，主生殖，为先天之本。《女科经纶》曰"女之肾脏系于胎，是母之真气，子所系也"，故有"肾以载胎"之说。脾主运化，为后天之本，气血生化之源。《万氏妇人科》云："养胎全在脾胃。譬之钟悬于梁，梁软则钟下坠，梁断则钟下堕……胎动不安，如脾胃素弱，不能管束其胎，气血素衰，不能滋养其胎。"可见，肾主生殖以荫胎，脾主化源以养胎，任通冲盛，气血顺调，则胎元得固。

妊娠后胎儿的生长发育需靠母体气载血养。若素体气血虚弱；或因脾胃虚弱，孕后饮食不节，妊娠恶阻日久伤及脾胃，以致生化之源不足，气血亏少；或大病久病之后，正气不足，又失于调养，以致气虚血少。气虚则载胎无力，血少则胎失滋养，则发生胎漏、胎动不安、堕胎、小产、滑胎。或因气血虚弱无力排出死胎而导致胎死不下。

子宫内膜异位症流产的发生不仅与脾胃化生精血功能、脾肾相滋的功能密切相关，还与子宫内膜异位症瘀血停留、气机阻滞有关，治疗需兼顾虚和瘀两个方面。

七、中土与子宫内膜异位症围手术期

腹腔镜手术目前仍是诊断和治疗子宫内膜异位症的主要方法，手术对患者的影响，一是术后短期内脾胃功能受损。麻醉、创伤影响术后胃肠功能，加之手术造成组织、血络的受损，形成瘀阻，影响气机的正常运行，导致气积腹内，形成腹胀。二是腑气畅通之后，因手术损伤正气，术中出血致气随血失，气虚则无力推动血行，出现气血不足、气虚血瘀的证候。在术后腑气未通之时，以理气通腑醒脾为主，腑气既通，则以补益中土、健脾益气化瘀为治疗的关键。

子宫内膜异位症以血瘀为本，然其病程往往较长，久病耗伤正气，多为虚实夹杂症。有专家提出手术对人体的损害与古代医家所论金刃刀伤类似。《正体类要》认为，"肢体损于外，则气血伤于内，营卫有所不贯，脏腑有所不知"。手术气血不足则正气亦亏，正如《素问·调经论》所言"血气不和，百病乃变化而生"。因此，腹部手术患者本身气血不足，加之手术，更易造成人体气血耗伤，正气亏虚，此为术后疲劳症患者出现诸多不适症状的主要原因。

因术中伤气耗血，兼有虚证表现，临床所见之气滞导致腹胀不通，甚至胀痛，属于虚中夹实，实中有虚，此证不同于实热糟粕内结而形成的阳明腑实证，治疗不适宜单用通里攻下之法，而当着重调补与疏导气机，帮助胃肠恢复其正常蠕动功能。此时宜补益健运中土，以通为用。脾胃为后天之本，气血生化之源，其精髓在于"通"和"健"。胃得和降，脾运化得健，才能生化气血，敷布营养全身，脾胃运化失司，脾不升胃不降，胃肠气机呆滞，运化失常，致气血生化无源，进而影响患者的康复。

八、中土与其他部位子宫内膜异位症

子宫内膜异位症常见异位于卵巢、腹膜、输卵管、子宫肌层等部位，还可发生于肠、支气管、肺、膀胱等部位。临床表现为周期性便血、咯血、胸痛、尿血等相关症状。

肠道子宫内膜异位症（bowel endometriosis，BE）是指有生长功能的子宫内膜侵入或生长于肠壁的浆膜层或肌层，其临床表现缺乏特异性，诊断较为困难。据国内外文献报道，肠道子宫内膜异位症的发生率占所有子宫内膜异位症的12%[4]。肠道子宫内膜异位症常与深部浸润型子宫内膜异位症（DIE）同时存在，其临床表现缺乏典型性，常见的症状有腹泻、便秘、里急后重感和肛门坠胀感等，同时还可存在子宫内膜异位症的临床表现，主要表现为痛经、慢性盆腔痛、性交痛、便秘或腹泻、肛门坠胀等。很多肠道子宫内膜异位症患者在确诊前首先就诊于普外科或消化内科，常规检查发现病灶明确诊断，但由于其他科医生缺乏对这类疾病的了解，往往考虑症状为功能紊乱而漏诊，从而延误诊疗。如临床病史资料提示育龄期患者上述肠道症状与月经周期相关，既往有子宫内膜异位症病史时，临床应高度怀疑肠道子宫内膜异位症可能。绝大多数的肠道子宫内膜异位症患者盆腔粘连严重导致解剖结构失常，手术难度大，发生重要脏器损伤的风险及并发发生率增高。腹腔镜手术是治疗肠道子宫内膜异位症的重要手段，而手术的局限性、切除病灶的不彻底性，以及子宫内膜异位症的高复发率，使得药物治疗成为手术之外的重要方法。西药主要是激素的应用，手术加药物治疗会显著降低肠道子宫内膜异位症带来的便血、腹泻、盆腔痛等相关症状，有文献报道，对于深部浸润型子宫内膜异位症，手术联合激素治疗的总复发率约为30%，而单独激素治疗的复发率则约为35%。此类患者属于中医学"经行便血"范畴，从中土理论来分析，常见病因，一是脾之固摄无力，二是饮食辛辣蕴热，下灼肠络，络伤血瘀，值经期血室开放，与经血同期下行。

肺部子宫内膜异位症临床上较为罕见，容易误诊，西医保守治疗疗效不确切，不良反应大，多认为系子宫内膜通过血行或淋巴途径转移到肺间质或肺实质所致。由于子宫内膜异位症累及脏胸膜或膈胸膜，可在月经期间反复发生月经性气胸。累及肺实质时，可出现经前或经期咯血、呼吸困难或胸痛。

支气管子宫内膜异位症可表现为周期性咯血，胸腔子宫内膜异位症（TE）最常见的临床表现为气胸，其次为血胸、咯血和肺部结节。其危险因素包括妇科手术史、原发或继发的不育症及盆腔内子宫内膜异位症病史。胸腔子宫内膜异位症患者中，50%～85%合并盆腔子宫内膜异位症，30%～50%同时有不育症。

血胸、咯血属中医学"逆经"、"倒经"范畴。"逆经"病名见于《医宗金鉴·妇科心法要诀》，常因肺阴不足，阴虚血热，热瘀互结，灼伤肺络所致。脾主升清，补土疗法能加强脾土运化功能，使水谷精微上输于肺以滋养肺脏，有助于肺气发挥其生理功能。脾主运化，能运化水湿，在五行理论中，脾土与肺金属母子关系，补土以实肺气，彰显培土生金的治则。可见，补土疗法对治疗病机属肺失宣降、痰湿内阻性质的子宫内膜异位症具有重要意义。

（黄　宁　向东方）

参 考 文 献

[1] Parazzini F，Bertulessi C，Pasini A，et al. Determinants of short term recurrence rate of endometriosis[J]. Eur J Obstet Gynecol Reprod Biol，2005，121：216-219.

[2] Garry R. The effectiveness of laparoscopic excision of endometriosis[J]. Curt Opin Obstet Gynecol，2004，16（4）：299-303.

[3] 冷金花，马彩虹. 第十届国际子宫内膜异位症学术会议纪要[J]. 中华妇产科杂志，2008，43（6）：475-477.

[4] Wolthuis A M，Tomassetti C. Multidisciplinary laparoscopic treatment for bowel endometriosis [J]. Best Pract Res Clin Gastroenterol，2014，28（1）：53-67.

第六章 基于补土理论的治疗原则

子宫内膜异位症是妇科疑难病、多发病，其带来的疼痛、不孕等严重影响患者生存质量。治疗目的是减灭和清除病灶、缓解并解除疼痛、改善和促进生育、减少和避免复发。治疗时应考虑的因素为年龄、生育要求、症状的严重程度、病变范围、既往治疗史及患者的意愿，规范化、个体化治疗。中医治疗子宫内膜异位症注重整体观念、辨证论治，正是针对子宫内膜异位症个体化治疗的最好体现。在充分挖掘、认识到中土与子宫内膜异位症病因病机的基础上，在治疗过程中应用补土理论，也逐步形成了基于补土理论治疗子宫内膜异位症的、具有专病特色的治疗原则。

《素问·太阴阳明论》曰："脾者土也，治中央，常以四时长四脏，各十八日寄治，不得独主于时也……"，土治中央，脾作为五脏之中轴，其独特的生理位置决定了其重要生理功能。事实上，补脾并非单纯补益，可以补中有泻，补泻兼施，可以寓疏于补，补中有疏。补土的过程与脾胃中土密切相关，一方面是补益，同时也是调整中土功能的过程，而调整中土功能，可以调整全身脏腑功能，从而达到执中央而运四旁的目的。这一目的则需要通过对脾胃中气的调控来实现。

子宫内膜异位症的发生，肾虚为根本，而在本病发生发展过程中，可由脾胃运化不足、气虚血瘀致病，可由肝脾失和、气机冲逆导致，可由脾肾阳虚、因寒内生导致，可由脾虚湿盛、痰湿阻滞导致。脾胃为中土，是脏腑生理功能活动的核心，这指导我们通过调整脾胃中土的气机升降功能，达到调整全身脏腑功能的目的，从而实现脏腑安和，各司其职，恢复机体的健康。这一治疗思想，体现在子宫内膜异位症的治疗原则方面，主要包含了以下几个方面。

第一节 立足后天之本，脾肾双补

一、健脾补肾化瘀

肾藏精，乃先天之本，生殖之根。人体之元阴元阳，均来源于肾。若肾精亏损，髓海空虚，在子宫内膜异位症中可表现为不孕、月经先后不定期等。肾主水液，具有调节水液代谢的作用。肾气衰微，气化失调，开阖无度，无法将浊液排出体外，易致湿浊潴留于体内，阻塞胞脉，导致湿瘀互结，发为痛经、不孕。肾，在五行中属"水"，"水曰润下"，指水具有滋润、寒凉、性质柔顺、流动趋下的特性，进而引申为具有寒凉、滋润、向下、闭藏的生理特点。就生克关系而言，脾土与肾水存在相克关系，即脾土能克制肾水。脾肾两脏均与人体水液代谢有关，若脾土运化失常，则影响肾主水、司开阖之功能。只有先天之本肾气充盛、后天之本脾气健运，后天之精不断化生，肾精方能不断充盈，二脏相互补充，方能令生殖之功能、水液之正常运化功能正常。若脾土衰弱，后天之精化生乏源，先天之精则难以为继。由此而形成的子宫内膜异位之处有离经之血——瘀血的存在，子宫内膜异位症患者可出现月经周期不定、月经过多、不孕、癥瘕等证。王若光总结认为子宫内膜异位症中医主要病机为"虚、瘀、痛"，实质为本虚标实，本虚为脾肾两虚，黄体不足，胞脉失于濡养，不荣则痛，标实为湿瘀夹杂，胞脉阻滞，不通则痛，经前期以补益脾肾兼理气，以"调经助孕，改善卵巢功能"为治疗大法，临床疗效显著[1]。

清代黄元御提出"中气衰则升降窒，肾水下寒而精病"，只有中土枢机升降正常，脾气升清，肾气下降，肾精方能内守充盈；同时，中土升降得宜，心火方能下温肾水，使机体阴阳相济。可见补益中土，能顾护肾水的藏精功能，脾与肾乃后天与先天的关系，补土疗法能达到以后天补先天的目的。在子宫内膜异位症范畴里，由肾精虚损所致的月经过少、不孕、痛经等，补益脾土、恢复中土升清的功能有重要意义。在子宫内膜异位症的治疗过程中，健脾补肾化瘀为重要、常用的治疗原则，意在巩固先天、补益脾胃，以后天滋养先天，化瘀则贯穿治疗始终，以此治疗子宫内膜异位症月经病、不孕症、癥瘕等，具有理论和实践依据。

二、温补脾阳，培土化瘀

脾胃乃后天之根本，气血生化之源，脾虚气血化生不足易导致痛经、不孕等。明代薛己《校注妇人良方·产宝方序论》云："然妇人以血为本，苟能谨于调护则气血宜行，其神自清，月水如期，血凝成孕。若脾胃虚弱，不能饮食，荣卫不足……则难于子息。"明确提出"气血"是受孕的物质基础，若血虚精少，则难以妊娠。脾土有温煦之功，脾肾阳气充足，则胞宫冲任得以温养，若脾肾阳虚，则胞宫藏泻孕育失职，气血运行无力。阳虚寒邪内生，阴寒凝滞，加之气虚血行无力，易致气血阻滞血瘀，此类子宫内膜异位症患者则出现不孕、癥瘕、痛经等证。临证需温补脾阳，进而使肾阳充盛，温补脾肾，培土化瘀。叶咏菊等[2]研究发现，健脾温肾方可通过改善子宫、卵巢微环境，对下丘脑-垂体-卵巢（HPO）轴进行反馈，调节促卵泡生成激素、促黄体生成激素的峰值，促进卵泡发育成熟；健脾温肾方可改善子宫血流及子宫、卵巢、盆腔微环境，有利于成熟卵泡排出，并为孕卵着床提供有利环境，对脾肾阳虚型不孕症具有显著疗效。

第二节　调气机升降，助轴运轮行

一、健脾疏肝化瘀

　　肝，在五行中属"木"，"木曰曲直"，引申为升发条达、疏泄舒畅的特性。然而，肝木与脾土存在相克关系，肝木对脾土的生理功能存在克制作用。若肝木疏泄太过，脾土功能必定受到抑制，此时及时补土尤其必要。在藏象学方面，肝木具有疏通气血津液、调畅情志、促进中土消化的作用。而且，肝还能贮存血液及调节血流量。因此，肝对女子月经有重要的调节作用。补土疗法，通过健运脾气，使肝得到水谷精气的滋养，有利于其疏泄功能的发挥。另外，肝主藏血，血的生成，有赖脾土的运化升清。补土疗法，为肝主藏血提供物质基础，防止肝阴不足导致的肝木疏泄太过。再者，脾主摄血，补土疗法能稳健脾土固摄功能，使气血在血脉内平稳运行，避免溢出脉外，从而实现肝有所藏。

　　张仲景《金匮要略》有"见肝之病，知肝传脾，必先实其脾气"；清代黄元御说"木以发达为性，己土湿陷，抑遏乙木发达之气，生意不遂，故郁怒而克脾土……"，"太阴主升，己土升则癸水与乙木皆升。土之所以升者，脾阳之发生也，阳虚则土湿而不升，己土不升，则水木陷矣"。由此可见己土主升，己土升则乙木升，己土湿陷，则木抑遏，百病始生。肝主疏泄，调畅全身气机。若肝失于条达，气机不畅，容易导致气滞、气逆等情况。气为血帅，若气机失调，必致血液运行异常。在子宫内膜异位症范畴，可出现痛经、经行吐血等情况。另外，肝主藏血，若肝失条达，疏泄太过，失于封藏，导致肝血亏虚，在子宫内膜异位症范畴里可表现为月经过少等情况。子宫内膜异位症初起，瘀血未结之时，由湿土郁遏、中土气机失常，影响肝木生发，肝脾失和导致者常见，而肝脾失和日久，势必影响气血的化生和运行，气虚气滞，日久成癥，从而形成癥瘕、不孕等证。针对肝脾失和、脾虚肝郁血瘀之子宫内膜异位症，当治以健脾疏肝化瘀。健运中土，使脾升胃降得以恢复，体现治病求因思想。对肝郁病机的子宫内膜异位症施以补土疗法，体现了未病防变的治则。补土疗法，使中土枢机升降得宜，肝气疏泄趋于正常，对于肝郁病机为主的子宫内膜异位症患者，具有标本兼治的意义。马秀文、白秋菊等"加味当归芍药散治疗子宫内膜异位症临床研究"[3]课题，显示子宫内膜异位症中医辨证分型属肝脾失调者有 52%，病机中夹有痰瘀互结者达 96%。研究表明，通过调理肝脾，可实现五脏功能协调，三焦通利，代谢通达，痰瘀逸散，囊肿消减，CA125 指标迅速下降，痛经疼痛评分降低 96%。

二、降戊土健己土，清热润燥化瘀

清代黄元御《四圣心源》指出"火金在上，水木在下，火金降于戊土，水木升于己土，戊土不降，则火金上逆，己土不升，则水木下陷，其原总由于湿盛也"，"中气旺则辛金化气于湿土而肺不伤燥，戊土化气于燥金而胃不伤湿，中气衰则阴阳不交而燥湿偏见……"，由此可见中土与肺金关系密切。中土旺健，则肺不伤燥。

肺金具有肃杀、收敛、潜降和清洁的特性。五行理论认为，土能生金，即中土与肺金存在母子关系。脾主运化，水谷精微生化有源并散布于肺，肺的生理功能方能正常发挥。藏象学认为，肺主一身之气，肺脏功能正常，全身气机方能升降出入正常。气，作为全身气机的物质基础，是以脾土的化生水谷精气功能为前提。另外，脾主运化，能运化水液，助肺行水。脾土运化得宜，协助肺金运化水液。可见，补土疗法，能助肺以条达全身气机，同时助肺以运化水液。肺主气，既体现在肺主呼吸之气，也体现在肺主一身之气。肺通过呼浊吸清，吐故纳新，促进气的生成。同时，肺通过呼吸运动，实现气机的升降出入，调节全身气机。气为血帅，只有生化有源，运行无阻，气才能使血液循行无阻。相反，若气的生化失常，气机升降出入异常，必然导致血停脉内，从而出现痛经、崩漏、鼻衄等子宫内膜异位症的分支疾病症状。再者，肺主行水，能通调水道，若肺气宣降失常，水道不调，进而生痰生湿。痰湿瘀阻脉络，妨碍气血运行，这也是子宫内膜异位症的常见病机，表现为经行泄泻、月经后期、痰湿困于胞脉及胞络而难以受孕。

脾主升清，补土疗法能加强脾土运化功能，使水谷精微上输于肺以滋养肺脏，有助于肺气发挥其生理功能。脾主运化，能运化水湿，在五行理论中，脾土与肺金属母子关系，补土以实肺气，彰显培土生金的治则。可见，补土疗法对病机属肺失宣降、痰湿内阻性质的子宫内膜异位症，具有充分理论依据。

三、补益心脾

藏象学说认为，心主血脉，具有主管血脉和推动血液于脉中循行的作用。子宫内膜异位症范畴里，所致疾病均包含"血瘀"病机。而血瘀的成因，或是血停脉内，或血溢脉外，心主血的功能出现异常，均可导致上述情况的发生。另外，就心的生理特性而言，心为阳脏，主阳气，《血证论·脏腑病机论》提出："心为火脏，烛照万物。"心阳不足，或心阳不能下降以温化肾水，将导致肾水失于温煦，下焦阴寒偏盛，从而出现月经后期、闭经、痛经、宫寒久不受孕等子宫内膜异位症的分支疾病。可见，子宫内膜异位症的病机与心的生理功能、生理特性紧密相连。

五行学说认为，心与"火"相对应，"火性炎上"，能燃烧、发光、散热。这说明心的生理功能具有温煦、升腾、温通的特性。五行生克关系中，火能生土，故心与中土属于母子关系。心火对中土具有资生、促进的作用，中土得心火相助，中土功能更加旺盛；相反，若心火衰微，中土自然不能发挥正常生理功能。同时，中土功能失于健运，必然影响心的化血、行血功能。从藏象学角度理解，中土与心的关系主要表现在两个方面。其一，二者共同参与血液生成。心有生血作用，即所谓"奉心化赤"之说，具体指饮食水谷经脾胃之气的作用，化为水谷之精，后者再化为营气、津液并入脉，经心火的作用，化而为赤色血液。其二，二者共同维护血液的正常循行。心主血脉，为血液奔流提供充沛动力；脾主摄血，使血液在脉中平稳顺畅地流动，防止血溢脉外。

基于中土与心的紧密联系，健运中土，气血生化有源，脉管方能充盈，后者为心主血脉提供物质基础；另外，脾主升清，心的生理功能的实现有赖于水谷精气的滋养；脾土健运，心气充沛，运血有力，瘀血渐除。再者，脾乃心之子，补土疗法则体现了补子养母的治疗法则。中土健运，心阳振奋，有助于消除体内阴翳，对阴寒内盛所致的痛经、不孕有确切意义。

促性腺激素释放激素激动剂是治疗子宫内膜异位症的常用药物，但患者经药物治疗后所产生的低雌激素症状，如精神倦怠、悲伤欲哭，或情志抑郁，心神不宁，或多思善虑、失眠多梦，健忘等，同时对子宫内膜异位症的复发或进展的担忧，使得此类症状进一步加重，严重影响患者身心健康。诚如《灵枢·口问》云："悲哀愁忧则心动，心动则五脏六腑皆摇。"中医辨证论治可归属于"郁证"、"脏躁"、"经断前后诸证"、"百合病"范畴。在此阶段，病位主要与心脾、肝肾脏腑关系密切。心脾两虚是子宫内膜异位症患者应用促性腺激素释放激素激动剂治疗后引起诸多症状的常见病机。治疗予补益心脾，中土健运、心阳振奋之法。

第三节　健运中土，祛有形之邪

对于子宫内膜异位症的病理本质为瘀血这一认识已达成共识。已形成的子宫内膜异位症，瘀血、痰湿为最重要的有形之邪，可互为因果。

一、化瘀祛瘀贯穿治疗始终

瘀血，指体内有血液停滞所形成的病理产物，一是离经之血；二是因血运不畅而积滞于脉内的积血。女性体内瘀血形成的原因纷繁复杂，内因如情志抑郁气滞，阳虚阴寒内生、寒凝血脉，气虚血运乏力、血行不畅，脾虚血失统摄、机体阴阳失调，虚热内生或肝火内旺等；外因常见有手术金刃所伤、经期产后失于调摄、外感六淫等。中土失调引起的子宫内膜异位症，主要表现为异位内膜组织周期性出血，中医学称为"离经之血"，唐容川《血证论》说"既然是离经之血，虽清血、鲜血，亦是瘀"。血瘀是贯穿子宫内膜异位症发生发展过程中的中心环节，也是子宫内膜异位症最基本的病理基础。瘀血是其病理实质，可由脾虚气弱，血行不利而成瘀血；或由脾阳不足，失于温化而成血瘀，或由脾失统摄血溢脉外而有离经之血。总之，瘀血的形成是子宫内膜异位症发展过程中的必然结局，中医治疗子宫内膜异位症，化瘀、祛瘀法则贯穿治疗始终。

气为血帅，气行则血行，对于脾气虚弱，固摄无权所致的瘀血，补土疗法能健运脾土，补益精气，使气行血行，瘀血得化。脾土乃气血生化之源，对于阴阳失调、虚热内生的患者，补土疗法有助于化生精血，使阴血充盈，虚热自退，从而减少或避免血溢脉外之离经之血。肝郁则气滞，气滞则血瘀，故对于肝郁脾虚之子宫内膜异位症，在调和肝脾的同时，当注重活血化瘀之法则，健脾疏肝、活血化瘀。

以中医治疗卵巢子宫内膜异位囊肿为例，该病属中医学"癥瘕"范畴，主要病机为瘀阻胞宫，多因离经之血蓄积日久则血瘀成癥。本病早期以实证为主，病久则虚实夹杂，治法"活血化瘀，散结消癥"，推荐方药"桂枝茯苓丸加减"，若脾胃虚弱者，酌加黄芪、党参。子宫内膜异位症本质是血瘀，瘀血内停，阻滞冲任，胞宫不能摄精成孕，故婚久不孕。肾主生殖，肾阴不足，精血乏源，卵泡生长缺乏物质基础不能发育成熟，阴损及阳，肾阳虚弱，排卵缺乏内在动力。因此，子宫内膜异位症不孕症治则为补肾活血，治法"逐瘀荡胞，补肾助孕"，推荐方药养精种玉汤（《傅青主女科》）合血府逐瘀汤（《医林改错》）加减[4]。

二、健脾利湿，化痰祛瘀

痰湿，指五脏及三焦功能失常，机体水液代谢障碍，以致水津停滞而形成的病理产物。在子宫内膜异位症的多种表现中，痛经、经行泄泻的病机与痰湿关系尤其密切。痰湿内困，与肺、脾、肾的功能失调有关。脾主运化，能运化水湿。脾失健运，中气虚弱，是痰湿内生的常见病因。补土疗法，能重振脾胃之气，能肃清生痰之源。脾与肾乃后天与先天的关系，同时参与机体水液代谢调节。补土疗法，对于肾虚合并痰湿病机的子宫内膜异位症患者，具有标本兼治的意义。另外，肺主治节，通调水道。肺金乃脾土之子，肺金治节失调，水道通调失司，随着病情的进展，必然子病及母。补土疗法，能实现实母以救子之目的，达到既病防变的效果。肾主水，主持和调节人体水液输布，而肾水与脾土又是先天与后天的关系，若先天受损，肾虚水泛，后天之脾土定必不能独善其身。补土疗法通过健运脾土以后天养先天，有助于肾阳固密，促其开阖正常，自然有助痰湿的化解。

清代黄元御在《四圣心源》中对脾土与水湿的关系作出精辟总结："痰饮者，肺肾之病也，而根原于土湿，肺肾为痰饮之标，脾胃乃痰饮之本。盖肺主藏气，肺气清降则化水，肾主藏水，肾水温升则化气。阳衰土湿，则肺气壅滞，不能化水，肾水凝瘀，不能化气。气不化水，则郁蒸于上而为痰，水不化气，则停积于下而为饮。大凡阳虚土败，金水埋菀，无不有宿痰留饮之疾。"

因各种因素导致中土失运，随着中土的虚弱，使水湿不能运化，从而湿聚痰生，痰湿阻滞气血，瘀血形成，痰湿、瘀血二者又可互为因果。因此，在中土失调导致的子宫内膜异位症疾病的治疗过程中，若出现脾虚痰湿之征象，则治以健脾利湿、化痰祛瘀。

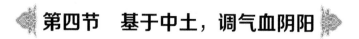

第四节 基于中土，调气血阴阳

一、运中土、调气机治疗子宫内膜异位症

气，是人体一切生理活动的概括，以先天之精、后天摄取的水谷之气和自然界的清气为物质基础。子宫内膜异位症引起的痛经、不孕、癥瘕等，有相当部分的证候与气的功能失常有关，其中最常涉及的是气虚、气陷、气滞和气逆。

气虚，指气的虚损不足，导致脏腑功能低下或衰退。气能生血，也能行血，机体气虚，可导致血行无力，也可引起营血不足，二者均能导致血停脉内，瘀血内生。在子宫内膜异位症范畴，可表现为痛经、月经过多等症状。补土疗法，重在顾护脾土，从气血生化的源头扶助气机，充分体现治病求本的治则。

气陷，是在气虚病变基础上发生的以气的升清功能不足和气的升举无力为主要特征的病理状态。气陷病机与脾气虚损的关系密切，常见于子宫内膜异位症、子宫腺肌病引起的月经过多、崩漏。子宫内膜异位症作为一种慢性病，往往病情久远，容易伤及正气，导致脾土失于固摄，带脉失固，发为崩漏。另外，脾虚失摄，升提无力，影响盆腔气机升发，故子宫内膜异位症患者常伴腰骶坠痛，外阴胀痛等慢性盆腔痛的表现。补土疗法，能补益中土功能，使其固摄有力。

气滞，指气机郁滞不畅的病理状态。子宫内膜异位症相关的不孕症、痛经等分支疾病，往往离不开气滞的病机。脾土升降乃一身气机的枢纽，只有脾气升发正常，肝气方能疏泄有度。肝失疏泄，郁滞于里，多源于脾土升降异常。补土疗法可通过补脾运脾以调和中土气机，恢复脾升胃降的正常枢机，从而令肝气顺畅。另外，肝体阴用阳，肝血亏虚，必然导致肝失条达，发为气滞。补土疗法能通过实脾土而生营血，肝得营血柔养，则疏泄功能得以恢复。再者，肺藏气，脏腑经络之气，皆由肺家播宣，肺气实则顺降；肺气虚则逆升。肺属金，脾属土，培土生金，可调理全身气机，疏导一身气血。

气逆，指气的上升过度。气逆病机，在子宫内膜异位症里主要表现为经行鼻衄。黄元御认为，衄血乃肺气逆行之象，其原因在于胃土不降。而胃土不降，全在土败胃逆，故提出治衄当以健运己土为法，佐以清降戊土之品，以此恢复肺金肃降的特性。

二、益中土、补血气治疗子宫内膜异位症

血虚是指血液生化不足，血的营养和滋润功能减退，以致脏腑血脉、形体器

官失养的病理状态。血虚常见病因有二。其一，失血过多，来不及补充。子宫内膜异位症患者往往伴有月经异常，或是月经先期，或是月经过多，甚至发为崩中漏下。上述情况都可导致患者血虚。其二，妇人素体脾胃虚弱，化源不足，易致血虚。可见，无论哪种原因导致血虚，都离不开补土治疗，或从标论治，或从本论治，皆因补土能直接从脾入手，通过顾护脾土以化生气血。

另外，血能载气，血虚日久，气随血脱，最终造成气血两虚。因此，针对血虚状态的子宫内膜异位症患者，施以补土大法，还体现有病早治、既病防变的治则。

血热，是指血内有热，易致血液妄行，从而出现出血的情况。在子宫内膜异位症范畴里，血热病机也多被提及，究其成因，大致分为肝经郁热和阴虚内热两种。妇人多思多虑，本易郁结，加上子宫内膜异位症的困扰，或是月经异常，或是经行腹痛，或是年久不孕，最终引发情志郁结，五志化火，化为肝热。肝木失于疏泄，定必加倍克制脾土。因此，在调肝清肝的同时，加入补土疗法，有既病防变的意义。至于阴液亏少引起的虚热内生，热只是其标，阴虚方为其本。此时更应以补益之法调动脾土生化之职，阴血生化有源，虚热自然得以平息。

三、补中土、调阴阳治疗子宫内膜异位症

阴阳失调，指阴阳之间失去平衡协调，形成阴阳间或偏盛、偏衰等的病理状态。阴气的功能，主要促进人体的滋润、内守和宁静。阳气的功能，则是促进机体的温煦、卫外御邪、濡养的功能。正常情况下，二者相互平衡、相互协调；然而，在病理情况下，二者失去平衡关系，表现出或是偏亢，或是偏衰的复杂情况。在子宫内膜异位症范畴，又以阴阳偏衰尤其突出。

黄元御在《四圣心源》中提到，"中气升降，是生阴阳"，"阴位于下，而下自左升，则为清阳，阳位于上，而上自右降，则为浊阴。清阳生发于木火，则不至于下陷，浊阴收藏于金水，则不至于上逆"。浊气不上逆，清气不下陷，这种状态关键在于己戊二土的升降得宜，己戊二土，指的正是脾胃功能。己土不升则清阳下陷，戊土不降则浊气上逆，故出现阴阳失衡、偏盛偏衰的相关症状。

阴虚，指机体精、血、精液亏耗。阴气不足，其滋润、宁静、潜降、成形和制约阳热的功能减退。阴虚病机，五脏皆可发生，但以肺、肝、肾之阴虚最为常见。阴虚病机在子宫内膜异位症多有体现，比如经行吐衄，与肺阴不足、肺络受灼有关；月经过少，与肝肾阴虚、血海不足有关。黄元御认为，"阴液滋息，爰生金水。阴性沉静，其根一生，则沉静而亲下者，性也，是以金收而水藏，而金收之水藏，全赖胃土之降"，"胃土不降，金水失收藏之政"，于是发为阴虚。由此可见，机体阴虚，与脾胃运化失常密切相关，只有顾护脾胃，令其升降有度，方能达到阴平阳秘的状态。

从脏腑学说及五行学说看来，补土疗法贯穿于阴虚治疗大法之中。肺阴不足，金火内灼，补土能扶脾顾胃，实现培土生金的目的。肝藏血，体阴用阳，现肝血

亏损，补土疗法从气血化生的根源入手，肝血充盈。另外，肝阴不足，易致肝失条达、疏泄无度。适时补土，调畅脾胃枢机，有利于肝气趋于平顺。

阳虚，指机体阳气虚损，功能减退或衰弱，代谢活动减退，机体反应低下，阳热不足的病理状态。其病机特点多表现为机体阳热不足，阳不制阴，阴相对亢盛的寒证。阳虚可波及多脏，但以脾阳虚、肾阳虚最为多见，二者也与子宫内膜异位症存在紧密联系。如脾阳不振，寒湿内生，困于胞络，发为痛经；肾阳不足，胞宫寒盛，故表现为闭经、不孕等情况。

清代黄元御《四圣心源》提出"阳气长养，爱生木火"，"而木火之生长，全赖脾土之升"，"脾土不升，肝火失生长之政，一阳沦陷，肾气渐亡，则下寒而病阳虚"。因此他提出，脾土衰弱乃阳虚的根源，此时当以"升肝脾以助生长"，而非一味温补肾气。从藏象学角度理解，补土疗法对治疗脾阳虚、肾阳虚也是有理论根据的。补土疗法，既包含补益脾土之意，也包含健运脾土之意，补运结合，脾气渐充。脾阳虚正是由脾气虚发展而来，先积极补土，鼓舞脾土，从而振奋脾阳，以实现逆流挽舟的目的。

至于肾阳虚，其治疗更离不开补土。首先，肾与脾乃先天与后天的关系，若先天不足，补益后天以滋养先天尤其必要。其次，肾主水；脾主运化，能运化水湿。二者均参与机体水液代谢的调节。今肾阳不足，气化失司，水液停滞；而脾喜燥恶湿，若肾阳虚导致水湿停滞，定必累及脾土运化。因此，治疗肾阳虚损时，适当加入补土疗法，既能助阳以化水湿，又能体现既病防变的治则。

（曾颖怡　向东方）

参 考 文 献

[1] 陈林，王若光，蒋文君，等. 王若光教授治疗子宫内膜异位症致不孕临床经验[J]. 湖南中医药大学学报，2017，37（12）：1345-1348.

[2] 叶咏菊，江伟华，何富乐. 健脾温肾方对排卵障碍性不孕症脾肾阳虚型患者 FSH、LH 的调节作用[J]. 中国中医药科技，2019，26（4）：551-554.

[3] 马秀文，白秋菊. 加味当归芍药散治疗子宫内膜异位症痛经 100 例观察[J]. 医学信息，2015，28（32）：306.

[4] 中国中西医结合学会妇产科专业委员会. 子宫内膜异位症中西医结合诊治指南[J]. 中国中西医结合杂志，2019，39（10）：1169-1176.

第七章　基于补土理论的治疗方法

通过对补土思想的研究，结合妇科临证，形成补土理论体系。补土非仅仅健益脾胃，而是通过调节中土运化，调理气血，调整气机升降，以恢复脏腑气血功能，从而改善血瘀状态，以达到标本兼治的目的。其为我们遣方用药提供了理论依据。治疗过程中需重视脾胃在子宫内膜异位症疾病发生发展过程中的作用。补土思想体现在用药特色方面，需结合四时、四季，月经周期，气机升降，以指导临床遣方用药。

子宫内膜异位症病位主要在胞宫、胞脉，与多脏相关，其病机为"本虚标实"，"本虚"为脏腑正气亏虚，"标实"为瘀血，需从其根本病机入手，辨证治之，使气血调和。根据《素问·至真要大论》曰："必伏其所主，而先其所因。"《备急千金要方》曰："夫欲理病，先察其源。"人体是以五脏为中心的有机整体，各脏腑之间相互影响，绝非单一脏腑致病，需明确病位所在脏腑，调节脏腑功能。"血瘀"为本病最主要的病因及病理产物，故治则离不开"祛瘀"，同时针对疾病根本结合个体不同，体质差异，病程不一，疾病的阶段不同，出现各不相同的证型，辨证治之。《素问·至真要大论》曰："谨守病机，各斯其属，有者求之，无者求之，虚者求之，实者求之。必先五脏，疏其血气，另其调达，而致和平，此之谓也。"

第一节　基于补土理论治疗子宫内膜异位症痛经

疼痛是子宫内膜异位症的主要症状表现之一，包括痛经、性交痛、排便痛、慢性盆腔痛、腰背部疼痛及放射至部分内脏及肢体的疼痛等。治疗方面，包括药物治疗及手术治疗。药物治疗方面，一线治疗药物包括非甾体抗炎药、避孕药，二线治疗药物包括孕激素及促性腺激素释放激素激动剂、芳香化酶抑制剂、雄激素及其衍生物，如孕三烯酮等可有效缓解子宫内膜异位症相关疼痛。子宫内膜异位症病程绵长，有时长达数十年，长期服用西药，有可能出现肝功能受损、体重增加、低雌激素症状等不良反应，停药后症状多复发，中医药治疗有其优势所在。

中医学认为，血瘀为其主要病理产物，气滞血瘀、寒凝血瘀、湿热瘀阻导致子宫的气血运行不畅，则"不通则痛"；气血虚弱、子宫失于濡养，胞宫虚寒，则"不荣而痛"。治疗上以活血化瘀、止痛为首要。《血证论》曰："瘀之为病，总是气与血胶结而成，须破血行气以推除之。"遵《内经》"坚者削之""结者散之"之要旨，活血化瘀，软坚散结，临床常用活血化瘀之品。

一、辨证论治

（一）脾肾阳虚，寒凝血瘀

主要证候 经前或经期小腹冷痛，或经期绞痛，或经后小腹绵绵作痛、喜温，得热则舒，经行不畅，淋沥不尽，或经行量少，经色暗有块，倦怠纳差，面色苍白、肢冷，畏寒，腰酸膝软，舌淡，苔薄白或白腻，脉沉紧。

证候分析 患者素体肾阳虚衰，或脾土温煦之力不足，阴寒内生，寒凝胞宫，瘀血阻滞，胞宫气血运行受阻，致失于温养；或外感寒邪，损伤机体阳气，导致冲任虚寒或寒邪客于胞中。由于行经产后，血室正开，余血不净，摄生不当，感受寒邪，故见冷痛、喜温、得热则舒，且畏寒肢冷；血寒则凝，致经色暗有血块，量少；肾阳虚衰，不能温煦脾土，虚寒内生，经行期或经期前后则绵绵作痛。舌淡，苔薄白或白腻，脉沉紧，为阳虚寒凝血瘀之象。

治法 温补脾肾，散寒祛瘀止痛。

代表处方 少腹逐瘀汤加减。

方药组成 小茴香、干姜、延胡索、没药（研）、当归、川芎、官桂、赤芍、蒲黄、五灵脂（炒）。

方解 少腹逐瘀汤出自清代王清任《医林改错》，"此方治少腹积块疼痛，或有积块不疼痛，或疼痛而无积块或少腹胀满"。方为四物汤加减变化形成的类方之一，有温经散寒、活血止痛之功，其为"去瘀、种子、安胎"的验方。

方中小茴香、干姜、官桂（桂枝）温经散寒，通达下焦，当归、川芎、赤芍养营活血，散滞调经，延胡索、没药利气散瘀，消肿止痛，蒲黄、五灵脂活血化瘀，散结止痛，方中加入川楝子、莪术行气以利血行，达到散瘀止痛的目的，全方共奏温经散寒、化瘀止痛之功，使寒散血行，冲任、胞宫气血调和通畅。

加减 非经期去蒲黄、五灵脂；脾虚倦怠、纳差加党参、白术、山药等，肾阳不足腰酸、畏寒肢冷加杜仲、菟丝子、补骨脂等。

按语

在近10年文献中，我们检索出有关单纯使用少腹逐瘀汤治疗寒凝血瘀型痛经共有473篇，另外尚有由该方化裁所得经验方文献若干，如黑龙江中医药大学附属第二医院院内制剂桂香温经止痛胶囊[1]等。

其他经典名方

除代表方外，针对该型出现频次及研究较多的治疗子宫内膜异位症痛经经典名方列举如下。

（1）**温经汤**：出自《金匮要略·妇人杂病脉证并治》，温经汤主治"经水不利，少腹满痛"，提示此症多由寒瘀交阻胞宫所致，方中吴茱萸辛苦大热，辛则能散，苦能降泄，大热之性又能温散寒邪，故能散寒止痛；桂枝辛甘温，能温经散寒，通行血脉，两者合用共为君药；当归、川芎、芍药、牡丹皮俱入肝经，能活血祛瘀，养血调经，共为臣药；阿胶养肝血而滋肾阴，麦冬养阴清热，两药合用养阴润燥而清虚热，并佐制吴茱萸、桂枝之温燥，党参、甘草益气补中而资生化之源，阳生阴长，气旺血充，半夏通降胃气而散结，与参、草配伍，健脾和胃，有助于祛瘀调经。诸药合用，温经散寒以活血，补养冲任以固本，则瘀血去，新血生，共奏温经散寒、养血止痛之功。

汤艳秋等[2]研究寒凝血瘀型痛经，将患者随机分为治疗组和对照组，治疗组口服温经汤，对照组口服布洛芬缓释胶囊，治疗 3 个月经周期，发现治疗组总有效率达 90.0%，明显高于对照组的 76.7%（$P<0.05$）；两组视觉模拟评分法（VAS）评分均显著降低（$P<0.05$），且治疗组较对照组降低明显（$P<0.05$）。

（2）**阳和汤**：出自《外科全生集》，方中熟地黄、鹿角胶温阳和血，肉桂、炮姜、麻黄温经暖宫散寒凝，白芥子除湿通络散结，甘草调和诸药。全方温补和阳、散寒通络，对阴寒凝滞之疾有"阳和一转，寒凝悉解"之效。

侯莉娟[3]应用阳和汤为主方治疗寒凝血瘀型子宫内膜异位症。经前加活血通络之药，如丹参、赤芍、桃仁、川芎、地龙、全虫，经期加以理气化瘀止痛之药，如延胡索、香附、没药、鸡血藤、益母草、三七末，经后加补肾化瘀散结之药，如菟丝子、淫羊藿、桑寄生、女贞子、海藻、皂角刺、夏枯草、地鳖虫等。总有效率达 89.47%。

（3）**当归四逆汤**：出自《伤寒论·辨厥阴病脉证并治》，"手足厥寒，脉细欲绝者，当归四逆汤主之。"当归四逆汤由当归、芍药、桂枝、细辛、通草、甘草、大枣组成，方中当归补血行血，芍药酸甘敛阴、养血和营，桂枝味辛，可调营卫、通血脉，细辛味辛可通三阴之气、外达毫端，通草能通行经络，内通窍而外通营，通利而不伤阴，甘草合桂枝辛甘化阳，芍药配大枣酸甘化阴。全方立足养血，以通为要，养血与通脉兼施。

黄艳辉等[4]认为子宫内膜异位症的病机特点为血瘀为标，以阳虚寒凝为本，治疗采用扶阳、温经化瘀为主。口服当归四逆汤加减对改善子宫内膜异位症患者慢性盆腔痛及性交痛方面均优于孕三烯酮组。

温经养血膏为广东省中医院院内制剂[5]，组方：当归、桂枝、细辛等。是以当归四逆汤为主方而制成膏药形式，经研究提示膏方组对改善中医证候的总有效率优于孕三烯酮组和中药组。

（二）木土相争，气滞血瘀

主要证候　渐进性痛经，经前或经期小腹呈胀痛，痛处固定，经来不畅，淋沥不尽，或经来量多，血色紫暗有块，块下则疼痛减，胸胁、乳房作胀，或腹中有块，固定不移，经期肿块胀痛明显，舌质紫暗，舌边或有瘀点，脉弦涩或弦缓。

证候分析 肝失条达，冲任气血郁滞，经血不利，不通则痛，故经前或经期小腹胀痛，瘀血阻滞，故痛有定处，经来不畅，淋沥不尽，或经来量多，血色紫暗有块，血块排出，郁滞减轻，气血暂通，故疼痛暂缓，肝郁气滞，经脉不利，故乳胀胸闷，舌质紫暗，舌边或有瘀点，脉弦涩或弦缓为气滞血瘀之象。

治法 疏肝健脾，理气祛瘀止痛。

代表处方 膈下逐瘀汤合当归芍药散。

方药组成 甘草、当归、川芎、赤芍、牡丹皮、桃仁、红花、延胡索、乌药、灵脂、香附、枳壳、泽泻、白术、茯苓。

方解 膈下逐瘀汤源自清代王清任所著《医林改错》。书中言及无论积聚成块在左肋、右肋、脐左、脐右、脐上、脐下，或按之跳动，皆以此方治之，无不应手取效。病轻者少服，病重者多服，且病去药止，不可多服。倘患者气弱，不任克消，原方加党参三五钱皆可，不必拘泥。

膈下逐瘀汤方中用当归、川芎、赤芍、牡丹皮养血活血、清热凉血、祛瘀止痛，桃仁、红花破血行瘀、活血通经，延胡索、乌药、灵脂行气活血、散瘀止痛，辅以香附、枳壳疏肝理气、调经止痛，甘草调和诸药、缓急止痛。全方共奏活血化瘀、行气止痛之功，使瘀去血活，积块渐消。气行血活则瘀阻自除，胀坠自消，疼痛自止。

当归芍药散出自《金匮要略·妇人杂病脉证并治》"妇人腹中诸疾痛，当归芍药散主之"。当归芍药散方中重用芍药养血敛阴，柔肝止痛，还可利小便，当归助芍药补养肝血，川芎行血中之气，三药为"血分药"，共用以调肝。泽泻功在渗利湿浊，白术、茯苓健脾除湿，三药为"气分药"，合用以治脾。全方调肝养血，健脾利湿，是肝脾两调、血水同治之方，具有健脾利湿、养血疏肝及活血利水多种功效。

加减 肝主筋，子宫呈痉挛状收缩者亦与肝有关。木土相争，肝经郁滞，经脉拘急，导致经前或经期小腹疼痛。治当健脾疏肝、理气解郁止痛。肝气不疏为主者，可选用川楝子、香附、玫瑰花、香橼、佛手、青皮。肝脾不和者，选用当归芍药散。"见肝之病，知肝传脾"，故调肝的同时，重视调脾，通过疏肝、养肝、调脾，以恢复正常气血功能。

按语

在近10年文献中，我们检索出有关单纯使用膈下逐瘀汤或当归芍药散治疗气滞血瘀型痛经共有51篇，另外尚有由该方化裁所得经验方文献若干，如徐志华教授自拟痛经松方[6]等。

其他经典名方

除代表方外，针对该型出现频次及研究较多的治疗子宫内膜异位症痛经经典名方列举如下。

（1）**琥珀散**：出自《医宗金鉴·妇科心法要诀》，适用于经行腹痛"血凝碍气疼过胀"，即痛重于胀，血凝而致气滞，以琥珀散破血以通之，方中三棱、莪术破血行气、消积止痛，当归补血调经、活血止痛，刘寄奴、牡丹皮、延胡索养血活血、通经止痛，白芍、甘草养血敛阴、缓急止痛，三七、血竭化瘀止血、活血定痛，乌药行气止痛。全方共奏消散瘀血、祛瘀止痛的功效。

张亚平[7]研究琥珀散加减方用于子宫内膜异位症痛经患者的疗效，于月经前7天开始服用，经行3天后停服，治疗3个月经周期后观察疗效优于孕三烯酮组。

（2）**柴胡疏肝散**：最早出自明代张介宾的《景岳全书》，为疏肝解郁之名方，具有疏肝理气、和血止痛的功效，原方药物由柴胡、川芎、陈皮、枳壳、白芍、香附、甘草组成。方中柴胡为主药，归肝胆经，能疏肝解郁、调经止痛，为治疗肝气不舒之要药，多用于经行腹痛、月经不调等症。川芎多用于实证痛经，《本草汇言》曰："川芎，上行头目，中开郁结，下调经水。"由此，川芎被称为"血中气药"，辛散温通，既活血又行气。香附理气止痛，在此方与川芎共为臣药，助柴胡疏解肝经，以增强行气活血止痛之功。陈皮、枳壳理气，白芍养血柔肝，均为本方佐药；甘草与白芍配伍，酸肝化阴以缓急止痛，并防止柴胡疏泄太过，共为佐使药。上药合用共奏疏肝理气、和血止痛之功。临证之时，或加补气之品，或加补血之品，或加活血之品，或加补肾健脾之品，或加温经散寒之品，或加清热除湿之品等，随证加减。

连方教授经验为在柴胡疏肝散基础上加延胡索、三七粉、没药，使其发挥疏肝理气、和血止痛之功[8]。另强调香附、延胡索皆用醋制，因《金匮要略》曰："肝之病，补用酸，助用焦苦。"《玉楸药解》记载："三七和营止血，通脉行瘀，行瘀血而敛新血。"《开宝本草》云："没药主破血止痛。"加三七粉、没药化瘀消癥。

（3）**名家古方化裁**：加味没竭汤是朱南孙教授撷失笑散、血竭散、通瘀煎中诸药化裁而成，对原发性痛经、子宫内膜异位症痛经均有显著疗效。方中以生蒲黄、血竭为君药，破气行滞，活血化瘀；蒲黄合五灵脂（失笑散）祛瘀止痛，能治血滞腹痛；乳香，气香窜，善透窍以理气；没药气淡薄，味辛而微酸，善化瘀以理血，二药并用为宣通脏腑、流通经络之要药，配血竭增强通气活血之力；三棱、莪术皆能破血行气，消积止痛，三棱破血力强，莪术破气力宏；延胡索能行血中气滞，气中血滞，故专治一身上下诸痛，为活血利气止痛之良药，与徐长卿共奏止痛之功；诸药合用，共奏活血化瘀、破气行滞、消积定痛之功。

该方用于以气滞血瘀为主症的子宫内膜异位症痛经患者，疗效显著，与复方对乙酰氨基酚片比较，加味没竭片改善子宫内膜异位症痛经效果更为显著，且还可改善患者中医证候，降低血清CA125水平，提高患者生存质量[9]。

（三）脾胃虚弱，气虚血瘀

主要证候　常有多产或堕胎人工流产史，月经先期，量多，色淡，月经延长，或崩漏伴小瘀块，小腹坠痛，会阴及肛门坠胀感，经来二便意频，或便溏，舌淡胖、有齿印，脉细缓。

证候分析　素体脾虚或饮食不节、手术损伤脾气，脾失健运，大便溏，脾虚无以化生水谷，则无以生气，致气虚则无行血。脾主统血，脾虚不摄，血溢脉外，月经提前而量多，气虚阳气不充，血虚经血不荣，故经血色淡。离经之血发为血瘀癥瘕；气虚下陷，故小腹及阴部空坠。舌淡胖，边有齿痕，脉细缓或细弱为脾胃虚弱、气虚血瘀表现。

治法　补脾胃，益气血，祛瘀止痛。

代表处方　方用八珍汤合失笑散加三七。

方药组成　人参、白术、茯苓、炙甘草、当归、熟地黄、川芎、白芍、蒲黄、五灵脂、三七。

方解　八珍汤出自元代沙图穆苏著作《瑞竹堂经验方》，为四君子汤与四物汤的合方，方中人参与熟地黄相配，益气养血，共为君药。白术、茯苓健脾渗湿，助人参益气补脾，当归、白芍养血和营，助熟地黄滋养心肝，均为臣药。川芎为佐，活血行气，使地、归、芍补而不滞。炙甘草为使，益气和中，调和诸药。

失笑散出自宋代《苏沈良方》，方中五灵脂苦咸甘温，入肝经血分，功擅通利血脉，散瘀止痛；蒲黄甘平，行血消瘀，炒用并能止血，二者相须为用，为化瘀散结止痛的常用组合。

加减　若以血虚为主，眩晕心悸明显者，可加大熟地黄、白芍用量，以气虚为主，气短乏力明显者，可加大党参、白术用量，兼见不寐者，可加酸枣仁、五味子。痛经日久"邪之所凑，其气必虚"，在活血祛瘀治疗的同时，尤需注意本病的脾胃虚弱、气血不足之象。若瘀血甚者，可酌加当归、赤芍、川芎、桃仁、红花、丹参等以加强活血祛瘀之力；若兼见血虚者，可合四物汤同用，以增强养血调经之功；若疼痛较剧者，可加乳香、没药、延胡索等以化瘀止痛；兼气滞者，可加香附、川楝子，或配合金铃子散以行气止痛；兼寒者，加炮姜、艾叶、小茴香等以温经散寒。

按语

在近年文献中，我们检索出有关气虚血瘀型子宫内膜异位症痛经文献共有69篇，另外尚有由该方化裁所得经验方文献若干，如全国名老中医刘云鹏主任自拟内膜异位Ⅰ号方[10]（黄芪、白芍、甘草、蒲黄、五灵脂）等。

其他经典名方

除代表方外，针对该型出现频次及研究较多的治疗子宫内膜异位症痛经经典名方化裁列举如下。

（1）理冲汤：出自张锡纯所著的《医学衷中参西录》治女科方中，具有益气行气、调经祛瘀之功效，主治气虚血瘀所致经闭、癥瘕等。张锡纯解析此方："方中三棱、莪术消冲中瘀血，而即用参、芪诸药保护气血，则瘀血去而气血不至伤损。且参、芪能补气，得三棱、莪术以流通之，则补而不滞……愈能鼓舞三棱、莪术之力以消癥瘕。"

理冲汤由黄芪、党参、白术、生山药、天花粉、知母、三棱、莪术、生鸡内金组成，作用益气行血，调经祛瘀，可用于治疗子宫内膜异位症癥瘕、痛经。方中以黄芪、党参、白术、生山药益气健脾，扶正培元；三棱、莪术破瘀散结，"三棱、莪术性近和平，而以治女子瘀血，虽坚如铁石亦能徐徐消除，而猛烈开破之品不能建此奇功，此三棱、莪术独具之良能也"，又以参、芪护气血，使瘀血去而不至于伤损气血，且参、芪补气得三棱、莪术以流通，则补而不滞。生鸡内金的应用堪称绝妙，认为其不但能消脾胃之积，无论脏腑何处有积，鸡内金皆能消之，是以男之癥、女之瘕，久久服之皆能治愈。山药养脾阴之气，天花粉养津液。全方有补气健脾、活血化瘀、消癥散结、行气止痛之功效。张氏认为脾胃功能的强弱与疾病的预后关系密切，寻常补脾胃之药容易妨碍脾胃气机运化，而三棱、莪术既善破血，又善调气，"若与参、术、芪诸药并用，大能开胃进食，调血和血"，益气化瘀消癥法，体现对脾土的重视。

司徒仪教授结合临床对子宫内膜异位症癥瘕、痛经的探索，对脾肾两虚血瘀的子宫内膜异位症患者，拟益气消癥方进行治疗。其药物组成如下：黄芪、党参、白术、三棱、莪术、丹参、郁金、菟丝子、桑寄生、炙甘草。该药则以理冲汤为底化裁而来。具有活血化瘀、行气止痛、消癥散结之功，用于治疗子宫内膜异位症痛经、盆腔包块[11]。

（2）补阳还五汤：出自清代王清任《医林改错》，此方为中风而设，是化瘀良方，方中黄芪补气，当归、川芎、赤芍、桃仁、红花、三七、失笑散等活血化瘀、通经止痛，为主药，瘀即得化，"通则不痛"，其中三七化瘀止痛，疗效显著，能促进局部粘连与结缔组织的松解及血肿包块的吸收；佐以杜仲、山茱萸、续断补肾益精，还具有温肾作用，使之温运通达，气调血旺而无留瘀之弊。张慧琴、罗远萍则有关于补阳还五汤为底加减治疗子宫内膜异位症取得良效的相关报道[12、13]。

（四）脾虚湿盛，湿热瘀阻

主要证候 经前或经期小腹灼热胀痛，经色暗红，质稠有块，平素带下量多，色黄，肛门坠胀，经行腹泻，神疲乏力，食少纳呆，便溏，舌淡，苔黄腻，脉沉细而无力。

证候分析 痰瘀互结，气血阻滞，致经前或经期小腹疼痛、坠胀；脾气虚弱，不能运化水湿，水湿下注大肠，则经行腹泻。若久居岭南湿热之地，脾土较弱，加上嗜食肥甘厚腻，脾虚水湿运化失常，湿热内生，湿性黏滞，困阻气机，致血行不畅，日久成瘀。脾气不升，故有肛门坠胀感。舌淡，苔黄腻，脉沉细而无力为脾虚湿盛、湿热瘀阻之象。

治法 健脾清热除湿，化瘀止痛。

代表处方 清热调血汤加四君子汤。

方药组成 当归、川芎、白芍、生地黄、黄连、香附、桃仁、红花、延胡索、牡丹皮、莪术、党参、茯苓、山药、炙甘草。

方解 清热调血汤出自《古今医鉴》，本方以牡丹皮清热凉血化瘀，生地黄清热凉血，黄连清热解毒、燥湿，当归、白芍养血和血，川芎、桃仁、红花、莪术活血祛瘀，香附、延胡索调气止痛，全方清热化瘀，理气调血。四君子汤出自《太平惠民和剂局方》，方中人参为君，甘温益气，健脾养胃。臣以苦温之白术，健脾燥湿，加强益气助运之力；佐以甘淡茯苓，健脾渗湿，苓术相配，则健脾祛湿之功益著。使以炙甘草，益气和中，调和诸药。四药配伍，共奏益气健脾之功。

加减用药 脾气虚明显可加用黄芪培脾土，升麻、柴胡等以助升举脾气，脾气得升，则可缓解肛门坠胀感、经行腹泻症状，同时重视健脾祛湿，选用苍术、薏苡仁、法半夏、石菖蒲等，既可助脾健运，亦可除湿化痰祛瘀。

按语

在近年文献中，我们检索出有关脾虚湿热瘀阻型子宫内膜异位症痛经文献共有55篇，另外尚有由该方化裁所得经验方文献若干，如姜春燕自拟加味清热调血汤治疗子宫腺肌病[14]等。

其他经典名方

除代表方外，针对该型治疗子宫内膜异位症痛经的其他经典名方化裁列举如下。

（1）**消瘰丸**：由玄参、浙贝母、生牡蛎组成，源自清朝程国彭的《医学心悟》，是治疗肝肾阴虚，痰湿内聚，痰火郁结，痰瘀交结所致瘰疬痰核的代表方；魏绍斌教授根据辨证论治、异病同治的原则扩大了消瘰丸的主治范围，以消瘰三草二核为基础方，自拟消癥汤：浙贝母、白花蛇舌草、夏枯草、紫草、淫羊藿、桂枝、鳖甲、荔枝核、橘核、皂角刺、鸡内金、牡蛎、瓦楞子。现代药理研究认为玄参、浙贝母、生牡蛎具有祛痰、抗炎、抗血小板聚集、增强纤维蛋白溶解活性的作用；夏枯草、紫草、白花蛇舌草具有清热利湿、解毒散结功效，异位病灶明显者重用鳖甲、荔枝核、橘核、皂角刺、鸡内金、牡蛎、瓦楞子软坚散结；加淫羊藿、桂枝温阳散结；诸药合用得以化瘀散结消癥、解毒利湿。临证用于治疗脾虚湿热瘀阻型子宫腺肌病、子宫内膜异位症，随症加减，取得良效[15]。

（2）**解毒散结化瘀调经方**：国医大师柴嵩岩根据"湿热毒邪侵袭冲任血海致

病"的病机理论,提出"解毒热、化湿浊、祛瘀滞、散结聚"的治疗子宫内膜异位症基本治则,创立解毒散结化瘀调经方治疗。依据功效,全方用药分为4组:①"解毒热",以金银花、野菊花、鱼腥草、瞿麦为君药,针对病因清解冲任血海的热毒之邪。②"化湿浊",以土茯苓、川贝母、茵陈、炒薏苡仁为臣药,助君药祛除伏于冲任血海湿热之邪。③"祛瘀滞",以茜草、益母草、赤芍、三七粉为辅药,祛除阻遏冲任血海、胞宫、胞脉、胞络之凝血瘀滞,其中血分药如益母草还作为使药引诸药入血海达病所。④"散结聚",以生牡蛎、夏枯草、连翘、鳖甲为辅药,消癥散结[16]。

二、中药周期疗法

大部分医家认为子宫内膜异位症的发生与月经周期气血盈亏关系密切,主张对子宫内膜异位症的治疗应根据月经周期的不同时期采用不同的治则及方剂进行治疗。

应翾[17]认为本病主要病理因素是"瘀"、"热",认为离经之血日久未排出,积蓄日久而化热,并提出子宫内膜异位症的治疗与月经周期密切相关,主张用药应根据月经周期气血盈亏状况分阶段治疗。经期应用活血调经汤活血化瘀,调经止痛,经后期用消癥祛异汤活血化瘀,清热解毒,软坚散结,理气止痛。

司徒仪教授认为子宫内膜异位症引起的痛经一定存在瘀血,但应分清"因虚致瘀"还是"因实致瘀",并且根据月经周期的气血盈亏进行治疗[18]。"因实致瘀"的子宫内膜异位症经期及非经期治疗均以活血化瘀、消癥散结为主要治法,临证常用药物有丹参、三棱、莪术、郁金。"因虚致瘀"的子宫内膜异位症月经期以化瘀止痛为主,在活血化瘀止痛药物的基础上,辨证加补虚止血之品。非经期则以辨证补虚为主,兼以活血化瘀。

王子瑜教授认为子宫内膜异位症痛经周期性发作与月经周期的生理相关,并主张调周法治疗子宫内膜异位症,经前和经行初期瘀血内阻,以实证为主,治以活血化瘀、消癥散结、祛瘀生新为主;经后冲任血海空虚,治以益气养血,以圣愈汤加减为主[19]。

蔡小荪教授认为子宫内膜异位症的辨证属于肝气郁滞,瘀血内阻,治则遵循经行期间以控制症状为主,经净后以清除病灶为主的原则,并主张治病必求于本,主要以求因为本,止血为辅助。以通因通用、化瘀散结为大法,同时结合整体辨证及病因治疗,以调整脏腑、气血、阴阳的生理功能。研制子宫内膜异位症基本方,即内异Ⅰ方、内异Ⅱ方、内异Ⅲ方三个方剂,并指出因患者的禀赋不同,受邪的性质,病机的转归和症状的特点均不相同,认为应在基本方的基础上进行辨证施治[20]。

值得注意的是,由于子宫内膜异位症痛经呈周期性发作,故治疗需顺应其月经周期，胞宫之藏泻。月经期胞宫泻而不藏，气血倾泻，但异位内膜所倾泻之离经之血，此时治疗方向应为控制离经之血的发生，以防经后的进一步蓄瘀，故而采用化瘀止血止痛之法。对于合并子宫腺肌病患者，常会出现月经过多症状，需化瘀止血，如用失笑散。若出现月经过多、崩漏者，子宫内膜异位症合并腹泻，肛门坠胀感等，重在益气升提，祛湿化痰化瘀。

　　总之，虚、瘀为本病的重点，久病以虚为疾病之本，以"补益正气、活血化瘀、软坚散结"为治疗大法。治疗时常需注意中土在疾病中的作用，重视调脾土以扶正。李东垣作为补土医家的代表，亦重视益气活血化瘀法的运用。痛经以行气活血为主，如《兰室秘藏·妇人门》治"妇人血海疼痛"之乌药汤，以当归活血调经，乌药理气行滞温经，香附、木香理气止痛。朱丹溪重视痰湿对月经的影响，《丹溪心法》"临经来时肚痛者，四物汤加陈皮、玄胡索、牡丹皮、甘草"。明代李中梓在《内经知要》中注解"疏其血气，非专以攻伐为事，或补之而血气方行，或温之而血气方和，或清之而血气方治，或通之而血气方调，正须随机应变，不得执一定之法，以应无穷之变也"，为本病治疗的大法。

　　中医药治疗子宫内膜异位症有其特色所在，西医已形成了治疗相关指南，中西医都在对本病的治疗进行探索，对于子宫内膜异位症痛经、慢性盆腔痛的患者，目前常规的一线、二线药物治疗均有其不良反应。如何结合患者具体特点，运用中医药缓解疼痛，预防复发，为治疗的关键，临证从益气活血化瘀入手，兼以调肝、肾，调和脏腑气血功能为治疗子宫内膜异位症痛经的常用方法。

第二节　基于补土理论治疗子宫内膜异位症癥瘕

　　武之望在《济阴纲目》中曰"善治癥瘕者，调其气而破其血，消其食而豁其痰"，亦可调脾胃以消痰消癥。本病需重视结合邪正盛衰，攻补兼施。若只重在补益，恐有瘀血不化；若仅从标之"血瘀"入手，活血化瘀，则可能更损其本。一方面顾护正气以绝生瘀之源；另一方面化瘀以消已成之癥瘕，根据正气的强弱，病程的长短，辨证治之。

　　《金匮要略·妇人妊娠病脉证并治》中记载了桂枝茯苓丸治疗妇人癥病下血："妇人宿有癥病，经断未及三月，而得漏下不止，胎动在脐上者，为癥痼害……所以血不止者，其癥不去故也，当下其癥，桂枝茯苓丸主之。"张景岳治疗妇人癥瘕之法，或行气活血，或行气化痰，或破气行气，或补气行气，但总以调理气机为先。《医学入门》亦曰："善治癥瘕者，调其气而破其血，消其食而豁其痰，衰其大半而止，不可猛攻峻施，以伤元气，宁扶脾为正气，待其自化。"张锡纯创理冲汤"治妇人经闭不行，或产后恶露不尽，结为癥瘕，以致阴虚作热，阳虚作冷，食少劳嗽，虚证沓来"，理冲汤具有健脾开胃、调气行血、消癥瘕之功效。调脾补土为主，兼化瘀消癥为中医治疗癥瘕的重要方法之一，或健脾利湿化瘀，或益气扶脾化瘀，或温阳利水化瘀，或理气疏肝健脾化瘀，或燥湿化痰祛瘀消癥。

本病之癥瘕与痛经常常并存，其处方用药可参考痛经的相关治疗，以下为常用的加减方剂。

一、脾肾阳虚、寒凝血瘀成癥

主要证候 证见下腹部结块，触痛，月经量或多或少，经行腹痛较剧，经色紫暗有块，婚久不孕或曾反复堕胎，腰膝酸软，头晕耳鸣，喜饮热水，手足怕冷。舌暗，脉弦细。

证候分析 先天肾气不足或房劳多产伤肾，肾虚血瘀，冲任胞宫瘀阻，故下腹结块，痛经甚或不孕，肾虚则腰酸膝软，头晕耳鸣，气虚及阳，阳虚肢体失于温煦，故手足怕冷，阳虚寒凝，故喜饮热水，舌暗，脉弦细为肾虚血瘀之征。

治法 补肾活血，消癥散结。

代表处方 补肾祛瘀方。

方药组成 淫羊藿、仙茅、熟地黄、怀山药、香附、鸡血藤、三棱、莪术、丹参。

方解 补肾祛瘀方为李祥云经验方，方中淫羊藿、仙茅、熟地黄补肾温阳，怀山药健脾益气，丹参、鸡血藤养血活血，三棱、莪术活血化瘀，香附理气行滞。全方共奏补肾活血、化瘀消癥之效。

加减用药 若兼经行量多者，加炒蒲黄、茜草、益母草以化瘀止血；腹痛甚者，加血竭、三七以化瘀止痛，包块日久，加炙山甲、水蛭以化瘀消癥。

其他经典名方

在近年文献中，我们检索出有关脾肾阳虚、寒凝血瘀成癥型子宫内膜异位症文献共有 35 篇，除代表方外，针对该型其他经典名方化裁或经验方治疗子宫内膜异位症癥瘕列举如下。

（1）门成福全国名老中医药专家，针对寒凝血瘀型方用加味温经汤，组方：吴茱萸 6g，肉桂 12g，川芎 15g，当归 15g，白芍 15g，牡丹皮 12g，炮姜 6g，姜半夏 12g，麦冬 15g，党参 15g，炙甘草 6g，阿胶珠 15g，丹参 25g，三棱 15g，莪术 15g，水蛭 15g，香附 15g，延胡索 15g。服至经前 5～7 天，需更换汤药，以加味少腹逐瘀汤加三棱 15g，莪术 15g，水蛭 15g，川牛膝 15g，香附 25g，作为经前及经期用方[21]。

（2）杨敏祥研究桂莪棱乌汤治疗寒凝血瘀型子宫内膜异位症的疗效，对 30 例子宫内膜异位症寒凝血瘀型患者进行了临床观察，结果表明治疗总有效率可达 86.67%，痛经程度治疗后明显低于治疗前，中医伴随症状痊愈率达 13.33%。血清 CA125 含量治疗后较治疗前减低，具有统计学意义，证明了该方药可有效改善子宫内膜异位症导致的患者痛经、月经情况及中医伴随症状，可降低血清中 CA125 的水平，使卵巢巧克力囊肿缩小，调节机体的血液循环，无不良反应[22]。

（3）黄世威[23]回顾性分析 56 例子宫内膜异位症痛经患者的临床资料。对照组采用孕三烯酮治疗，治疗组采用补肾温阳化瘀法治疗，方药组成：肉桂、红花各 5g，附片、桃仁、补骨脂、当归、蒲黄、五灵脂各 10g，赤芍、熟地黄各 15g。若阳虚则加巴戟天、鹿角胶各 10g；若肝郁气滞则加香附 15g，川芎 10g；若有包块则加莪术、三棱各 15g，穿山甲 5g；若脾虚则加党参、白术各 10g。每日 1 剂，经期不停药。治疗 3 个月后，治疗组、对照组的总有效率分别为 85.71%、60.71%，差异具有统计学意义（$P<0.05$）；治疗后治疗组的 VAS 评分明显低于对照组，差异具有统计学意义（$P<0.05$）。

（4）王树林教授自拟莪附颗粒（莪术 10g，附子 9g，三棱 10g，肉桂 5g，细辛 3g，大黄 6g，北刘寄奴 15g，鳖甲 10g），该方由《金匮要略·腹满寒疝宿食病脉证治》中大黄附子汤合《医宗金鉴·妇科心法要诀》琥珀散化裁而成，《金匮要略·腹满寒疝宿食病脉证治》原文"胁下偏痛，发热，其脉紧弦，此寒也，以温药下之，宜大黄附子汤"。《医宗金鉴·妇科心法要诀》记载："血凝碍气痛过胀，攻里琥珀散最良，棱莪丹桂延乌药，寄奴当归芍地黄。"大黄附子汤主要用于治疗寒积日久而致的腹痛、便秘，应用大黄附子汤主要在于温经散寒，针对寒邪凝滞而致疼痛的病机；琥珀散则主要用于治疗妇女血瘀诸症，活血化瘀，并加入鳖甲以软坚散结，消除癥瘕结块。

研究表明，莪附颗粒与桂枝茯苓丸治疗子宫内膜异位症痛经（寒凝血瘀证），前者具有减少疼痛发作时间、减轻疼痛平均严重程度及缓解痛经严重程度的作用，并且可缩小卵巢巧克力囊肿[24]。

二、木土相争、气郁血瘀成癥

主要证候 证见下腹部结块，触之有形，按之痛或不痛，小腹胀满，月经先后不定期，有块，经行难净，经色暗；精神抑郁；胸闷不舒，口干不欲饮，肌肤不润，面色晦暗，舌有点或瘀斑，脉沉涩或沉弦。

证候分析 瘀血内结成癥，故小腹有包块且质硬，癥块阻滞经脉，冲任失调，脉络不通，则月经不调，腹痛拒按，血运失常，肌肤失养，故肌肤不润，面色晦暗，瘀血内阻，气机不畅，精液不能上承，则精神抑郁，胸闷不舒，口干不欲饮。舌有瘀点或瘀斑，脉沉涩或沉弦均为气滞血瘀之征。

治法 行气活血，化瘀消癥。

代表处方 香棱丸。

方药组成 木香、丁香、小茴香、枳壳、川楝子、青皮、三棱、莪术。

方解 香棱丸出自《重订严氏济生方》，方中用木香、丁香、小茴香温经理气，气行则血行，青皮、枳壳、川楝子疏肝解郁，理气止痛，三棱、莪术活血化瘀消癥。全方共奏理气止痛、活血化瘀之功效。

加减用药 若经量过多，或淋漓不尽，为瘀阻胞宫，血不归经，加炒蒲黄、五灵脂、血余炭以化瘀止血，若积块日久，加鳖甲、铁树叶以软坚散结，化瘀消癥。

其他经典名方

在近年文献中，我们检索出有关气滞血瘀成癥型子宫内膜异位症文献共有61篇，除代表方外，针对该型其他经典名方化裁或经验方治疗子宫内膜异位症癥瘕列举如下。

（1）小柴胡汤：根据《伤寒论》载"妇人伤寒，热入血室，经水适断，寒热发作有时"，提出小柴胡汤可入血室。同时《皇汉医学·餐英馆治疗杂话》小柴胡汤条目载"治疗瘀血疼痛甚于桃核承气汤、大黄牡丹皮汤、桂枝茯苓丸及硝石大黄等攻逐瘀血之剂"。因此治疗气滞血瘀型的子宫腺肌病，曹玲仙教授就选用小柴胡汤加减[25]。

（2）龙江韩氏妇科经验方"韩氏妇炎汤"。韩氏妇炎汤药物组成：三棱15g，莪术15g，香附15g，川楝子15g，延胡索15g，丹参15g，怀牛膝15g，连翘15g，土茯苓20g，鱼腥草20g，白芍15g，桂枝10g，甘草10g。

方中三棱"治老癖癥瘕结块"，"治一切凝结停滞有形之坚积也"。为血中之气药，长于破血中之气，功偏破血通经；莪术为气中之血药，长于破气中之血，功偏破气消积，两药配伍，可提高破血行气消积之功，可散一切血瘀气结，相须为用，共为君药。香附"专属开郁散气"；延胡索理气止痛，活血化瘀，《本草纲目》云："能行血中气滞，气中血滞，故专治一身上下之诸痛。"两药合用，疏肝理气，调经止痛；川楝子清肝火、泄郁热、行气止痛；三味药物均可行气，《本草求真》曰："一身血气周流，无有阻滞，则百病不生。"丹参活血养血，祛瘀消痛。于攻邪之中不忘扶正之理，正所谓"一味丹参饮，功同四物汤"，广泛用于血瘀诸症，化瘀消癥。以上四味共为臣药，配伍之效倍增。连翘、土茯苓、鱼腥草清热解毒；白芍养血敛阴，调和营血，使祛瘀而不伤阴。桂枝辛温防止药物过于苦寒，有反佐之意。以上五味为佐药。怀牛膝行血消瘀，引药下行，直达病所。甘草性甘缓，调和诸药。除甘草外，其余药均入肝经，正所谓"治血先治肝"，气行血亦行。全方配伍严谨，共奏活血祛瘀、散结消癥、清热解毒之功。随证加减：囊肿较大者，加浙贝母、夏枯草、荔枝核、橘核散结消癥；月经过多者，去丹参加三七、茜草祛瘀止血；腰痛者加狗脊、杜仲补肝肾强筋骨；腹胀者加乌药行气除胀；厌食者加陈皮、白术、茯苓健脾和胃[26]。

（3）加味消瘤汤：加味消瘤方由全国名老中医药专家门成福针对气滞血瘀型[21]而设，组方如下：桂枝15g，茯苓15g，桃仁15g，赤芍15g，牡丹皮12g，炮穿山甲细粉10g（冲），皂角刺30g，三棱15g，莪术15g，水蛭15g，丹参25g，卷柏15g，刘寄奴15g，薏苡仁25g，败酱草25g，香附15g，延胡索15g。

（4）**七制香附丸**：七制香附丸加味，方药组成：当归 15g，白芍 15g，川芎 12g，熟地黄 12g，白术 12g，香附 15g，阿胶 15g，延胡索 12g，益母草 30g，砂仁 6g，莪术 6g，鳖甲 6g 等。本方中香附疏肝解郁、养血调经止痛，为君药。阿胶、当归、熟地黄补血养血；白芍养血柔肝、缓急止痛；益母草、延胡索、川芎活血祛瘀、行气止痛；莪术、鳖甲软坚散结、破瘀通经，以上共为臣药。茯苓、白术益气健脾；砂仁、小茴香温中行气；生地凉血养阴，共为佐药。甘草调和诸药为使。全方共奏疏肝理气、养血调经、化瘀消癥之效。临床上使用七制香附丸加味能够治疗小于 6cm 的卵巢囊肿，疗程 3 个月。结果提示治疗组总有效率为 91.7%，具有统计学差异[27]。

（5）**消癥止痛汤**：由《重订严氏济生方》香棱丸合《金匮要略》桂枝茯苓丸化裁而成，具有疏肝行气、活血散结之功效。方中木香、丁香、茴香温经理气；青皮疏肝解郁，消积行滞；川楝子、枳壳除下焦之郁结，共奏行气止痛；三棱、莪术行气破血，消癥散结；桂枝温通血脉；赤芍行血中之滞以开郁结；茯苓淡渗以利湿，与桂枝同用能入阴通阳；牡丹皮、桃仁破瘀散结消癥。全方合用，共奏行气活血、消癥散结、理气止痛之功。经研究表明消癥止痛汤治疗气滞血瘀型子宫内膜异位症疗效明显，抑制血清 TNF-α、IL-6 水平可能是其作用机制之一[28]。

三、脾虚血弱，气虚血瘀成癥

主要证候 下腹部结块，经来量多，或崩或漏，经期或经后腹痛，喜按喜温，月经色淡质薄，肛门坠胀，面色少华，神疲乏力，气短懒言，大便不实，舌淡胖或淡紫，边缘有齿痕，苔薄白，脉细无力。

证候分析 素体脾虚或饮食不节、手术损伤脾气，脾失健运，大便溏，脾虚无以化生水谷，则无以生气，致气虚则无以生血。脾主统血，脾虚不摄，血溢脉外，月经量多，气虚阳气不充，血虚经血不荣，故经血色淡，腹痛喜按，血虚不能上荣于面及四肢百骸，故面色少华，神疲乏力，气短懒言。舌淡胖或淡紫，边缘有齿痕，苔薄白，脉细无力为脾虚血弱、气虚血瘀成癥表现。

治法 益气活血，祛瘀消癥。

代表处方 举元煎合失笑散加减。

方药组成 人参、炙黄芪、炙甘草、升麻、白术。

方解 举元煎出自《景岳全书》，参、芪、术、草益气补中，摄血固脱，辅以升麻升阳举陷，失笑散出自宋代《苏沈良方》，方中五灵脂苦咸甘温，入肝经血分，功擅通利血脉，散瘀止痛；蒲黄甘平，行血消瘀，炒用并能止血，二者相须为用，为化瘀散结止痛的常用组合。

加减用药 如兼阳气虚寒者，桂、附、干姜俱宜佐用，如兼滑脱者，加乌梅或文蛤。

其他经典名方

在近年文献中，我们检索出有关气虚血瘀成癥型子宫内膜异位症文献共有46篇，除代表方外，针对该型其他经典名方化裁或经验方治疗子宫内膜异位症癥瘕列举如下。

（1）**补中益气汤**：曹玲仙教授强调患者肝脾气机下陷，喜用补中益气汤加减，方中黄芪、党参补气，柴胡、升麻、陈皮理气固脱，结合清热解毒、活血化瘀药物取得良好疗效[25]。曹教授以为补中益气方较举元煎增柴胡、陈皮二药，理气提升的作用更强，故喜用。若腰酸明显、月经紊乱、经年不孕，曹教授亦在恰当时机选用补肝肾之气、益肾阳的药物，如巴戟天、肉苁蓉、菟丝子、杜仲、淫羊藿等。

（2）**内异消癥汤**：为全国名中医易修珍教授的经验方[29]。易老认为子宫内膜异位症的形成即是气血失和、血不循常道而溢于脉外，导致离经之血留滞少腹，积为瘀血并进一步阻碍气机，从而出现急、结、胀、满、痛及不孕等。瘀血留滞，恶血不去则损及脾气，气血化生不足；气机不畅，肝失条达，瘀郁互结，肝郁脾虚而肝脾不调血瘀。正气不足，瘀滞日久则气虚益甚，终因正虚血瘀、脉络瘀阻致少腹顽痛缠绵难愈，形成癥瘕且可多部位发病。因此，易老针对子宫内膜异位症虚实夹杂、正虚瘀甚的病理实质，确定扶正祛邪之治疗大法，由生黄芪、当归、生三七粉、莪术、牡蛎、生水蛭粉、柴胡、藁本、甘草组成内异消癥汤，以奏健脾疏肝、益气养血、化瘀消癥、行滞止痛之效。

（3）**参芪四物汤**：全国名老中医药专家门成福针对气虚血瘀型[21]组方如下方，用参芪四物汤去川芎，组方：党参25g，黄芪25g，熟地黄炭25g，当归15g，白芍15g，乌贼骨15g，茜草12g，荆芥炭6g，阿胶珠15g，杜仲炭15g，川续断25g。

（4）**黄芪健脾益气汤**：本方药物组成：黄芪20g，白术15g，茯苓10g，当归12g，牛膝9g，熟地黄15g，白芍9g，茜草6g，延胡索9g，蒲黄9g，五灵脂6g，炙甘草6g。经期停药，经净续服。本方具有补气活血、消癥止痛之功。方中黄芪、白术、茯苓健脾补中益气；熟地黄补血滋润，益精填髓；牛膝逐瘀通经，补肝肾，引血下行；当归补血活血；白芍养血止痛，茜草化瘀止血；延胡索、蒲黄、五灵脂化瘀止痛；炙甘草益气、止痛，调和诸药。经研究观察，治疗前后VAS评分、血浆P物质含量、子宫内膜厚度、经期、子宫体积及血红蛋白，治疗组优于对照组[30]。

（5）**益气宁血汤**：本方组成：党参15g，白术15g，生黄芪30g，乌贼骨40g，茜草10g，补骨脂10g，杜仲炭15g，艾炭10g，牡丹皮10g，升麻10g，香附10g，炙甘草10g，于经期第4天开始服药，连服用7天。

本方中重用生黄芪补益中气而摄血，配之健脾益气的党参、白术，使脾气健运，统血有权而血流自止，共为君药。乌贼骨、茜草两药合用为四乌鲗骨——蘆茹丸，乌贼骨收敛止血，茜草化瘀止血，使其止血而不留瘀。艾炭温经止血，杜仲炭补肾固经，调理冲任，牡丹皮清热凉血，活血化瘀，以上诸药共为臣药，使瘀化而热自去，血止而气不滞。补骨脂"暖水脏，补火以生土"，升麻升举阳气，引阳明之清气上行，有补中升阳之功，香附疏肝理气，调经止痛，两药合用宣畅气机，以上三药均为佐药，共达补肾健脾、化瘀理气之功。炙甘草补脾益气，调和诸药，为使药。诸药合用，益气健脾，化瘀止血，攻补兼施，标本兼治，达到治疗目的。予八珍颗粒为对照组治疗 72 例子宫腺肌病所致月经过多（气虚血瘀证）患者，统计结果显示益气宁血汤治疗子宫腺肌病所致月经过多（气虚血瘀证）总有效率达到 91.67%，且在月经血量、经行腹痛、肛门坠胀、少气懒言、纳差便溏等方面疗效明显优于八珍颗粒对照组[31]。

四、脾虚痰湿，瘀结成癥

主要证候　证见小腹有包块，按之不坚，时或作痛，带下量多，色白质黏稠，胸闷不舒，月经后期或闭经。舌淡胖，舌白腻，脉弦滑。

证候分析　痰湿下注冲任，积而成癥，故小腹有包块，质不坚硬，痰湿阻滞经脉则有腹痛，痰阻中焦则胸闷欲呕，痰湿阻滞于冲任则月经错后或闭经，痰湿下注则带下量多色白质黏，舌淡胖，舌白腻，脉弦滑为痰湿内阻之征。

治法　化痰除湿，活血消癥。

代表处方　苍附导痰丸合桂枝茯苓丸。

方药　茯苓、法半夏、陈皮、甘草、苍术、香附、胆南星、枳壳、生姜、神曲、桂枝、白芍、牡丹皮、桃仁、茯苓。

方解　苍附导痰丸出自《叶天士女科诊治秘方》，方中以二陈汤化痰燥湿，和胃健脾，苍术燥湿健脾，香附、枳壳理气行滞，胆南星燥湿化痰，生姜温中和胃。诸药合用具有健脾、燥湿、化痰之效。

桂枝茯苓丸出自《金匮要略》，此方是仲景为妊娠宿有癥病以致漏下不止而设。桂枝辛甘性温，助阳通脉而化瘀滞、消阴癥；芍药苦酸微寒，益阴调营，疏运肝气，破坚积，并能缓急止痛。桂枝、白芍相伍，桂枝发散而不伤阴，白芍酸敛而不滞邪。二者一散一收，组成调和营卫阴阳的基本结构。牡丹皮味苦微寒，既可活血化瘀，又能凉血清热。牡丹皮、白芍二者配伍，用以清癥瘕瘀久而化之热，并能柔肝缓急。桃仁味苦性平，《名医别录》谓其能"破癥瘕，通月水，止痛"，为化瘀消癥之要药。牡丹皮、桃仁二者同入血分，破血行滞。

加减用药　若兼脾胃虚弱，正气不足，加党参、白术、黄芪以健脾益气扶正，若兼月经后期或闭经，为痰瘀互结，加三棱、莪术以助活血化瘀，加夏枯草、生牡蛎、煅瓦楞以化痰软坚。

其他经典名方

在近年文献中，我们检索出有关痰湿瘀阻成癥型子宫内膜异位症文献共有 26 篇，除代表方外，针对该型其他经典名方化裁或经验方治疗子宫内膜异位症癥瘕列举如下。

（1）川夏宁坤汤。本方药物组成：浙贝母 15g，连翘 10g，川芎 10g，夏枯草 10g，香附 6g，延胡索 10g。每日 1 剂，于月经干净后第 2 天开始服药，月经期间停服，服用 3 个月。该方由金哲教授创立，方中夏枯草辛能散结，苦能泻热，配伍浙贝母、连翘化痰除湿，消散癥结。方中行气之品不选柴胡、枳实、青皮以避免破气，而以香附合用清热散结，消肿止痛，且川芎、香附为药对，香附走气分、川芎走血分，同用能行气消壅，调理冲任，"气行则血行"。延胡索又与香附配伍，增强止痛之功。全方以夏枯草、川芎为君药，浙贝母、连翘为臣药，香附、延胡索为佐药，共奏化痰祛湿、活血止痛之功。

研究证实，川夏宁坤汤在改善子宫内膜异位症痰湿瘀结证患者临床症状，尤其是减轻痛经疼痛程度、缩短痛经持续时间、减少月经量方面有显著疗效，效果优于散结镇痛胶囊对照组，还能降低血清 CA125 水平[32]。

（2）消癥饮：高月平以阳和汤化裁，自拟消癥饮[33]，方药组成：白芥子 10g，鹿角片 10g，熟地黄 10g，生薏苡仁 10g，延胡索 10g，桃仁 10g，三棱 10g。经前 2 周开始服用（以基础体温上升为依据），连续服至月经来潮第 1 天。全方具有温阳散寒、化痰消癥之功。《本草经疏》认为，白芥子"能搜刮内外痰结"。方中白芥子能化瘀通滞而止痛，可治痰饮证，痰属水，饮亦属水，为阳虚水津失布所致，故阳虚与痰饮往往是因果同病。鹿角片与白芥子配伍既能温阳化痰，又能化瘀通滞，消除体内已形成的痰湿。

第三节　基于补土理论治疗子宫内膜异位症不孕

子宫内膜异位症有关不孕的记载可见于历代古籍中，晋代医家皇甫谧《针灸甲乙经·妇人杂病》云："女子绝子，衃血在内不下，关元主之。"这是有关血癥不孕的最早记载。隋代巢元方《诸病源候论》曰："为血瘕之聚，令人腰痛不可以俯仰，横骨下有积气，牢如石，小腹里急苦痛，背膂疼，深达腰腹……月水不时，乍来乍不来，此病令人无子。"此论与子宫内膜异位症的症状相一致，并明确阐明此病易致不孕。

土为万物之母，土孕万物，主运化水谷、化生营血，为后天之本，土化生精血为卵泡和内膜充填水谷精微物质助其生长。故治疗子宫内膜异位症不孕，常从调节脾胃中土入手助孕。肾为先天之本，主生殖，故常需脾肾同调。子宫内膜异位症不孕患者本虚标实，不宜大攻大补，故多选用药性平和之品。妇人以血为用，脾胃为气血生化之源，需重视养血健脾、散结消癥以减缓疾病进展。用药时，补益少选峻补之品，多用平补之品，善用甘药，如党参、西洋参、山药、五指毛桃、黄芪。补肾可运用子类药物，如菟丝子、补骨脂、沙苑子、茺蔚子等。补血不忘运脾。如用熟地黄、当归等，可佐加砂仁以助健运。本病之不孕与癥瘕、痛经常密不可分，其处方用药可参考前两节相关内容，以下为常用的加减方剂。

一、辨证论治

（一）脾肾阳虚，寒凝血瘀

主要证候 证见婚久不孕，经行腹痛，腰膝酸软，月经后期，量少，色淡，带下量多，质稀，性欲减退，盆腔包块，大便溏薄，小便清长，舌淡，苔白，脉沉细。

证候分析 肾阳不足，命门火衰，冲任失于温煦，宫寒不能摄精成孕，故不孕，阳虚内寒，不能生血行血，冲任血海空虚，故月经后期，量少色淡，腰为肾之府，肾虚则腰酸腿软，火衰则性欲淡漠，火不暖土，脾不健运，则大便不实，带下量多；膀胱失于温化则小便清长。舌淡，苔白，脉沉细为脾肾阳虚，寒凝血瘀之象。

治法 健脾补肾，活血化瘀。

代表处方 少腹逐瘀汤。

加减及方解 详见本章第一节内容，少腹逐瘀汤温通并用，从组方来看其以通为主，方中以当归、川芎、赤芍养血活血调经，小茴香、干姜、肉桂温经散寒，生蒲黄、五灵脂、没药、延胡索理气活血止痛，故主要用于寒凝血瘀结于少腹所致的腹中包块、疼痛或血不归经等病证。《医林改错》中亦将其用于"血瘀"所致的不孕和小产，但该方以祛邪为主，用于种子保胎，不宜多服久服，应中病即止。

其他经典名方

相关文献举例补充如下。

（1）安子合剂：此方为南京中医药大学第一附属医院院内制剂。顾俊杰观察安子合剂用于治疗寒凝血瘀型子宫内膜异位症不孕患者，治疗组给予自拟安子合剂及其增强活血化瘀功效改良方（续断20g，桑寄生20g，菟丝子20g，白术80g，钩藤90g，太子参30g，甘草10g，墨旱莲20g，黄芩80g，苎麻根40g，丹参80g，当归80g），对照组采用口服散结镇痛胶囊，治疗周期为12个月。其研究结论为安子合剂一方多用能显著改善子宫内膜异位症患者疼痛，减低炎症反应，提高患者生活质量，同时改善患者卵巢功能，提高治疗不孕有效率[34]。

（2）四逆汤：此方出自《伤寒论·辨少阴病脉证并治》，"少阴病，脉沉者，急温之，宜四逆汤。仲景制方四逆汤"，为少阴病脾肾阳虚、阴寒内盛之脉微细，但欲寐而设。《素问·至真要大论》曰"寒淫于内，治以甘热"，即四逆汤的立方本旨。

全方具有温阳散寒的功效，盖血得寒则凝，得温则行，阳盛则寒邪易祛，血瘀得散，疼痛可除。四逆汤由附子、干姜、甘草组成，配伍极为精简严谨。王沙沙研究四逆汤加味治疗寒凝血瘀型子宫内膜异位症的疗效分析结论提示四逆汤在调整月经、缓解性交痛、肛门坠胀及治疗不孕症方面疗效显著，明显优于达那唑。可有效缓解痛经，缩小异位病灶，降低血清水平，提高不孕症的治愈率。避免西医假孕及假绝经疗法所引起的副作用大、受孕率低等缺点[35]。

（3）潘芳[36]**自拟温肾活血方。**方药：（胡芦巴 15g，肉苁蓉 15g，当归 12g，熟地黄 15g，莪术 15g，肉桂 3g，姜黄 15g，菟丝子 15g，补骨脂 15g）加减治疗。对照组给予少腹逐瘀汤加减治疗。研究表明，温肾活血方可改善寒凝血瘀型子宫内膜异位症不孕患者的卵巢功能，提高妊娠率。温肾活血方中，胡芦巴温肾散寒止痛，为治疗"元脏虚冷气之最要"，肉苁蓉滋阴消癥，共为君药；补骨脂温肾散寒，菟丝子补阳滋阴，取"阴中求阳"之意，使"精足气充，气充则瘀行"，当归养血活血，姜黄、莪术为血中之气药，活血行气但不峻猛，又可防止补益药壅滞气机，肉桂补火助阳、温通经脉，可引诸药透达全身，上述诸药共为臣药；熟地黄滋阴补血，防止温阳药过多而伤阴，为佐使药。全方补肾温阳与活血消癥并重，动静结合，既可改善患者的卵巢功能，又可避免补肾药导致子宫内膜异位症加重的可能。

（二）肝郁脾虚血瘀

主要证候　证见婚后不孕，经行下腹坠胀剧痛，痛而拒按，甚或前后二阴坠胀欲便，经量或多或少，经色暗有血块，胸闷，经前乳房胀痛，大便溏，舌暗，苔薄白，脉弦细。

证候分析　肝气郁结，气血不和，冲任不调，故婚久不孕，肝失条达，冲任气血郁滞，经血不利，不通则痛，故经期小腹胀痛，瘀血阻滞，故痛有定处，经来不畅，淋沥不尽，或经来量多，血色紫暗有块，血块排出，郁滞减轻，气血暂通，故疼痛暂缓，肝郁气滞，经脉不利，故乳胀胸闷，脾虚失于健运，则大便溏，舌暗，苔薄白，脉弦细为肝郁脾虚血瘀之象。

治法　疏肝健脾，调补冲任。

代表处方　当归芍药散。

方药组成　当归、川芎、白芍、泽泻、白术、茯苓。

加减　肾虚者加菟丝子、桑寄生，气滞者加乌药、枳壳，偏寒者加吴茱萸、艾叶，热象明显者加牡丹皮、生地黄。

方解 当归芍药散出自汉代张仲景编写的《金匮要略》，原方主治妇人"腹中诸疾痛"，以及"妇人怀妊，腹中绞痛"。本方为厥阴、太阴、冲任之药。方中重用芍药，补血、泻肝，苦酸微寒，入肝脾血分，和血脉，收阴气，敛逆气，散恶血，缓急止痛；当归补血、润燥，甘温和血，辛温散寒，主心腹诸痛，冲脉为病，气逆里急，妇人诸不足；川芎乃血中气药，助清阳而开诸郁，润肝燥而补肝虚，上行头目，下行血海（冲脉主血，为十二经脉之海），祛风散瘀，行血中之滞。当归、川芎、芍药相配更能养血而益冲任，任通冲盛则有助于妊娠；白术、茯苓补脾燥湿，益中土以资生血之源，泽泻利水渗湿，佐白术、茯苓以治水，诸药合用，以收养血柔肝、调补冲任、健脾化湿、活血止痛之效。

其他经典名方

相关文献举例补充如下。

（1）黄花朋使用金铃子散合四逆散加减，其中柴胡、枳实和木香疏肝行气；金铃子行气止痛；延胡索活血止痛；白芍则止痛养阴。白芍联合延胡索可达到活血化瘀及止痛之功。桂心有安神养心之功，炙甘草调和诸药，诸药合用，可共奏活血化瘀、疏肝行气之功，可有效缓解乳房胀痛、痛经和消除血凝块，改善子宫内膜异位症致不孕症状，提高妊娠率[37]。

（2）木达汤是古方四逆散基础上针对本症肝失疏泄、气滞血瘀的病机，治遵"木郁达之"之旨，顺其条达之性，发其郁遏之气，理气之中兼活血，主要以疏肝解郁、调畅气机为主，随证加用活血化瘀之品，李小平等[38]使用木达汤（柴胡9g，白芍15g，枳壳9g，乌药9g，甘草3g）治疗。加减方法：经后期去乌药加山茱萸10g，菟丝子15g，女贞子15g；排卵期加合欢花6g，玫瑰花6g；经前期加巴戟天10g，淫羊藿10g；经期赤芍易白芍，加川芎9g，当归9g，川牛膝15g。对照西药氯米芬组。本研究结果表明，木达汤组治疗子宫内膜异位症排卵障碍性不孕的疗效明显优于西药氯米芬组。方中选用柴胡、白芍、枳壳、乌药疏肝解郁、调畅气机为主，因冲为血海，任主胞胎，足厥阴肝经络阴器，循少腹，与冲任二脉互为沟通。药理研究表明，柴胡、白芍、乌药、甘草具有镇静、镇痛、镇痉、促诱生干扰素、促进免疫功能等作用。经后期加菟丝子、山茱萸、女贞子滋补肝肾阴血，肝肾同源，肾虚不滋肝木，肝失条达则郁，治疗应补肾疏肝，排卵期加合欢花、玫瑰花活血通络，卵子方能离巢而出；经前期加巴戟天、淫羊藿益肾暖巢；月经期赤芍易白芍加川芎、当归、川牛膝行气活血，因势利导，使胞宫脉络通畅，盈满之血依时而下，通则不痛。由此肝之疏泄功能正常，调畅气机、条达气血，冲任脉得其所助，则二脉通畅，卵子得以顺利排出。

（3）尤昭玲教授喜用地龙与路路通配伍，地龙咸寒偏入血分，《本草纲目拾遗》中对路路通描述："大能通十二经穴。"故地龙与路路通气血共治，以通为用，通经活络之效彰显。而对于免疫性因素从肝脾出发固本，重用白术，加用陈皮、香附、山药，以达到疏肝健脾、益气活血之效，全方活血调经而胎孕可成[39]。

（三）脾虚痰湿瘀阻

主要证候　证见婚久不孕，经行腹痛，经期延长，经量或多或少，胸闷不舒，喉中黏痰，形体肥胖，平时白带量多，疲倦、乏力，大便溏，舌暗有瘀点、苔白腻或厚腻，脉细濡。

证候分析　痰之化无不在脾，痰之本无不在肾，脾肾亏虚，水湿不化，聚湿为痰，痰瘀相搏，冲任瘀阻，形成癥瘕，阻碍两精相合。痰湿下注则带下量多，痰湿中阻则胸闷，舌暗有瘀点、苔白腻或厚腻，脉细濡为脾虚痰湿瘀阻之象。

治法　健脾祛瘀化痰，软坚散结。

代表处方　苍附导痰丸。

加减　可根据其酌情加用活血之品，如赤芍、桃仁、三棱、莪术、丹参，软坚化痰散结之品，如鳖甲、生牡蛎、海藻、昆布、薏苡仁、浙贝母等。

方解　详见本章第二节内容。

其他经典名方

相关文献举例补充如下。

（1）王砚琳用痰瘀同治法[40]治疗 118 例子宫内膜异位症，治疗组 78 例，服用天仙内异消方（淫羊藿、天仙藤、菟丝子、三棱、莪术、柴胡、丹参、昆布）。3 个月为 1 个疗程，经期停服。对照组 40 例，服用西药达那唑。结果治疗组总有效率达 93.6%，25 例不孕症患者中的 13 例受孕，受孕率达 52.0%，疗效优于达那唑组。

（2）刘金星等[41]提出子宫内膜异位症的病机为痰瘀互凝，聚结成瘤，在治疗上除活血化瘀外，还须消痰，用自拟异位胶囊（浙贝母、山慈菇、血竭、丹参、鳖甲、薏苡仁、夏枯草等）治疗 46 例子宫内膜异位症，3 个月为 1 个疗程，经 2~3 个疗程，结果总有效率为 91.3%，其中 10 例并发不孕者 6 例受孕，受孕率为 60%。

（3）吴凡等[42]选取符合痰瘀互结型子宫内膜异位症患者，使用化痰散瘀之异位散治疗 3 个月；处方：血竭、三七各 30g，薏苡仁、山慈菇各 240g，没药 80g，丹参 120g，浙贝母、赤芍各 150g 制成散剂。随访不孕患者 3 年，其妊娠率为 66.67%。

（四）气虚血瘀

主要证候　证见下腹结块，或婚久不孕，经期、经后小腹坠痛，拒按，月经量或多或少，色淡质稀，平时倦怠乏力，气短懒言，舌淡暗，或边有瘀斑瘀点，舌苔薄白，脉细弱。

证候分析　脾气虚弱，血行迟滞，胞宫受阻，阻碍两精相合，故而不孕。脾气虚弱，失于固摄，故月经量多，色淡质稀，脾虚气血生化无源，血海空虚，故月经量偏少，气血不足不能濡养四肢，故倦怠乏力，舌淡暗，或边有瘀斑瘀点，舌苔薄白，脉细弱为气虚血瘀之象。

治法　益气温阳，活血化瘀。

处方　举元煎加减。

方药组成、方解、加减用药　详见本章第二节相关内容。

其他经典名方

相关文献举例补充如下。

（1）刘勇等[43]将50例子宫内膜异位症不孕患者随机分为两组。治疗组用温经和营方（当归、熟地黄、枸杞子、桂枝、茯苓、白芍、丹参、党参各12g，黄芪、川续断、菟丝子、山药各15g，补骨脂、胡芦巴、淫羊藿、炙甘草各10g，泽泻6g），对照组用反加疗法，促性腺激素释放激素激动剂联合低剂量雌、孕激素。经6个月经周期治疗，治疗组1年累积妊娠率最大卵泡直径、成熟卵泡数目均呈增长态势，与对照组比较有显著差异性，发生率治疗前后差异无显著性。研究表明温经和营方能促进卵泡发育增加排卵，故加大受孕率。

（2）张晓平[44]采用自拟方（益元通闭汤）治疗子宫内膜异位症不孕症30例，总有效率达70%，该方通过改善卵泡发育，增大卵泡直径，并且能降低血清抗子宫内膜抗体（EM-Ab）、白介素（IL）-6、肿瘤坏死因子-α。

二、中药周期治疗

《素问·六微旨大论》指出在生理上月经周期中的四期虽各有脏腑所主，但却都离不开脾胃之土的奉养。五行中土虽然没有直接司职于月经周期四象中的任一期，不属于任一方位，但是因为土位居中央，所以实际上四方的任一方位、任何一脏，以及月经周期的任一期都离不开五行之土。《素问·玉机真脏论》说"脾为孤脏，中央土以灌四傍"，"五脏者，皆禀气于胃，胃者，五脏之本也"。在病理上，对于月经周期中任一期有余或不足的调治，均要在上述四法则基础上，辅以补益脾胃。

卵泡期阴偏盛，主要由肾所主，黄体期阳偏盛，主要由心所主。在病理上，应遵循《素问·血气形志》"泻有余，补不足"。在生理上，排卵期为肝所主，以疏泄为用。在病理上，若排卵障碍（不足），则应以扶木疏肝为正法，温心肾之阳、培脾胃之土为必备，佐以泄肺，不可单独或过度滋补肾水。

月经周期是女性生殖系统生理过程中阴阳消长、气血藏泻等节律表现。整个月经周期，可划分为四个时期：

行经期，子宫泄而不藏，通过阳气的疏泄，胞脉通达，使经血从子宫下泄，气亦随血而泄，以活血通经为主。

经后期，又称阴长期，此期血室已闭，子宫藏而不泄，经净以后血海空虚，胞脉也逐渐修复，通过肾气的封藏，蓄养阴精，使精血渐长，充盛于冲任二脉，此为"重阴"阶段。

排卵期，是重阴必阳、阴转化为阳的重要时期，转化顺利，气血活动顺畅，排出卵子，阳气始旺，这是生殖节律的变化，治疗上当补肾助阳，调气活血，促进排卵顺利。在补脾肾的基础上破血活血行气以利排卵。此时，补肾之品多用菟丝子、淫羊藿、补骨脂，以求补肾温阳。运用党参、山药等继续温煦中土，在阳气充盛的基础上，加分量适宜的破血活血行血之品，如当归、川芎、丹参、羌活等药以促进排卵的发生。

排卵后期，阴精与阳气皆充盛，气血长盛，血海蓄满，治疗应当调补中土，调和冲任为法，促黄体功能健全和助孕卵的着床、发育。可重用菟丝子和桑寄生，菟丝子辛甘微温，补火助阳力强，长于补肾益精，可阴阳并补，既能温补肾阳，健脾胃、助运化，又善走肝肾阴分，能滋水以涵木，养肝以明目。《本草经疏》称其谓"脾、肾、肝三经要药"，兼补益先后天于一体。桑寄生味苦、甘，性平，性缓气和，可升可降。专入肝肾，既能补肝肾，又能养气血。《本草汇言》称其"阳中之阴，可升可降，通行手足阴阳十二经"。此二药相须为用，可补益命门火及督阳之衰，药力强而不烈，善兴阳道，且阴阳并补又寓"阳中求阴，阴中求阳"之意。当归味甘、辛，性温。归肝、心、脾经。补血而行血，为血中要药。其他药物，在重视补中土培内膜基础上，随证加减。

（一）名医名家顺应自然周期治疗经验举例

周期疗法是指在辨证论治的基础上，结合月经周期中阴阳气血消长转化规律，在月经周期的不同阶段予以不同的药物治疗。最常见的是依据排卵时间的二分法，即分为排卵前方和排卵后方；也有结合月经期的三分法，即月经前方、经期方、月经后方；最细的是四分法，分为月经期方、卵泡期方、排卵期方和黄体期方。月经期方和排卵期方多含有大量的活血化瘀类药物，而排卵后方多为补益肝肾类药物。我们检索近期文献，可检索出91篇相关文献，我们选取名医名家相关临证经验总结如下：

1. 全国名老中医傅萍治疗子宫内膜异位症不孕经验[45]

以调补脾肾、活血化瘀为大法，并应顺随月事气血藏泻、冲任胞宫阴阳消长，以经水为期，分期调理胞宫气血，活血化瘀而消散滞血，补肾益气而养精助孕。

（1）月经期活血通络消瘀止痛：多用桃红四物汤合失笑散加减，以红花、桃仁破血化瘀，川芎、五灵脂、蒲黄等活血理气止痛，青皮、延胡索、肉桂温经散寒，行气止痛，当归、熟地黄养血活血祛瘀不伤阴。痛甚者，可加细辛、附子等大辛大热之品等破坚逐瘀止痛，以及地鳖虫等虫类药止痛化癥；伴呕吐者可加吴茱萸、姜半夏温经散寒兼散结消癥；经量过多者多因浊血不去、血不归经，酌加花蕊石、藕节活血止血，止血而无留瘀之弊；经期延长者，可加党参、白术益气健脾、培本之源，稍加升麻升阳摄血。

（2）经后期滋阴养血活血生精：在养阴之中稍加温阳活血之品，鼓舞阳气，温通脉络，消散瘀结，以傅氏养血试孕方加减。临证遣以熟地黄、枸杞子、菟丝子、覆盆子养阴生精；当归身、川芎养血活血；杜仲、紫石英、巴戟天温补肾阳，以阳中求阴；少佐桃仁通腑逐瘀，甚者加以水蛭、地鳖虫等虫类药以达搜剔宿瘀之效。

（3）排卵期温肾助阳疏利促排：常以养血试孕方加减，去熟地黄、覆盆子等养阴益精之品，加重巴戟天、胡芦巴补肾振阳，黄芪温阳利水，佐以炮山甲、荆芥、皂角刺破血通络，利气透达，其中炮山甲一味流通走窜，走而不守，通经透络，消癥促排，尤适用于子宫内膜异位症伴有卵巢囊肿影响排卵功能者，并适用于瘀血阻滞炎症内生之输卵管炎症者，可祛瘀散结，改善盆腔内微循环。临证常稍稍予以玫瑰花、绿梅花、月季花等芬芳轻盈之花类药，疏肝解瘀，理气和血，以疏通气血，有助于心肾相交，盖因之氤氲期之重阴转阳，有赖于水火既济，即心气下通于肾，以资肾阳温肾阴，肾水上济于心，以清心火，阴阳和调方可转化顺利，排卵正常。

（4）经前期理气活血化瘀散结：若子宫内膜异位症者不为试孕月，治宜理气散瘀为主，以促瘀浊吸收，药用三棱、莪术、路路通、川牛膝、鹿角片温通气血活血破瘀，稍佐以桃仁、水蛭、地鳖虫之类消散癥瘕，经前小腹坠痛明显或伴乳胀痛、胸烦闷者可佐以疏肝解郁、行气止痛之品，多用川楝子、柴胡、延胡索、没药。试孕当月排卵后期治宜补温胞宫，改善宫内环境，傅师认为试孕黄体期当以培补胎元为主，稍佐以活血养血之品，切不可轻投破血逐瘀消癥之类，以免伤及胎元，确认妊娠后更是以益肾安胎为主。傅氏认为子宫内膜异位症患者妊娠后因血聚养胎，盆腔疼痛易发，以白芍倍用配伍当归和血脉壅滞，改善盆腔微循环，调和气血，止痛安胎，傅师以当归散加味活血化瘀安胎。

2. 国医大师柴嵩岩治疗子宫内膜异位症不孕经验[46]

（1）经期：柴教授认为如果冒用活血止痛药，会加重病灶出血，因离经之血并无出路，反而会加重病情，所以不主张应用大剂量的活血药，取而代之应用化瘀止痛的药物，如三七粉、蒲黄炭、茜草炭等，化瘀而不伤正，止痛而不破血。

（2）非经期：冲任气血较为平和，气血下聚于冲任、胞宫，藏而不泻。此时期以"治本"为主，因瘀血是本病的主要病理基础，故在治疗中化瘀贯穿始终，根据不同的辨证采取不同的方法，如补肾化瘀、清热化湿除瘀等。喜用北沙参、玉竹等归肺经又具有益气滋阴的药物，调补肺肾，从肺而治，补肺启肾，稳定血海，调节患者的卵巢功能和盆腔环境，达到治本的目的。对于有生育要求的子宫内膜异位症患者，调经、育卵、助孕为治疗的主要目的，柴教授总结出"益肾安冲，稳定血海"的基本治疗思路，治疗重点不在消除癥瘕本身，而在于调整盆腔环境、促使患者排出优质的卵子，使患者顺利受孕，其中非经期是治疗的关键时期。对于卵巢巧克力囊肿剥除术后的患者，常阴血不足，脉络瘀阻，治疗以滋肾养阴、活血通络为主，同时兼顾肝、心、脾脏。补肾喜用女贞子、墨旱莲、菟丝子、杜仲、川续断等性味较平和、无温燥助热之弊、有走动之性的药物，少用或不用覆盆子、枸杞子等滋腻之品，亦不用淫羊藿、仙茅、巴戟天等虽补肾但温燥之品。有正常的排卵后，在经后期可加大通络活血之力，促进卵子的排出，帮助患者受孕。

3. 国医大师夏桂成治疗子宫内膜异位症不孕经验[47]

提倡补肾调周法，即按月经周期进行调治。行经期着重于活血化瘀，促进内膜转化为主，予以膈下逐瘀汤，药用赤芍、五灵脂、延胡索、制香附、当归、益母草、泽兰等。经后期滋阴养血，予以归芍地黄丸，药用牡丹皮、川续断、茯苓、菟丝子、山药、山萸肉等。同时注意子宫内膜异位症病理基础是血瘀，因此在滋阴养血方药中常常需要加入山楂、石打穿、五灵脂等品。经间排卵期着重补肾调气血，予以补肾促排卵汤，药用丹参、赤芍、川续断、紫石英、山药、山萸肉、红花、五灵脂等。经前期着重补肾助阳，配以化瘀消癥，予以助阳消癥汤，药用当归、赤芍、白芍、川续断、紫石英、菟丝子、生山楂、石打穿等。自高温相后即服，服药至经行。

4. 蔡氏妇科蔡小荪治疗子宫内膜异位症不孕经验[48]

其采用攻补兼施，配合周期调治法治疗子宫内膜异位症不孕患者，分为三期治疗。

（1）月经净后至排卵期为第一期：治以育肾通络法，拟用"孕1方"合"内异2、3方"。"孕1方"组成为云茯苓12g，石楠叶10g，熟地黄15g，桂枝2.4g，仙茅10g，淫羊藿12g，路路通10g，公丁香2.4g，川牛膝10g。"内异2方"组成为当归9g，牛膝12g，赤芍12g，香附9g，熟大黄炭12g，生蒲黄9~60g，丹参12g，花蕊石15g，血竭3g，震灵丹（包）15g。"内异3方"是桂枝茯苓丸加味，组成为云茯苓12g，桂枝4.5g，桃仁10g，赤芍10g，牡丹皮10g，皂角刺20g，鬼箭羽20g，石见穿15g。

（2）排卵后至经前一天为第二期：治以育肾温煦法，拟用"孕2方"合"内异3方"，"孕2方"组成为生地黄、熟地黄各15g，云茯苓12g，石楠叶10g，鹿角霜10g，淫羊藿12g，巴戟天10g，肉苁蓉10g，墨旱莲12g，女贞子10g，怀牛膝 12g。

（3）经前数天至经净或痛止为第三期：治以化瘀调经止痛法，拟用"内异 1 方"或"内异 2 方"。对基础体温转为典型双相，并出现相对高温患者，则化瘀药物必须在经来后使用，慎防坠胎。"内异 1 方"组成为当归 9g，丹参 9g，牛膝 12g，赤芍 12g，香附 9g，川芎 6g，桂枝 4.5g，没药 6g，失笑散 12g，血竭 3g。

5. 全国名老中医司徒仪教授治疗子宫内膜异位症不孕经验[49]

（1）月经前期及月经期：化瘀止痛止血为主，以自拟蒲田胶囊（蒲黄、田七等）加减治疗。

（2）经前期至排卵期以活血理气、化瘀散结为主（三棱、莪术、穿破石、猫爪草等）。

6. 妇科名家尤昭玲治疗子宫内膜异位症不孕经验[50]

其认为子宫内膜异位症属于中医学"血瘕"范畴，主要病机特点为"瘀、虚、痰"，基本病理以"血瘀"为主，治疗上有孕育要求者分为三期论治：月经期以内外合治、调理气血为大法；经后期主要益肾健脾、暖巢增液、宣散脉络、促卵泡排出；孕时益肾健脾、安胎前移；无孕育要求者以"补益正气、活血化瘀、软坚散结"为治疗大法，内服、外敷药物及药物灌肠治法相结合，临床疗效显著。

（二）中药周期疗法在辅助生殖技术领域中的应用

随着辅助生殖技术的飞速发展，许多不孕症的难点环节得以解决，但由于子宫内膜异位症患者术后存在卵巢功能的不良影响，使卵巢对超促排卵的反应性差，获卵数减少，最终影响妊娠结局，易发生高的流产率。中药治疗有助于恢复子宫内膜异位症保守性手术对卵巢功能造成的影响，从而起到调经助孕的目的。

Ⅰ～Ⅱ期子宫内膜异位症患者，术后积极促孕，但术后患者正气不足，应从中土脾胃入手，以扶正为主，恢复气血，少佐化瘀之品，预防复发，依据月经周期阴阳特点调治。月经后以助阴升为主，调其肝脾；排卵期，氤氲之时，促其阴阳转换；月经前以补助其阳升，补脾胃以助孕育为主。排卵后不论有无妊娠，均健脾助膜。子宫内膜具有的摄胎、载胎、纳胎、养胎功能，类似土载万物，因此胚胎的早期着床需要健运脾胃、助膜长养以摄胎，亦是一个黄体维持作用。脾虚则气血生化乏源，胎失所养；且脾气主升，气能载胎，中气升提有力，胎儿才能正常发育而不致堕胎。除了温肾之品外，常需用健脾益气药，如党参、黄芪、白术、山药、莲子、莲须等。子宫内膜异位患者受孕后仍有易流产风险，故需脾肾双补以安胎。

Ⅲ～Ⅳ期子宫内膜异位症不孕患者，可在腹腔镜术后行体外受精-胚胎移植（IVF-ET）术，在此基础上配合中医药周期调治，提高其临床疗效，众多医家在此阶段的治疗，主要结合子宫内膜异位症不孕患者脾肾气虚、气血失调、血瘀的特点进行周期调治。根据研究侧重点不同，而采取不同的中医治疗理念。

1. 根据辅助生殖的不同期分步治疗（以尤昭玲教授为代表）

（1）施术前期：以益气活血化瘀、调气和血为主为体外受精（IVF）施术进行准备。

（2）降调节期：体外受精-胚胎移植（IVF-ET）长方案降调节期，使垂体细胞表面可结合受体减少，此时患者常出现性欲减退、腰膝酸软、阴道干涩、潮热盗汗等肾阴虚症状，此时忌用温补辛散之品惊扰卵泡，以养肾阴，调脾为主。可予左归丸、二至丸合四君子汤加减。

（3）促排期：肾之阴精逐渐滋长并充盛、冲任气血调和，应以助肾精增长为主，以脾肾同补，调理冲任为法：菟丝子、桑寄生、党参、白术、山药、沙苑子、当归、甘草等。

（4）取卵前期：以调补脾肾为法，增加补骨脂、淫羊藿等以助肾阳增长，阴阳转换，在补肾的同时，脾胃虚弱者，可佐加运脾之品，如砂仁、木香，以助脾胃健运。

（5）取卵后期：益肾健脾，助子宫内膜长养，提高子宫内膜容受性：山茱萸、山药、党参、菟丝子、淫羊藿、补骨脂、杜仲。

（6）种植期：子宫内膜具有载胎、摄胎、养胎之效，故以补中土为大法：黄芪、党参、苎麻根、桑寄生、山药、山茱萸、甘草等。

典型文献举例

尤昭玲教授在体外受精-胚胎移植（IVF-ET）方面形成自身独特的经验。在辨证论治的前提下，与体外受精-胚胎移植（IVF-ET）常规方案相适应，制定了中医辅治的"六期七步曲"[51]。"六期七步曲"法在临床实践中，根据不同患者的情况，将中药辅治步骤由六期精简为三期，即分为卵泡募集期、取卵期和移植后期。在卵泡募集期，治疗重在肝、肾、心，使用促性腺激素释放激素激动剂，第1~15天服中药1号方：选用生地黄、熟地黄、柴胡、栀子、莲肉、山药、山茱萸、石斛、桑椹子、莲心、月季花、甘草等。取卵期，即用人绒毛膜促性腺激素（HCG）。促卵泡成熟期至移植前期，通过中医药益肾助卵、温阳通络作用，协同HCG促进优势卵泡发育，以利于顺利取卵。同时健脾益气，交通心肾，使子宫内膜同步长养。治疗多重视肾、脾、心，中药应用2号方：选用生地黄、熟地黄、山药、莲肉、桑椹子、覆盆子、沙参、补骨脂、肉苁蓉、紫石英、甘草等，于HCG注射前1天至移植前1天服药。移植后期，即移植后1~12天。通过中医滋补肾精，助膜长养功效，最大限度地减少因抽吸卵泡导致的颗粒细胞过多丢失、颗粒黄体细胞数减少、对黄体生成的影响，提高孕激素、HCG水平，以加速子宫内膜长养，使之尽可能与种植胚胎发育同步，以提高胚胎种植率。

此期中医从脾、肾、心论治。中药用 3 号方：选用党参、黄芪、白术、苏梗、苎麻根、山茱萸、肉苁蓉、山药、莲心、桑寄生、石斛、甘草等[52]。

2. 在子宫内膜容受性方面

中医学虽然没有明确提出"子宫内膜容受性"这一概念，但从中医古籍中可以找到与之相吻合的内容。"脾属土，土爱稼穑"，是指脾土具有生化、承载、受纳等作用。脾属土，土乘坤静之德，能化生万物，为万物扎根之基。妇人妊娠，胎在胞中，犹万物始萌于土。孕后胎元全赖母之气血以滋养，而气血又靠脾胃运化之水谷精微所化生，如《胎产指南》所云："凡孕妇脾胃旺而血气充，则胎安而正，产子精神而寿。"脾旺则气血生化有源，载胎之子宫内膜方可气充血旺，有利于胚胎着床与进一步的生长发育。肾藏精，主生殖。《素问·六节藏象论》曰："肾者主蛰，封藏之本，精之处也。"《医学衷中参西录》曰："男女生育，皆赖肾气作强，肾旺自能荫胎也。"故其治疗从脾肾入手，以改善子宫内膜容受性。

典型文献举例

李志强[53]在超促排卵开始使用促性腺激素释放激素激动剂当天开始加用补肾调气血法，方用熟地黄、枸杞子、淫羊藿各 18g，当归、巴戟天、鹿角片（先煎）、灵芝、菟丝子、怀山药、太子参、丹参各 15g，龟甲（先煎）、牛膝、茺蔚子各 12g，知母、黄柏、桃仁各 10g，紫河车（研粉吞）、红花各 6g，制香附 12g，每日一剂，水煎至 150ml，分两次口服，至取卵日；证实通过补肾调气血法治疗可以改善卵子质量、胚胎发育潜能和子宫内膜容受性。

3. 卵巢储备功能不足

黄艳辉等[54]将腹腔镜下卵巢子宫内膜异位囊肿剔除术后病例随机分为中药组和对照组，中药组术后给予补肾活血中药，对照组术后予期待治疗。研究表明：补肾活血中药可降低保守术后患者的血清基础促卵泡生成素（FSH）、促黄体生成素（LH）水平，升高抑制素 B、基础雌二醇（E_2）水平，从而达到改善卵巢储备功能的目的。

4. 预防卵巢过激方面

民间医家宋传坤在卵泡期补肾益天癸，养血调冲任，使精血充盈，气血和调，以促使卵泡发育。①促卵泡方 A：女贞子 15g，旱莲草 15g，枸杞子 15g，菟丝子 15g，当归 12g，川芎 12g，白芍 12g，生地黄 12g，制香附 12g，炙甘草 9g。②促卵泡方 B：促卵泡方 A 中生地黄改为熟地黄 12g，加山萸肉 12g，茯苓 15g。加减：若用促卵泡方 A 3 个周期仍卵泡发育不良，内膜达不到 A 级，应改用促卵泡方 B。若双侧卵巢分别多于 5 个以上卵子共同生长，此时应加强滋肾益阴之力，女贞子、旱莲草、枸杞子、菟丝子改为 20g，以增强滋肾育阴之功，并重用茯苓 20～30g，加白术 12g，泽泻 15g，取健脾利水之功，以防过激综合征的发生，在黄体期患者伴有腹胀、纳差等卵巢过激症状，重用茯苓 24g，泽泻 15g，干姜 6g 以补肾健脾，达到治病与安胎并举；对卵巢过度刺激症状较重者，茯苓可用至 30g，加强健脾利水之效[55]。

综上，肾为天癸之源，肾精化肾气，主宰着天癸的至与竭，天癸至则月经按时来潮，故有子。肾—天癸—冲任—胞宫为女性生理生殖轴，肾功能减退可引起生殖轴失于平衡，则导致不孕，肾气虚气化功能失常，不能蒸化水液及温煦脾土，脾土失司，水液不化而壅滞成痰，痰湿为阴邪，其性重浊黏滞，影响气血畅行致血瘀，痰瘀并存，导致冲任阻滞，胞脉瘀结而出现排卵障碍。脾属土，土乘坤静之德，《周易》曰："地势坤，君子以厚德载物。"《景岳全书·妇人规》曰："产育由于气血，气血由于情怀，情怀不畅则冲任不充，冲任不充则胎孕不受。"调经养血之法，首以崇阳为主。所以"四维之病，悉因中气"。他指出"经水之原化于己土。脾阳左旋，温升而生营血……血藏于肝而总统于冲任。阴中阳盛，生意沛然，一承雨露，煦濡长养，是以成孕而怀子"。脾土为受孕的土壤，脾土得盛为受孕的基础。赵献可云："胎遂之系于脾，犹钟之系于梁。"妊娠期母胎给养赖于脾胃健，运化有权，气血充盛，胎元得养，母健胎安。若脾胃虚弱，纳运失职，胎失所养，则胎萎不长、胎动不安。故治疗子宫内膜异位症不孕需从脾肾入手，兼顾五脏，调理气血功能。脾主四时，在调节脏腑气血功能时，借助中土之力，根据脏腑相关性，如脾肾先后天关系，肝脾"肝病传脾"等进行调治。

补土理论结合子宫内膜异位症不孕症体外受精-胚胎移植的治疗，需结合体外受精-胚胎移植的不同周期，结合气机的升降，体外受精-胚胎移植长方案降调节期，使垂体细胞表面可结合受体减少，此时患者常出现性欲减退、腰膝酸软、阴道干湿、潮热盗汗等肾阴虚症状，此时忌用温补辛散之品惊扰卵泡，以养肾阴，调脾为主；促排期是肾阳之气渐旺、阴充阳长、宫暖待孕的阶段。需助其肾阳增长，肾旺脾健是生殖轴功能正常的基础，即取卵日至移植日期间，通过益肾健脾，助膜长养，加速子宫内膜长养，提高子宫内膜容受性。

肾主生殖，经水出诸于肾，女子以肝为先天，土为万物之本，故需调肾、肝、脾三脏，其本为虚，故需以补益为主，重视中土脾胃在脏腑关系中的作用。经期以通调为要，因势利导，理气活血化瘀，月经后期阴长阳弱，需补养气血，经间期重视其阴阳转换；月经前期重视运用中土之力，助其阳长，以维持黄体功能。

第四节　基于补土理论治疗子宫内膜异位症月经失调

子宫内膜异位症月经失调，可表现为月经过多、经期延长，严重者会出现暴崩而下的情况。脾的统摄功能、脾气己土的升发、脾的运化功能等都与经水有着密切关系。在治疗和调理过程中，建议从脾胃入手，从脾胃本源论治。在经期延长、月经过多、崩漏下血期间，主要以止血塞流为主，再予调理善后。

1. 塞流常用方

（1）升阳除湿汤：当归、独活、蔓荆子、防风、炙甘草、升麻、藁本、柴胡、羌活、苍术、黄芪。

本方多用于因饮食不节，劳伤形体，或素有心气不足，脾胃虚弱，而心胞乘之，导致脾胃下陷，气迫于下，脾土受邪之血崩、漏下恶血，方中升麻、柴胡可升举清阳之气，挽回下陷之势，蔓荆子、防风、藁本也可升举阳气，调治奇经。心火乘脾当除湿去热，方中以风药胜脾气下陷之湿，增强升阳之力[56]。其所主治因湿胜于热，为湿偏甚为主，处方偏重于用风药胜湿。治宜"大补脾胃而升举血气"，升阳除湿汤治疗"经漏不止"以"大举大升"、"血脱益气"为组方思路，以大补脾胃之气，举阳举陷以止崩。

（2）升阳举经汤：柴胡、藁本、白术、黄芪、当归身、红花、肉桂、桃仁、川芎、细辛、地黄、人参、白芍、羌活、黑附子、独活、防风、甘草。所主治为崩漏因命门火衰不能生脾土，阴躁阳脱者，以升浮血气，温补命门之下脱。以附子、肉桂气之浓者，阳中之阳，大温大热之品温补命门之火，当归、川芎、白芍、熟地黄、人参、黄芪、炙甘草大补气血治气血俱脱，重用柴胡、防风、羌活、独活、藁本、细辛大举升浮下脱之阳气，少加桃仁、红花以去其血滞化瘀。曹述文运用李东垣"升阳举经汤"加减治疗崩漏47例，效果满意[57]。

（3）丁香胶艾汤：当归身、川芎、阿胶、熟地黄、生艾叶、白芍、丁香。该方为四物汤加丁香、阿胶、艾叶组成丁香胶艾汤，"治崩漏不止，盖心气不足，劳役及饮食不节所得。其脉两尺俱弦洪，按之无力。其证自觉脐下如冰，求浓衣被以御其寒，白带白滑之物多，间有如屋漏水，时下鲜血，右尺脉时微洪也"[58]。

主治血虚寒胜，故处方偏重于用补血祛寒之品；本方补血温经散寒，药物以血分药物为主，可为胶艾汤加减变化而来，方中丁香辛温，温经散寒；当归养血调经，共为君药。阿胶补血止血；艾叶温经止痛，散寒除湿，尤善暖子宫，温气血，二者共为臣药。熟地黄、白芍滋阴养血，补已失之阴血；白芍兼可缓急止痛；川芎活血行气，调经止痛，使补而不滞，防出血日久留瘀，共为佐药。

（4）黄芪当归人参汤：黄芪、当归身、人参、草豆蔻仁、炒神曲、黄连、生地黄、陈皮、麻黄、杏仁、桂枝。主治失血过多，中气下陷，故处方偏重于用益气补血之品。以黄芪、人参、当归益气补血，养心安神，黄连、生地黄泻阴火，治经水暴崩不止，东垣谓本方"安心定志，镇坠其惊，调和脾胃，大益元气，补其血脉，养其心神"；方中加减用药草豆蔻仁、炒神曲、陈皮温中消积，"上喘气短促"故加麻黄、杏仁宣降肺气，桂枝通调气机以助阳气生发。

(5) 升阳益胃汤：黄芪、人参、炙甘草、升麻、柴胡、白术、当归身、炒神曲、陈皮、生黄芩。主治因脾胃虚损，血脱气陷者，治疗以益气生血固脱为主。《济阴纲目》中记载血崩日久血脱者应调治气陷，先理胃气，即"先补其阳，后泻其阴"，方以补中益气汤加减，甘药补益胃气能生血摄血，使阳生阴长，甘温益气升提，陈皮、神曲辛温调胃，散滞气，黄芩泻阴火。此方升阳固奇经，益气摄血[56]。贾运河[59]以当归芍药散加减治疗脾虚湿盛崩漏，贾遇春[60]以该方加减，益气摄血，柔肝健脾，治疗气虚崩漏，均疗效显著。

(6) 柴胡调经汤：羌活、独活、藁本、苍术、柴胡、升麻、葛根、当归身、炙甘草、红花。湿者，有寒热之分，主治因下焦久脱，寒湿大胜者，出现崩漏及水泄不止，当大升大举助脾胃阳气上升，以风药升提为主。方中苍术、羌活祛风散寒除湿。藁本、独活加强散寒除湿之力；柴胡、升麻、葛根升阳，以助脾胃生发之气。当归身、红花养血和血，防止诸药辛温燥烈伤阴。炙甘草益气和中，调和药性，为使药。

临床上崩漏下陷，鲜血不止，证见项筋拘急等表证及不思饮食，可予以柴胡调经汤。武之望认为见到鲜血漏下者不宜用清凉类药，而应用升举之法，从治疗不思饮食上揣摩，外症虽属太阳者多半，而此方又兼少阳、阳明、太阴、厥阴，君以太阴苍术，少加当归、红花，引入血分以升阳气，全方调理多经气血，大举大升之力大于益胃升阳汤，即"从阴用阳之义也"；而升阳除湿法着重治疗气陷生湿的崩漏，正如李东垣所见，"心之脉主属心系，心系者，包络命门之脉也，主月事，因脾胃虚湿而心包乘之"[56]。

结合岭南地区的用药特点，患者多夹湿热，运用罗元恺创制的"二稔汤"治疗，其以岗稔、地稔止血；张锡纯的固冲汤，方中岗稔根、地稔根具有补血摄血的作用，何首乌补肝肾而益血，续断补肝肾而止崩，兼治腰酸，熟地黄补血滋肾，党参、白术、炙甘草能补气健脾，取其补气以摄血之意。棕榈炭、赤石脂收敛止血。

2. 善后调理

《女科经纶》曰："若因饱食后致崩漏，是伤脾气，下陷于肾，与相火相合，湿热下迫所致。宜甘温之剂，调补脾胃，则血自归经。若误用寒凉，损伤胃气，则不能摄血归经。"东垣曰："凡下血证，须用四君子汤收功，厥有旨哉。此皆从脾胃本源病治，不可不知也。"东垣在崩漏善后调理中指出"并血恶之物住后，必须黄芪、人参、炙甘草、当归之类数服以补之，于补气升阳汤中加以和血药便是也"，故病后需从其本入手，调理脾胃正气，恢复脏腑正常气机升降功能及脾主统血功能，以调补气血为主。

第五节 基于补土理论治疗子宫内膜异位症复发

子宫内膜异位症术后复发的病机虚实夹杂，本虚标实，气虚为本，血瘀为标。因子宫内膜异位症疾病本身症状具有多样性、复杂性，子宫内膜异位症复发的证候表现亦有不同，比如，以卵巢内膜囊肿为主要表现者，出现下腹结块，是为"癥瘕"；有以痛经为主要表现者，即中医所言经行腹痛，为"痛经"；亦有表现为"不孕"、"经期延长"等。复发后的子宫内膜异位症，基于补土理论，可参照前述治则治法，但同时需结合子宫内膜异位症复发后，正气不足，瘀结更甚的特点。

在卵巢内膜囊肿术后序贯中医药治疗，目的在于预防或减少复发，维护卵巢功能及促进妊娠。故中医预防子宫内膜异位症复发当以健脾补益正气以固本，或补益脾肾敦实先后天以助生殖，同时结合本病血瘀的核心病机，以及手术损伤所致之瘀血留滞，治疗过程中需不忘活血化瘀。

子宫内膜异位症术后气虚血瘀证以"益气活血化瘀"为治则，在基础方上重用四君子汤，去柴胡、白芍、枳壳加失笑散、三七粉（冲服）等活血化瘀之品。针对肾虚血瘀证，在基础方上去白术、防风加失笑散、菟丝子、桑寄生、续断以补肾益精，活血化瘀。综上，治疗中应注重肾、脾、肝及气血的变化。中医药在防治子宫内膜异位症术后复发中具有不良反应小、安全性高，复发率低、患者易于接受的优点。中医学重视疾病本质，临床上针对子宫内膜异位症术后的患者，防寓于治，或调经或助孕或止痛，因人制宜，个体化综合防治。

常用益气化瘀方：黄芪、当归、菟丝子、党参、柴胡、郁金、川芎、丹参、牡丹皮等。本方重用黄芪、当归为君。黄芪益气健脾，利湿消肿；当归补血活血，调经止痛。二药合用，以补为主，补中寓消，益气之中兼利湿，补血之际亦活血。臣以党参以增强黄芪补气之力，川芎助当归活血之功，辅以菟丝子补肾助孕。柴胡、郁金理气行滞，丹参、牡丹皮活血化瘀，全方配伍严谨，标本兼顾，共奏益气化瘀之功。

马迎红术后以益气化瘀、化痰散结为预防复发的治疗大法，补脾肾之气，化瘀痰之结，消补兼施、标本同治。不但可以预防术后复发，还可以促进患者术后生殖功能的恢复，调经助孕[61]。

子宫内膜异位症患者术后多虚多瘀，虚实夹杂。脾胃强健乃正气旺盛充足的基础，故术后应重视健脾益气以扶助正气。"血瘀"是本病的核心病机，血瘀可影响气机运行，气机不畅又加重瘀血形成，故在活血化瘀的同时还应注重疏肝行气。魏绍斌等以"疏肝健脾、扶助正气"为治疗大法，其基础方为四逆散合四君子汤、玉屏风散。四逆散疏肝行气，四君子汤合玉屏风散健脾益气，两方合用共奏健脾疏肝、行气止痛之功[62]。

第六节　基于补土理论治疗子宫内膜异位症孕后流产

西医在子宫内膜异位症孕后流产的预防和治疗方面，效果并不十分令人满意。中医药的周期序贯、多途径治疗，可以在改善卵巢功能、调整内分泌的同时，改善腹腔环境，调节机体免疫等以降低流产率[63]。

对于免疫性不孕，如抗磷脂抗体阳性，国外多采用肝素或阿司匹林治疗。许钧[64]用党参、炒白术、桑寄生、杜仲、丹参、赤芍、白芍、菟丝子、续断、益母草、川芎健脾补肾活血治疗抗磷脂抗体阳性流产 42 例中，保胎成功 37 例，抗磷脂抗体转阴 38 例。针对子宫内膜异位症患者黄体功能不全引起的流产，中西药的调周治疗，尤其是排卵后的黄体支持治疗都可以提高妊娠率，降低流产率。于红娟[65]运用助孕汤加减，以益肾为主，结合健脾疏肝，治疗黄体功能不全性不孕，总有效率达 93.19%。

王晓彤等[66]开展了腹腔镜术后口服丹术消异方对子宫内膜异位症临床疗效的研究，中药丹术消异方被广泛用于治疗子宫内膜异位症，方中莪术、三棱破血消癥止痛；丹参、延胡索、蒲黄、五灵脂活血祛瘀，通络止痛；柴胡、鸡血藤、益母草、香附疏肝理气，活血调经；海藻、浙贝母软坚散结；全方合用共奏活血化瘀、行气止痛、软坚散结之功。本研究结果还显示本方可降低 70%的自然流产发生风险。

刘红艳等[67]应用通瘀方治疗抗子宫内膜抗体（EMAb）阳性的流产、不孕患者 60 例，自拟通瘀方：莪术、桂枝、当归、赤芍、白芍等。对于抗子宫内膜抗体阳性气虚血瘀型者予通瘀方加黄芪 30g，党参 15g，总有效率达 90%以上。经过临床观察发现，从中医学角度抗子宫内膜抗体阳性患者倾向于血瘀为主，兼有气滞、气虚及阳虚血瘀等。

吴宁等[68]对 724 例子宫内膜异位症病例展开研究，经统计学分析发现，肾虚血瘀证为子宫内膜异位症常见证型；而不同流产次数、不同妊娠次数的患者在其中医证型分布上其差异有统计学意义（$P < 0.05$），流产次数多者及 3 次以上者与肾虚血瘀证和气滞血瘀证关系密切。

安胎之法应以补肾健脾、益气养血为主。肾气盛，胎有所系；气旺则胎有所载；血充则胎有所养，其胎自安。同时，临证应本着治病求本的原则，分辨证之寒热虚实，根据不同病因分别采用补肾、健脾、益气、养血、清热、理气、活血、解毒安胎等法，以达安胎的目的。补肾安胎常用寿胎丸，方中菟丝子补肾益精，肾旺自能荫胎；桑寄生、续断补肝肾，固冲任，使胎气强壮，阿胶滋养阴血，使冲任血旺，则胎气自固。四药相配，共奏补肾安胎之功。对于子宫内膜异位症气虚血瘀胎不安者，在寿胎丸方基础上，常选择加用白术、太子参、党参、怀山药健脾益气，在此基础上，针对子宫内膜异位症瘀血的病机，可适当选用活血化瘀之品，如当归、赤芍、川芎等，正所谓"有故无殒，亦无殒也"。

 ## 第七节　基于补土理论调护子宫内膜异位症围手术期

微创腹腔镜是子宫内膜异位症最主要手术入路，常见手术方式有卵巢囊肿剔除术、附件切除术、子宫及双附件切除术、异位病灶电灼等。子宫内膜异位症常见盆腔粘连手术创面较大出血较多，或术前合并贫血，加之术中伤气耗血，虽是微创，患者正气、脾胃之气仍受损伤，术后的腹胀不通、胀痛，多以虚为主，虚中夹实，不同于实热糟粕内结而形成的阳明腑实证。治法以调补、疏导气机为主，促进胃肠恢复其正常蠕动功能。待胃肠腑气得通，需在一定时间内补脾胃，健中土。

术后阶段的治疗宜分期而治，腑气未通之时，理气通腑；腑气已通，正气未复之时，健中土滋化源。术后中土之气旺、正气相对充足之时，针对瘀血病机予以攻法祛邪或攻补兼施。

一、术后腑气未通

子宫内膜异位症术后虚中夹实之腑气不通，见胸膈满闷、胸胁胀痛、有气上逆。

治法　补气行气，破滞降逆。

方药　四磨汤（槟榔、人参、沉香、乌药）。

若见倦怠、面色无华、腹胀满、舌淡苔白略厚腻，可用厚朴生姜半夏甘草人参汤补气健中燥湿、行气导滞。

治法　补气燥湿，行气导滞。

方药　厚朴生姜半夏甘草人参汤（厚朴、生姜、半夏、甘草、人参）。

二、腑气已通，正气未复

术后腑气既通，则重在调脾胃中土。

治法　健脾益气化瘀。

方药　理冲汤（黄芪、党参、白术、山药、天花粉、知母、三棱、莪术、鸡内金）。

若术后恶心欲呕，脘闷，纳食不佳，健脾和胃常合用香砂六君子汤（木香、砂仁、党参、白术、茯苓、甘草），若口中黏腻，舌苔白厚，健脾渗湿常合用参苓白术散（扁豆、白术、茯苓、甘草、桔梗、莲子、人参、砂仁、山药、薏苡仁），纳差、胸胁胀满，情志不宣，宜健脾疏肝，合用逍遥散（当归、茯苓、白芍、白术、柴胡、甘草、薄荷、生姜）。

术后疲劳综合征为妇科术后常见的并发症，司徒仪教授的益气化瘀方，党参、黄芪与莪术、三棱、丹参、郁金等配伍应用，益气化瘀，消补兼施，标本兼治。此配伍源于理冲汤，理冲汤出自张锡纯所著的《医学衷中参西录》治女科方中，具有益气行气、调经祛瘀之功效，主治气虚血瘀所致经闭、癥瘕等。张锡纯解析此方提到，方中三棱、莪术消瘀血，而参、芪诸药保护气血，则瘀血去而气血不至伤损。且参、芪能补气，得三棱、莪术以流通之，则补而不滞……愈能鼓舞三棱、莪术之力以消癥瘕。此治疗思路亦是司徒仪教授治疗本病强调辨病与辨证相结合思想的体现[69]。在此阶段，补益脾胃，健运中土，使气血化源充足，对术后恢复大有裨益。常用方八珍汤、四君子汤加减。

 ## 第八节　基于补土理论治疗其他部位子宫内膜异位症

"邪之所凑，其气必虚"，其他部位的子宫内膜异位症，常与脏腑功能不足有关，治疗方面，与补土相关的益气化瘀、养肺益气化瘀之法常用。

一、肠子宫内膜异位症的治疗

肠子宫内膜异位症目前西医药物治疗方案尚不令人满意，长期口服激素、注射促性腺激素释放激素激动剂类药物的副作用亦常见。中药亦是可以选择应用的治疗方法。用药需补益中气，加强脾之固摄止血之力，辅以益气升提之法。可选用黄土汤进行治疗。黄土汤出自《金匮要略》，是治疗下血之有效方剂。黄土汤组成：甘草、干地黄、白术、附子（炮）、阿胶、黄芩、灶中黄土。《金匮要略·惊悸吐衄下血胸满瘀血病脉证治》云："下血，先便后血，此远血也，黄土汤主之。"尤在泾《金匮要略心典》云："脾去肛门远，故曰远血。"陈修园《金匮要略浅注补正》云："黄土汤不独粪后下血方也，凡吐血，衄血，大小便出血，妇人崩漏及血痢久不止，可以统治之，此方暖中宫土脏。"方中灶心黄土温中止血为君；白术、附子温脾阳而补中气，助君药以复统摄之权为臣；生地黄、阿胶滋阴养血，黄芩清热止血为佐；甘草调药和中为使。诸药配合，寒热并用，标本兼治，刚柔相济，温阳而不伤阴，滋阴而不碍阳。

田振国教授认为肠子宫内膜异位症引起的腹泻或便秘、便血、腹痛，为中医学"便血"、"肠风"、"下血"范畴，一是因禀赋不足，卫外不固，风热邪毒侵及人体，迫血妄行，灼伤肠络而下血；二是饮食所伤，暴食辛辣肥厚，蕴热熏灼肠络下血，或情志郁积化火，瘀热损伤肠络下血[70]。离经之血即瘀血又成为病因使络脉反复受损出血不止，病久迁延，血去气伤而成气虚阴伤之候。对于血停气虚证，表现为面色苍白或萎黄，动则心慌气短，神疲懒言，纳食欠佳，少腹会阴部隐痛，下血色暗，舌淡苔薄，脉沉细无力，治疗原则为健脾和胃、补气养血，皆因脾胃为后天之本，气血生化之源，"有胃气则生，无胃气则死"，"精气血气皆生于谷气惟大肠下血，大抵以胃药收之"，方以参芪补血汤加减。药用红参、黄芪、茯苓、白术、当归等。

子宫内膜异位症月经期伴腹泻者，属经行泄泻范畴，脾属血属湿，脾血若亏则虚而不能运行其湿。故经前泄泻多为脾虚多湿也。此因脾虚夹湿，清气下陷或木旺侮土，其治疗以健运脾气、益气升提为主。月经前可结合参苓白术散、香砂六君子汤进行治疗。

"参苓白术散"（党参、白术、茯苓、甘草、山药、扁豆、桔梗、砂仁、薏苡仁、莲子），参苓白术散中除四君子外，薏苡仁、山药、扁豆、莲肉补脾渗湿，砂仁醒脾，桔梗升清，宣肺利气，用以载药上行，诸药合用，湿邪得以温化和渗泄，脾气本源得以健固，胞宫、大肠邪气得以祛除，病痛自愈。

经行呕吐因脾胃之气不足，胃失和降者，可用"香砂六君子汤"加减（人参、白术、茯苓、甘草、陈皮、半夏、木香、砂仁）。

二、肺、支气管子宫内膜异位症的治疗

肺、支气管子宫内膜异位症多以周期性咯血、胸痛、经行咳嗽等为主要表现。病因方面，多见肺阴不足，瘀热互结，治以补益肺气、活血化瘀为法，久病肺虚者，重视补土生金之法。常用药物：党参、白术等补土生金，鹿衔草入肺、肝、肾经，补虚、益肾、活血调经、止咳、止血；仙鹤草归肺、肝、脾经，以益气、收敛止血。蒲黄炭具有止血之功，主治吐血、咯血、衄血、崩漏等；茅根凉血止血。经后期即月经刚结束至下次月经来前1周左右，治以滋阴润肺、健脾补肾、扶正调理为法。经前期即月经来前1周左右，治以活血通经，疏肝理气，清泻肺火，凉血止血，常用顺经汤合四君子汤加减。

胸腔子宫内膜异位症的中医治疗过程，清降戊土，使火金由上逆而降于戊土，健运中土，使辛金化气于湿土而肺不伤燥，从而达到治疗肺阴不足，瘀热互结，热伤血络之胸腔子宫内膜异位症。

卢亦彬[71]自拟子宫内膜异位症方，以活血祛瘀、凉血止血为法治疗肺子宫内膜异位症获得良效。

岳胜难等认为此类患者可因久病难愈，久病易伤阴，肺肾阴虚，虚火妄动，失于潜藏，经行之际，冲气旺盛，挟虚火上逆，灼伤肺络故经期咯血[72]。经期血海充盈，愈发加重气滞和血瘀，血行不畅，一方面不循经从下走，反上逆自肺而出，发为咯血；另一方面，经络不通，不通则痛，多并发痛经。治以百合内异饮滋阴清热，肺顺气，和血止血。

张良英教授临证50年至今遇到了5例患者，均采用分期与辨证结合、中医与西医理论结合的方法治疗[72]。"肺子宫内膜异位症"在中医学中无此病名记载，根据临床表现可称"经行咯血"。治疗时紧紧抓住月经周期性变化时的生理特点并结合西医的病因病理分期辨证施治；月经前期：肺肾阴虚证，治以滋阴清热，润

肺顺气，和血止血，自拟百合内异饮；气滞血瘀证，治以活血祛瘀，行气止痛，引血归经，方用王清任膈下逐瘀汤加白及收敛止血，川牛膝引血下行。月经后期月经干净后正是子宫内膜增生期，此期应抑制异位内膜的增生，治以活血消异，行气化瘀。

 ## 第九节 基于补土理论治疗子宫内膜异位症的体会

子宫内膜异位症是育龄期女性的常见病，40%～60%的患者合并严重的疼痛或慢性盆腔痛，20%～30%的患者生育能力下降，目前对于子宫内膜异位症的病因病理机制认识，多种假说共存，病因不明难以去除，疼痛、不育和包块是子宫内膜异位症的三大主要临床症状。保守性手术后容易复发、重复性手术可能带来卵巢储备功能损害，药物治疗一旦停药即面临复发。子宫内膜异位症的病因病理仍有待进一步认识，子宫内膜异位症的治疗仍是棘手问题。在此基础上，提出了子宫内膜异位症应作为慢性病长期管理的核心问题。

中医对本病病因病机的认识，不同病因导致血瘀的病理实质已达成共识，然导致血瘀的病因则具有多样性、复杂性，瘀血亦既是结果，又是新的致病因素。目前中医对子宫内膜异位症的病因病机认识复杂多样，治疗各有千秋，面对目前子宫内膜异位症病程长、易反复的困境，以补土为核心的防治理论，可能启发了新的思路，在长期临床实践、总结恩师和其他医家经验的基础上，基于补土理论治疗子宫内膜异位症有如下体会：

一、补土思想贯穿子宫内膜异位症防治各个阶段

基于中土理论在治未病方面："治未病"理论源于《黄帝内经》。《素问·四气调神论》曰"是故圣人不治已病治未病，不治已乱治未乱，此之谓也。"治未病是中医药学在临床实践中的重要理论，子宫内膜异位症的发病率呈上升趋势，从中医学的角度，也就是子宫内膜异位症引起的"痛经"、"不孕"、"癥瘕"等病例逐渐增多，而随着对病因病机认识的逐渐深入，如何避免和去除病因，从而防止子宫内膜异位症的发生具有重要意义。

妇女一生经历有青春期、育龄期、绝经期等重要的生理阶段，在行经、胎孕、产褥期间，皆以血为用，一方面在血室正开之际，特别容易感受外邪，尤需注意调护，同时，妇女在经、孕、产、乳各个阶段，易耗伤气血，气血相对虚弱，易导致疾病的产生。故对于此类患者，应及早扶助正气，振奋阳气，调理脾肾功能，减少瘀血形成的因素，增强抗病能力。《素问·生气通天论》曰："阳不胜其阴，则五脏气争。"基于中土理论，饮食过寒过热，或五味偏嗜，均可导致机体阴阳失和，或某些营养物质匮乏损伤正气。多食生冷寒凉，则易伤脾胃阳气，致寒湿内

生，偏嗜辛辣，则肠胃瘀热阻滞，长期纳差食少，则脾胃化源不足，气血亏虚，血运无力成瘀。《内经》有"正气存内，邪不可干"，认为人体的正气是否充足，在疾病的发生方面具有重要的作用。因此，培护中土，健运脾胃，固护正气，有可能预防一部分子宫内膜异位症的发生。

基于补土理论的既病防变：子宫内膜异位症是一种雌激素依赖性疾病，伴随女性青春期、育龄期，直至绝经，病程久长，缠绵难愈。对于确诊为本病的患者，需得到及时合理治疗，以防病情进展。对于未有明确手术指征的患者，予以中医药辨证施治，在此过程中注意中土的运化、补益、气机升降功能，对于手术患者，围手术期注意腑气通调、固护脾胃功能，防止出现手术并发症。手术恢复后，后期治疗需注意扶正化瘀兼顾，所谓"养正而积自消"之意。子宫内膜异位症的病情进展，可导致盆腔组织粘连、卵巢功能失调等病理变化，易出现慢性盆腔疼痛、不孕等病变。《素问·四气调神论》曰"夫病已成而后药之……譬犹渴而穿井，斗而铸锥"。因此，补土理论在既病防变、防止并发症等方面有临床意义。

基于中土理论在病后防复：无论是药物治疗还是手术治疗，复发为常见转归，子宫内膜异位症的手术治疗常难以清除所有病灶，也不能清除肉眼看不到的病灶，这也导致术后复发常在所难免。因此，子宫内膜异位症治疗后复发，是摆在临床医生面前的难题。因子宫内膜异位症疾病本身症状具有多样性、复杂性，子宫内膜异位症复发的证候表现亦有不同，治疗过程中需结合子宫内膜异位症复发后正气不足、瘀结更甚的特点。司徒仪教授基于中土理论，重补脾肾、兼顾化瘀的益气化瘀方用于子宫内膜异位症复发，值得借鉴应用[69]。

二、对补土理论的深入理解是临床应用的基础

（一）认识中土在子宫内膜异位症发病过程中的作用

土居中央，与人体脾胃功能相对应，首先它是机体脾胃生理功能的概括，同时，其作为五脏之"中轴"，其独特生理位置也决定了其在气机升降出入过程中的重要生理功能。《四圣心源·天人解》云："水、火、金、木，是名四象。四象即阴阳之升降，阴阳即中气之浮沉。分而名之，则曰四象，合而言之，不过阴阳，分而言之，则曰阴阳，合而言之，不过中气所变化耳。"中土的气机升降变化是全身脏腑的生理功能得以正常运行的关键。土的功能失调，一方面表现在脾胃功能虚弱不足，气血化生不足，气虚血运无力，久而血瘀血结。脾为后天之本，脾虚则无以滋养先天，从而出现脾肾两虚血瘀之子宫内膜异位症痛经、不孕、癥瘕等证；另一方面，土居中轴，影响着木、火、金、水的气机升降。

清代黄元御《四圣心源》中记载"经行腹痛，肝气郁塞而刑脾也，缘其水土

湿寒，乙木抑遏，血脉凝涩不畅"，"其痛在经后者，血虚肝燥，风木克土也，以经后血虚，肝木失荣，枯燥生风，贼伤土气，是以作痛也"。文中对于痛经病因病机的分析，正是脾土与肝木升降失常、木土相争引发痛经的实例。

（二）补土理论在治疗子宫内膜异位症过程中的切入点

以李东垣为代表的"补土派"，以调整气机升降为法，顺应气机升降则为补。因此，补土并不是单纯地调整中土功能，还在于调整全身脏腑的功能，从而达到执中央而运四旁的目的。当脏腑的生理功能出现异常时，也可以通过调整中气的气机升降变化来使之恢复正常，亦并非单纯补益脾胃之法，而是具有补益、健运、调气之升降之意。在子宫内膜异位症引起的痛经、癥瘕、不孕等证的治疗过程中，补益脾土、健脾补肾、调和肝脾、健脾养心等基于中土理论的治则治法，贯穿于子宫内膜异位症各个阶段的治疗过程当中。基于补土理论治疗子宫内膜异位症临床常用治法，可以是立足后天之本，脾肾双补，如健脾补肾化瘀之法、温补脾阳培土化瘀之法；也可以是调气机升降之补土抑木法、补益心脾法，还可以从太阴湿土、太阴寒湿论治；或健运中土，祛有形之邪之健脾利湿化瘀、化痰治法。

三、应用补土理论治疗子宫内膜异位症用药用方特色

（一）处方用药结合地域、时令

基于补土理论治疗子宫内膜异位症的过程中，治病施法当注意"本于阴阳四时升降"之理，即所谓"顺时气而养天和也"。中央黄土乃万物之本源，化气成物之功。人参、黄芪、白术、当归、炙甘草，宜用于补益中气，健运脾气。广东地处岭南湿地，气候温热、湿热多见，易损伤脾气，岭南女性脾常不足。用药不宜过于峻猛，不易大攻大补，用药需显轻灵，平补为宜，受岭南地理、气候特点影响，临证多见痰湿、痰瘀之证，临床常需在健脾燥湿、利湿的基础上，予以活血消癥、化痰软坚、行气散结之法。

（二）以补土为基础同时多脏兼顾

基于补土治疗子宫内膜异位症，虽重在补益中土、调畅气机，但因中土与各脏关系密切，临证常多脏兼顾。比如肝脾同治，脾肾双补，培土生金等，从六经论太阴、厥阴、冲任兼顾等。当归芍药散用于妇人妊娠或经期，肝郁脾虚、脾虚血少、肝脾不和之腹中拘急疼痛，以养血调肝，健脾利湿。后世医家在治疗痛经相关疾病时均重视肝、脾的作用，"见肝之病，知肝传脾"，故常需肝脾同调。《傅青主女科》云："孰知脾胃健而生精自易，是脾胃之气与血，正所以补肾之精与水也，又益以补精之味，则阴气自足，阳气易升……安有不受孕之理？"对于不孕症，中医学认为肾藏精主生殖，为先天之本，脾主运化水谷精

微，化生气血，为后天之本，肾必须依赖脾运化水谷精微的补充才能发挥其生理效应，即所谓后天补先天，只有谷气上升，脾胃升发，元气才能充足，为受孕创造必要的条件。因此在治疗子宫内膜异位症月经病、不孕症时常脾肾双补。

温经汤出自张仲景《金匮要略·妇人杂病脉证并治》，由吴茱萸、当归、川芎、白芍、人参、桂枝、阿胶、牡丹皮、生姜、甘草、半夏、麦冬组成，病机为冲任虚寒，血瘀内停。本方方中当归、阿胶、芍药养血清风，牡丹皮、桂枝、川芎破瘀而疏木，半夏、麦冬清金而降逆，甘草、人参补中而培土，吴茱萸、干姜暖肝而温经，非独重温阳，而是脾胃肝肺皆治，为厥阴、太阴、冲任之方药。注重各脏腑气机之流通，较为圆融。此方常加减用于治疗寒凝血瘀、冲任虚寒有瘀的子宫内膜异位症痛经、不孕、癥瘕等各证。

（三）基于补土理论治疗子宫内膜异位症常需攻补兼施

"邪之所凑，其气必虚"。子宫内膜异位症往往病程绵长、反复发作，加之手术治疗本身对正气的损伤，临证多见虚实夹杂之证。恩师司徒仪教授在本病治疗方面，认为子宫内膜异位症之"血瘀"非同于一般妇科血瘀之证，此"血瘀"来源于异位内膜"经血逆流"，并由于正气不足，侵袭虚弱之所，于他处种植所致。随着病史的迁延，病程的发展，离经之血伴随月经周期日益增多，恶血凝滞日久，可形成积聚之症，久病必虚。常用方为益气消癥方，由黄芪、党参、白术、三棱、莪术、丹参、郁金、菟丝子、桑寄生、炙甘草组成。方中以党参、黄芪、白术益气扶正，以固其本，三棱、莪术、郁金、丹参活血化瘀，通畅血脉，排出应泄之经血，化瘀消癥，以达"通则不痛"，桑寄生、菟丝子温补肾阳，补益肝肾。

（向东方　孙红燕）

参 考 文 献

[1] 孙雪琴. 桂香温经止痛胶囊治疗寒凝血瘀型子宫内膜异位症痛经临床研究[J]. 中医药信息, 2019, 36(6): 75-78.
[2] 汤艳秋, 吴燕虹. 温经汤治疗子宫内膜异位症痛经30例临床观察[J]. 江苏中医药, 2015, 47(6): 36-37.
[3] 侯莉娟. 阳和汤加味治疗子宫内膜异位症38例[J]. 宁夏医学杂志, 2014, 36(1): 86-87.
[4] 黄艳辉, 梁雪芳, 林秀华. 当归四逆汤加减治疗子宫内膜异位症疼痛疗效观察[J]. 中国中医急症, 2008, 17(6): 768-769.
[5] 陈淑玲. 温经养血膏治疗寒凝血瘀型子宫内膜异位症痛经的疗效观察[J]. 中医临床研究, 2019, 11(11): 118-121.
[6] 徐云霞, 徐经凤, 李伟莉. 徐氏痛经松方治疗子宫内膜异位症痛经临床及实验研究[J]. 辽宁中医药大学学报, 2015, 17(5): 129-131.
[7] 张亚平. 琥珀散加减治疗子宫内膜异位症痛经30例[J]. 黑龙江中医药, 2011(6): 28-29.
[8] 吕美娟, 连方. 连方教授应用柴胡疏肝散治疗子宫内膜异位症的经验[J]. 世界最新医学信息文摘, 2019, 19(46): 255.
[9] 曹阳. 加味没竭片治疗子宫内膜异位症气滞血瘀型痛经30例[J]. 陕西中医药大学学报, 2019, 42(2): 94-98.

[10] 杨俊娥. 内膜异位Ⅰ号方治疗气虚血瘀型子宫内膜异位症的临床研究[D]. 武汉：湖北中医药大学，2010：1-45.
[11] 许明桃. 司徒仪教授运用益气消癥法治疗子宫内膜异位症痛经经验[J]. 中国医药导报，2019，16（27）：138-142.
[12] 张慧琴. 补阳还五汤治疗 EMS49 例[J]. 河北中医，2004，26（2）：118-119.
[13] 罗远萍，陈罗庚. 补阳还五汤妇科治验举隅[J]. 陕西中医，2006，27（6）：744.
[14] 姜春艳. 加味清热调血汤治疗子宫腺肌病效果研究[J]，中医医学继续教育，2018，10（4）：135-137.
[15] 莫冬梅. 魏绍斌教授多途径治疗子宫内膜异位症经验撷菁[J]. 云南中医中药杂志，2016，37（8）：12-14.
[16] 濮凌云. 柴嵩岩治疗子宫内膜异位症病机理论及遣方用药[J]. 北京中医药，2018，37（4）：300-301.
[17] 应翩. 中药分阶段治疗子宫内膜异位症临床研究[J]. 中华中医药学刊，2013（7）：1727-1728.
[18] 陈颐，司徒仪. 司徒仪教授治疗子宫内膜异位症的中医辨证思路与经验[J]. 新中医，2011（12）：154-155.
[19] 张春玲，宋昌红. 王子瑜教授治疗子宫内膜异位症经验[J]. 河北中医，2006，28（6）：409-410.
[20] 王隆卉，蔡小荪. 蔡小荪教授治疗子宫内膜异位症经验介绍[J]. 新中医，2007，39（6）：7-8.
[21] 孙海媛. 门成福治疗子宫腺肌病经验述要[J]. 中华中医药杂志，2016，31（10）：4045-4047.
[22] 杨敏祥. 桂枝茯苓乌汤治疗寒凝血瘀型子宫内膜异位症的临床观察[D]. 北京：北京中医药大学，2016：1-50.
[23] 黄世威. 补肾温阳化瘀法治疗子宫内膜异位症痛经疗效观察[J]. 中国民族民间医药，2016，25（21）：109-110.
[24] 时光. 莪附颗粒治疗子宫内膜异位症痛经（寒凝血瘀证）的临床疗效观察[D]. 北京：北京中医药大学，2017：1-62.
[25] 倪晓容，曹玲仙. 曹玲仙从肝论治子宫腺肌病经验[J]. 中医文献杂志，2017，35（3）：44-46.
[26] 汪鸽. 龙江韩氏妇科内外合治卵巢囊肿的经验[J]. 环球中医药，2019，12（5）：759-761.
[27] 刘成藏. 七制香附丸加味治疗卵巢囊肿气滞血瘀证临床研究[J]. 中医学报，2013，28（8）：1206-1207.
[28] 刘颖. 消癥止痛汤治疗气滞血瘀型子宫内膜异位症痛经疗效分析[J]. 新中医，2016，48（5）：174-176.
[29] 万茜茜. 运用易修珍"邪有出路"方法治疗内异症的临床研究[D]. 昆明：云南中医学院，2013：1-43.
[30] 魏竞男. 黄芪健脾益气汤治疗子宫腺肌病气虚血瘀证[J]. 中医药导报，2017，23（23）：91-93.
[31] 刘佳玉. 自拟益气宁血汤治疗子宫腺肌病所致月经过多（气虚血瘀证）的临床观察[D]. 吉林：长春中医药大学，2016：1-32.
[32] 睢丛瑶. 川夏宁坤汤治疗子宫腺肌病痰湿瘀结证临床研究[J]. 河北中医，2017，39（2）：212-216.
[33] 高月平. 从痰论治子宫内膜异位症[J]. 山东中医杂志，2000，19（11）：693-694.
[34] 顾俊杰. 安子合剂一方多用治疗寒凝血瘀型子宫内膜异位症不孕患者的临床观察[J]. 药学研究，2017，36（9）：551-554.
[35] 王沙沙. 四逆汤加味治疗子宫内膜异位症临床观察[D]. 南京：南京中医药大学，2012：1-42.
[36] 潘芳. 温肾活血方治疗寒凝血瘀型子宫内膜异位症不孕患者的临床观察[J]. 上海中医药大学学报，2014，28（1）：46-48.
[37] 黄花朋，郭明月. 金铃子散合四逆散加减联合西药治疗子宫内膜异位症致不孕临床研究[J]. 光明中医，2019，34（11）：1740-1742.
[38] 李小平，林靓. 木达汤治疗肝郁气滞血瘀型 EM 排卵障碍性不孕 30 例疗效观察[J]. 福建中医药大学学报，2013，23（6）：58-59.
[39] 胡艳红. 尤昭玲追本溯源治疗子宫内膜异位症经验介绍[J]. 新中医，2018，50（4）：226-227.
[40] 王砚琳. 补肾疏肝、痰瘀同治法治疗子宫内膜异位症临床观察[J]. 山东中医杂志，2003，22（4）：207-208.
[41] 刘金星，毛美蓉，张迎春. 化瘀消痰、软坚散结法治疗子宫内膜异位症的临床研究[J]. 中国中西医结合杂志，1994，14（6）：337-339.
[42] 吴凡，张海峰，陈思亮，等. 异位散治疗子宫内膜异位症 72 例疗效观察[J]. 新中医，2003，35（10）：19-20.
[43] 刘勇，王蕊，邢红梅. 温经和营方对子宫内膜异位症不孕患者排卵功能的影响[J]. 河北中医药学报，2009，24（4）：13-14.
[44] 张晓平. 益元通闭汤治疗子宫内膜异位症不孕[J]. 山西中医，2008，24（7）：23-24.
[45] 楼毅云，傅萍. 消补调周治疗子宫内膜异位症不孕经验[J]. 浙江中医杂志，2018，53（3）：183-184.

[46] 王阳等. 国医大师柴嵩岩治疗子宫内膜异位症证治思路[J]. 湖南中医药大学学报，2019, 39（3）：298-301.

[47] 夏桂成. 中医妇科理论与实践[M]北京：人民卫生出版社，2003：4.

[48] 黄素英. 蔡氏妇科临证精粹[M]. 2 版. 上海：上海科学技术出版社，2010：122

[49] 黄艳辉. 司徒仪治疗予宫内膜异位症经验[J]. 辽宁中医杂志，2006, 33（1）：16-17.

[50] 王肖，尤昭玲. 浅析尤昭玲教授对子宫内膜异位症的认识及中医治疗特色[J]. 中华中医药杂志，2014（8）：2457-2460.

[51] 尤昭玲，王若光，谈珍瑜，等. 体外受精-胚胎移植中医辅治方案的构建[J]. 湖南中医药大学学报，2009, 29（5）：3-5.

[52] 林洁，谈珍瑜，熊桀，等. 尤昭玲教授对体外授精-胚胎移植中医辅助治疗的构思与实践[J]. 湖南中医药大学学报，2010, 30（9）：11-13.

[53] 李志强. 补肾调气血法对内异症不孕患者卵泡液中 LIF 浓度及胚胎质量的影响[D]. 长春：长春中医药大学，2011：1-27.

[54] 黄艳辉，梁雪芳，肖静，等. 补肾活血法对卵巢子宫内膜异位囊肿剥除术后卵巢储备功能的干预作用[J]. 广州中医药大学学报，2012, 29（3）：232-235.

[55] 宋传坤. 中药调周法治疗不孕临床应用探析[J]. 中医临床研究，2017, 35（9）：71-72.

[56] 李文娜，李娜，冯晓玲.《济阴纲目》崩漏的证治方药特色初探[J]. 中华中医药杂志，2019, 34（11）：5355-5357.

[57] 曹述文. 升阳举经汤加减治疗崩漏[J]. 湖南中医杂志，1986, 3：27-28.

[58] 李世华，王育学. 龚廷贤医学全书[M]. 北京：中国中医药出版社，1999.

[59] 贾运河，当归芍药散加减在妇科的应用[J]. 中国民康医学，2007, 19（3）：190.

[60] 贾遇春. 当归芍药散在妇科中的运用心得[J]. 光明中医，2006, 21（2）：32.

[61] 马迎红，黎烈荣. 益气化瘀方预防子宫内膜异位症术后复发的临床研究[J]. 南京中医药大学学报，2015, 31（3）：291-294.

[62] 王宇慧，武俊丽，魏绍斌. 子宫内膜异位症术后预防复发的中医药干预思路[J]. 中华中医药学刊，2014, 32（7）：1604-1606.

[63] 陈丽，谈勇. 子宫内膜异位症所致自然流产的中西医研究[J]. 长春中医药大学学报，2009, 25（6）：854-855.

[64] 许钧. 抗磷脂抗体阳性流产的中医药治疗[J]. 上海中医药大学学报，2000, 14（3）：33.

[65] 于红娟. 从肾论治黄体功能不健性不孕症 82 例[J]. 江苏中医，1999, 20（9）：18.

[66] 王晓彤，林海雄. 腹腔镜术后口服丹术消异方对子宫内膜异位症临床疗效的系统评价与 Meta 分析[J]. 中国实验方剂学杂志. 2016, 22（15）：211-215.

[67] 刘红艳. 通瘀方治疗抗子宫内膜抗体阳性患者 60 例[J]. 江西中医药，2017, 48（4）：48-49.

[68] 吴宁，李冬梅，于婷儿，等. 子宫内膜异位症中医证型与生殖状况的相关性研究[J]. 辽宁中医杂志，2011, 38（1）：40-42.

[69] 许明桃，郑玮琳，梁雪芳. 司徒仪教授运用益气消癥法治疗子宫内膜异位症痛经经验[J]. 中国医药导报，2019, 16（27）：138-142.

[70] 霍巨，李楠，田振国. 田振国教授治疗肠风下血与子宫内膜异位症经验总结[J]. 辽宁中医药大学学报，2016, 18（6）：198-200.

[71] 卢亦彬. 子宫内膜异位症方治疗肺部子宫内膜异位 1 则[J]. 江苏中医药，2014, 46（9）：55.

[72] 卜德艳，岳胜难，姜丽娟，等. 张良英教授辨治肺子宫内膜异位症经验初探[J]. 云南中医学院学报，2012, 35（2）：32-33.

下篇　补土理论治疗运用案例

第八章 治疗子宫内膜异位症痛经案例

子宫内膜异位症是育龄期妇女常见的疑难病，其临床症状具有多样性，痛经是子宫内膜异位症的典型症状，且多随局部病变加重而逐年加剧。疼痛多位于下腹部及腰骶部，可放射至阴道、会阴、肛门及大腿，疼痛常于月经来潮前 1～2 天开始，经期第一日最剧烈，以后逐渐减轻，至月经干净时消失。这是由于在月经周期中，随卵巢分泌的雌激素不断增加，异位的子宫内膜增生、肿胀，到月经后半期，受卵巢孕激素的影响而出血，刺激局部组织，导致疼痛。西医对于子宫内膜异位症疼痛机制的研究不断涌现。有学者认为，子宫内膜异位症为免疫炎症性疾病，许多炎症因子、细胞因子参与疾病过程，介导疼痛产生，其疼痛被认为是炎性痛[1]，前列腺素（prostaglandin E$_2$，PGE$_2$）为子宫内膜异位症疼痛主要的致痛因子及炎症因子。神经生长因子（nerve growth factor，NGF）已被公认为在诱导慢性炎症浸润和调节神经病理性疼痛或非神经病理性疼痛中发挥重要作用[2]。有研究表明，NGF 在子宫内膜异位症患者异位内膜组织中呈高表达，提示 NGF 可能在诱导子宫内膜异位症疼痛的发病机制中发挥重要作用[3]。目前现代医学治疗子宫内膜异位症痛经的常见药物有非甾体抗炎药、口服避孕药、促性腺激素样放激素激动剂等，部分药物治疗无效者，可选择腹腔镜手术治疗。药物或手术在一定程度上存在依赖性及复发性等问题。

月经病的发生与脾胃功能失常有着密切的关系。月经是阴血下达子宫，子宫定期藏泄的结果，其产生是天癸、脏腑、气血、经络协调作用于胞宫的生理现象。月经的发生及正常藏泄与脾胃有密切关系。正如《景岳全书·妇人规》曰："故月经之本，所重在冲任，所重在胃气，所重在心脾生化之源耳。"脾位于中焦，在膈之下，与胃相表里，为气血生化之源、后天之本。胃主受纳，为水谷之海，乃多气多血之腑，足阳明胃经与冲脉会于气街，故有"冲脉隶属于阳明"之说。如《临证指南医案》曰"冲脉隶属阳明"、"凡经水之至，必有冲脉而始下，此脉胃经所管"。脾为后天之本、气血生化之源，女子以血为用。妇人若饮食失调，劳倦过度，思虑伤脾，痰湿内生，损伤脾胃，生化之源不足，冲任亦虚，胞脉失养，血海空虚，可导致月经后期、月经过少、痛经甚至闭经等月经病的发生。

中医学认为妇人经期或经期前后，血海由满盈而泻溢，气血变化急骤，这时致病因素如情志所伤、起居不慎或六淫为害等可乘机侵入，导致冲任瘀阻或寒凝经脉，使气血运行不畅，胞宫经血流通受碍，以致不通则痛；或冲任、胞宫失于濡养，不荣则痛。《景岳全书·妇人规》曰："经行腹痛，证有虚实。实者或因寒滞，或因血滞，或因气滞，或因热滞；虚者有因血虚，有因气虚。"《医宗金鉴·妇科心法要诀》说："凡经来腹痛，在经后痛，则为气血虚弱；经前痛，则为气血凝滞。"因此关于痛经病的病机，主要归纳为以下两种：①不通则痛。情志失调，过度抑郁或恚怒伤肝，致气滞血瘀；感受寒邪或过食生冷，寒客冲任，致寒凝血瘀；素体湿热内蕴，或经期、产后摄生不慎感受湿热之邪，致湿热瘀结。以上诸因素致实邪滞于冲任、胞宫，气血运行不畅，不通则痛。②不荣则痛。素体脾胃虚弱，化源匮乏，或大病久病，或失血过多后气血不足，致冲任气血虚少；禀赋素弱，或多产房劳损伤，致肾气亏虚，经血不足。以上诸因素导致子宫、冲任失于濡养，不荣则痛。

脾胃功能失常引致痛经的病因病机主要有以下几点：①脾失健运，不能将水谷精微化为气血，导致化源不足，经行血海溢泄，冲任之血更虚，冲任、胞脉失于濡养，不荣则痛。②脾气虚弱无力推动血液运行，日久成瘀，瘀阻冲任，血行不畅，不通则痛。③素体脾虚，饮食不节，或过劳损伤脾气，脾虚不能运化水湿，湿从内生，湿邪黏滞重浊，主下趋，流注于胞络脏腑之间，阻遏气机运行，不通则痛；此外，湿为阴邪，易耗伤阳气，虚寒内生不能温煦胞宫，寒凝内阻，经血运行不畅以致小腹冷痛，正如《妇人大全良方》曰："妇人冷劳，属气血不足脏腑虚寒，以致脐下冷痛，手足时寒，月经失常，饮食不消。"痛经发作时有些患者伴有恶心、呕吐、腹泻等胃肠症状，此乃脾胃失和、脾胃气机升降失常所致，正如《素问·阴阳应象大论》曰："清气在下，则生飧泄；浊气在上，则生䐜胀。"

中医治疗痛经首辨虚实，痛在经前属实，痛在经后属虚。治疗以调理冲任气血为主，根据不同证候，或行气，或活血，或散寒，或清热，或补虚，或泻实。经期调血止痛以治标，平时应辨证求因以治本。气滞血瘀者当以疏肝理气、活血化瘀为法，寒凝血瘀者则温阳散寒、活血化瘀为法，湿热瘀阻者需清利湿热、活血化瘀，气血虚弱者当益气健脾养血为法，肾气亏损者则温肾扶正以治其本。

下面分享以补土法为主治疗子宫内膜异位症痛经案例。

案例一　疏肝健脾化瘀法

李某，女，30 岁。2016 年 5 月 11 日初诊。

主诉　经行下腹痛 10 余年，再发伴加重 3 年。

现病史　患者平素月经规律，28～30 天一潮，经期 6～7 天，18 岁开始出现经行腹痛，以月经第 1～2 天为主，需服止痛药。2009 年结婚，2010 年行 B 超发现右卵巢巧克力囊肿约 4cm×3cm，2012 年因"不孕、巧克力囊肿"在外院行腹腔镜下右卵巢巧克力囊肿剥除术+盆腔粘连松解术，术中行通液术提示双侧输卵管通畅，术后给予达菲林 3 支治疗，痛经症状缓解。2013 年、2014 年两次行 IVF-ET 均未成功。近 3 年再次出现痛经，症状较前加重，痛甚时伴冷汗出，恶心欲呕，疼痛持续 3 天，影响工作及生活。末次月经（LMP）为 4 月 12 日。已婚未育，未避孕未孕多年，有生育要求。

刻下症　患者腹胀，下腹隐痛，肛门坠胀感，纳差，稍倦怠乏力，口干，眠一般，大便溏，小便调，舌质暗，边有瘀斑，舌苔白，脉弦细。

既往史　2012年因"不孕、巧克力囊肿"在外院行腹腔镜下右卵巢巧克力囊肿剔除术+盆腔粘连松解术。

妇科检查　外阴正常，阴道通畅，宫颈光滑，宫体前位，大小正常，质中，活动欠佳，无压痛，阴道后穹隆触及痛性结节，双附件区未触及异常。

中医诊断　①痛经；②癥瘕；③不孕症。

中医证型　肝郁脾虚血瘀。

西医诊断　①盆腔子宫内膜异位症；②不孕症。

治法　疏肝健脾，活血化瘀。

处方　党参15g，益母草15g，郁金15g，赤芍15g，白芍15g，延胡索15g，枳壳12g，续断15g，川芎10g，生蒲黄5g（包煎），当归10g，法半夏10g，甘草6g。每日一剂，再煎服用，共5剂。

2016年5月18日二诊

刻下症　患者诉月经按时而至，经期腹痛症状减轻，无恶心呕吐，胃纳改善，现经血已净，但仍自觉乏力，腰酸，大便溏，舌质暗，舌苔白，脉细。

处方　党参15g，白术15g，白芍15g，桑寄生15g，茯苓15，陈皮6g，丹参15g，三棱10g，莪术10g，赤芍15g，甘草6g。每日一剂，再煎服用，共7剂。

2016年6月5日三诊

刻下症　服药后乏力症状消失，大便改善，现乳房胀痛，略有腹胀，无腹痛，纳眠可，舌质稍暗，苔薄白，脉弦细。患者本周期有避孕，暂无生育要求。

处方　川芎10g，熟地15g，白芍15g，当归10g，山药15，枳壳12g，郁金15g，益母草15g，乌药15g，浙贝15g，香附15g，甘草6g。每日一剂，再煎服用，共7剂。

2016年6月13日四诊

刻下症　月经按时来潮，现经期第2天，阴道出血量稍多，夹血块，下腹隐痛，肛门坠胀感，无恶心呕吐，少许腰酸，二便调。舌质稍暗，苔薄白，脉弦滑。

处方　党参15g，续断15g，香附15g，白芍15g，延胡索15g，五灵脂10g（包煎），炒蒲黄5g（包煎），田七粉3g（冲服），法半夏10g，炙甘草6g。每日一剂，再煎服用，共3剂。

经中药调理3个月后，患者痛经症状明显减轻，经期可正常工作休息，后再以中药调经助孕，同年10月来诊已停经40天，查妊娠试验阳性。

按语

本患者为子宫内膜异位症所致继发性痛经。《景岳全书·妇人规》曰："瘀血留滞作癥，唯妇人有之。其证则或由经期，或由产后，凡内伤生冷，或外受风寒，或患怒伤肝，气逆而血留，或忧思伤脾，气虚而血滞，或积劳积弱，气弱而不行，总由血动之时，余血未尽，而一有所逆，则留滞日积而以成癥矣。"患者既往手术耗伤正气，加上婚后日久不孕，肝气不舒，故致肝木乘脾土而致肝郁脾虚。患者经前、经期腹胀痛，肛门坠胀、经前乳胀，舌暗，脉弦，皆为肝郁血瘀之象；体倦、乏力为脾气亏虚、机体失养之象；胃纳不佳为脾虚失于健运之象；大便溏为脾失健运、水湿内停之象；故本证属于虚中有实、虚实交错之症，治疗应注意补益而不留瘀滞，祛瘀而不伤正气。另子宫内膜异位症以血瘀阻滞冲任、胞宫为基本病机，治疗痛经尚需结合月经周期辨证用药。首诊时患者月经将至，经血以下行为顺，此时以调气祛瘀、理气止痛为主，方中当归、川芎活血调经止痛为君药，益母草、枳壳、延胡索、郁金、赤芍、生蒲黄活血化瘀、行气止痛为臣药，党参益气健脾、白芍养血柔肝止痛为佐，甘草调和诸药以达理气化瘀止痛之功。

二诊为经后期，服药后痛经症状减轻，但大便溏薄等脾虚症状不减，故以四君子汤加强益气健脾之力，考虑子宫内膜异位症以血瘀为病理实质，故以丹参、赤芍活血化瘀，三棱、莪术破瘀消癥。三诊时处于月经前期，由于患者合并不孕，经前用药需考虑患者生育意愿，以防损及胎儿。四诊时处于经期，用药以顺经血、理气止痛为主。对于痛经的治疗，应本着"急则治其标，缓则治其本"的原则，在月经期宜行气调经止痛以治标，平时宜辨证求因以治本，强调未病先防。患者肝郁克脾致脾虚为本，血瘀为标，故经期及经前期以行气化瘀止痛为主，经后期则以健脾固护正气、化瘀去标实，一方面健脾益气以滋养气血，气血充足，冲任得以濡养；另一方面，气血充足，机体气血运行顺畅，可减轻血瘀的病理实质。冲任气血顺畅，瘀血去则痛经症状逐渐缓解。

案例二 理气健脾化瘀法

吴某，女，44 岁。2015 年 5 月 3 日初诊。

主诉 经行下腹痛渐进性加重 20 余年。

现病史 患者平素月经规则，29 天一潮，经量中等，7 天干净。有痛经病史多年，顺产后痛经稍有减轻，后再次出现经行下腹痛，渐进性加重，以月经第 2 天腹痛症状明显，伴下腹坠胀感。近 2 年出现排卵前下腹痛，排卵后止，周期第 12～13 天常需服止痛药。2014 年 10 月 11 日在外院行宫腔镜下内膜息肉切除术+腹腔镜探查术+通液术。术中探查子宫增大如孕 8 周余，未见明显肌瘤，质硬，盆腔未见粘连。末次月经（LMP）：4 月 20 日。

刻下症 患者下腹坠胀痛，腹胀，纳差，眠一般，便意感明显，大便溏，小便调，舌质暗，舌苔薄白，脉细。

妇科检查 外阴正常，阴道通畅，宫颈轻度柱状上皮异位，宫体前位，增大如孕 2 月余，质硬，欠活动、轻压痛，双附件区未触及异常。

辅助检查 2015 年 5 月 3 日妇科 B 超示子宫增大，子宫腺肌病；双附件区未见明显异常。

中医诊断　①痛经；②癥瘕。

中医证型　脾虚气滞血瘀。

西医诊断　子宫腺肌病。

治法　理气健脾化瘀。

处方　五灵脂 10g（包煎），蒲黄 5g（包煎），郁金 10g，三七片 10g，白芍 15g，赤芍 15g，生地 15g，香附 15g，延胡索 15g，法半夏 10g，青皮 5g，茜草 15g，枳壳 10g。每日一剂，再煎服用，共 7 剂。

2015 年 5 月 12 日二诊

刻下症　服药后下腹坠胀痛缓解，腹胀缓解，胃纳欠佳，大便烂。舌质暗，舌白，脉细。

处方　党参 15g，茯苓 15g，白术 15g，甘草 6g，益母草 15g，枳壳 15g，乌药 15g，郁金 10g，佛手 15g，桂枝 15g，赤芍 15g，延胡索 15g，每日一剂，再煎服用，共 7 剂。

2015 年 5 月 21 日三诊

刻下症　月经如期来潮，现下腹胀痛，肛门坠胀感，经血量中，色暗红，夹有血块，腰酸痛，口干，胃纳欠佳，大便成形，小便调。舌质暗，舌苔薄白，脉弦细。

处方　五灵脂 10g（包煎），蒲黄 5g（包煎），三七片 10g，白芍 15g，益母草 15g，生地 15g，香附 15g，延胡索 15g，枳壳 10g，法半夏 10g，续断 15g，白术 15g。每日一剂，再煎服用，共 3 剂。

2015 年 5 月 26 日四诊

刻下症　服药后已无腹胀腹痛，腰酸减轻，经血转鲜红，现稍倦怠乏力，纳一般，二便调。舌质暗，舌苔薄白，脉弦细。

处方　党参 15g，补骨脂 15g，桑寄生 15g，茯苓 15g，丹参 15g，三棱 10g，莪术 10g，鸡内金 10g，牡蛎 20g（先煎），赤芍 15g，白术 15g，炙甘草 6g。每日一剂，再煎服用，共 7 剂。

经中药调理数月后患者经期腹痛症状减轻，排卵期腹痛症状明显缓解，可正常工作及休息，无须口服止痛药，后继续在门诊予口服中药配合针灸治疗。

按语

痛证是子宫内膜异位症的常见临床表现，可表现为痛经、性交痛、排卵期疼痛、慢性盆腔痛等，其疼痛部位多为下腹部及腰骶部，放射至阴道、会阴、肛门或大腿，可伴有肛门下坠或腹泻。

西医推荐治疗子宫内膜异位症痛经首选药物治疗，包括非甾体抗炎药、口服避孕药、高效孕激素、促性腺激素释放激素激动剂、左炔诺孕酮宫内缓释系统等，强调药物治疗仅在治疗期间有效，停药后症状会很快出现[4]。对于药物治疗无效者，可考虑手术治疗。中医学认为子宫内膜异位症以血瘀为本，瘀阻冲任、胞宫、胞脉、胞络，不通则痛，其病机或因气滞血瘀、寒凝血瘀、热灼血瘀、气虚血瘀、肾虚血瘀而致，气滞血瘀为常见的中医证型。本患者排卵期及经期下腹胀痛，肛门坠胀，此为气机不畅之象；胃纳不佳、大便溏则为脾气亏虚之象；气为血帅，气虚或气滞均可致气机不畅，气机不畅无力鼓动血行，血滞成瘀，瘀阻胞宫、胞脉，不通则痛。此患者因脾气亏虚而致气机不畅，脾气虚为本，气滞血瘀为标，乃虚实夹杂之证，故治疗时急则治标，经期及排卵期腹痛发作时以行气活血、化瘀止痛为主，方中用大量的行气活血之药，如延胡索、香附、五灵脂、蒲黄、郁金、三七、青皮、枳壳等药物以理气活血止痛；经后疼痛缓解时则需辨证求因，以健脾益气以治本，方中以四君子汤加减应用健脾益气以固本。脾胃乃后天之本，气血生化之源，主运化，气行则血行，故健脾益气法可使经血条达，通则不痛。治疗子宫内膜异位症痛经患者，注意辨证与辨病相结合，结合月经周期辨证用药方能取得最佳的疗效。

案例三 温补脾肾化瘀法

朱某，女，35 岁。2014 年 4 月 27 日初诊。

主诉 经行下腹痛多年。

现病史 患者平素月经规则，1 月一潮，7 天干净，痛经（+），需服止痛药，以经期第 2 天明显，痛喜热敷，痛甚时伴冷汗出，恶心呕吐，经行腰骶痛。LMP：4 月 2 日。

刻下症 畏寒，四末冷，带下量多清稀，无阴痒异味，胃纳欠佳，小便清长，大便溏。舌质淡红，舌苔薄白，脉沉细。

妇科检查 外阴正常，阴道通畅，分泌物量多，透明，质稀，宫颈光滑，宫体前位，增大如孕 50 余天，质硬，活动可，无压痛，阴道后穹隆光滑，双附件区未触及异常。

辅助检查 2014 年 4 月 27 日 B 超示子宫增大，子宫腺肌病、腺肌瘤形成（4.3cm×4.3cm）；双附件区未见明显异常。

中医诊断 ①痛经；②癥瘕。

中医证型 脾肾阳虚夹瘀。

西医诊断 子宫腺肌病。

治法 温补脾肾，活血化瘀。

处方 续断 15g，杜仲 15g，狗脊 15g，党参 15g，益母草 15g，延胡索 15g，法半夏 10g，白芍 15g，白术 15g，枳壳 10g，香附 15g，艾叶 10g，桂枝 15g，川楝子 10g，炙甘草 10g。每日一剂，再煎服用，共 7 剂。

2014 年 5 月 5 日二诊

刻下症 服药后带下减少，四末冷感减轻，月经于 5 月 1 日来潮，经量中等，色淡红，腹痛减轻，现阴道出血不多，无腹痛，少许腰酸，四肢不温，小便改善，大便调。舌质淡红，舌苔薄白，脉细。

处方 党参 15g，续断 15g，杜仲 15g，狗脊 15g，延胡索 15g，法半夏 10g，白芍 15g，白术 15g，艾叶 10g，干姜 10，补骨脂 15g，炙甘草 10g。每日一剂，再煎服用，共 5 剂。

2014 年 5 月 11 日三诊

刻下症 月经已净，无畏寒，四肢温，现稍感疲倦，带下量中，胃纳欠佳，眠可，二便调。舌质淡红，舌苔白，脉细。

处方 补骨脂 15g，杜仲 15g，桑寄生 15g，党参 15g，北芪 15g，白术 15g，茯苓 15g，陈皮 6g，当归 10g，丹参 15g，白芍 15g，赤芍 15g，炙甘草 6g。每日一剂，再煎服用，共 7 剂。

经调理半年，患者已无畏寒肢冷症状，痛经症状明显减轻，已无须口服止痛药，复查 B 超子宫较前稍有缩小，间断门诊调经治疗。

按语

患者素体脾肾阳虚，经期气血下注冲任，脾气更虚，脾虚运化失司，水湿内停，湿浊流注胞宫、冲任，阻碍气血运行，血滞成瘀，瘀阻冲任胞宫，不通则痛。脾肾阳气不足，寒邪内生，寒为阴邪，主收敛，寒凝胞宫，血脉不通，不通则痛。寒湿之邪损伤肾中阳气致使肌肤不得温养则畏寒怕冷、小便清长；"腰者，肾之府"，肾虚腰府失养，故腰酸痛；脾胃虚弱，气机失常，脾气不升、胃气不降故经行恶心呕吐。初诊正值经前期，故中药以温补脾肾、化瘀止痛为法，方中党参、白术健脾益气，杜仲、狗脊、续断温补肾阳，加桂枝、艾叶温暖胞宫、散寒止痛，益母草、延胡索、香附行气化瘀通经，全方合用共奏温经散寒、化瘀止痛之效。患者复诊时月经至，痛经较前明显好转，但仍有四末冷、腰酸等阳虚之症，方以温补脾肾为法，故在上方基础上酌减理气化瘀止痛之品，加干姜、补骨脂加强温阳补肾之功效，寒邪得去，血脉通畅，通则不痛。三诊为经后期，经后胞脉空虚，精血不足，故以补骨脂、桑寄生、杜仲以补益肾阴肾阳，党参、北芪、白术、茯苓益气健脾，当归、白芍、丹参以养血填精。

案例四 益气养血化瘀法

陆某，女，35 岁。2013 年 4 月 15 日初诊。

主诉 经行下腹痛 4 年。

现病史 平素月经规则，周期 30 天，经期 7 天，经量偏多，经期第 2～3 日用加长卫生巾 7～8 片，湿透，夹有血块。近 4 年工作劳累后出现经行下腹疼痛，量多时腹痛明显，经行间期需服止痛药，经行头晕，乏力，伴有性交疼痛。LMP：3 月 20 日。

刻下症 面色萎黄，活动后气促乏力，纳眠欠佳，大便偏烂，小便调。舌淡红，苔薄白，脉沉细。

妇科检查 外阴正常，阴道通畅，阴道后穹隆触及片状触痛性结节，宫颈光滑，宫体前位，增大如孕 50 天，质硬，欠活动，无压痛，左附件区触及一大小约 4.0cm×4.0cm 囊性包块，轻触痛，右附件区未触及异常。

辅助检查 2013 年 4 月 15 日 B 超示子宫增大，子宫腺肌病；左卵巢巧克力囊肿（4.0cm×3.5cm）；右附件区未见明显异常。血常规：血红蛋白 85g/L。

中医诊断 ①痛经；②癥瘕；③虚劳。

中医证候 气血两虚夹瘀。

西医诊断 ①子宫腺肌病；②盆腔子宫内膜异位症；③卵巢子宫内膜异位囊肿（左侧）；④中度贫血。

治法 益气养血，活血化瘀。

处方 益母草 15g，当归 10g，白芍 15g，赤芍 15g，熟地 15g，香附 15g，延胡索 15g，川芎 10g，桑寄生 15g，党参 25g，鸡血藤 30g，白术 15g，山药 15g，枳壳 10g。每日一剂，再煎服用，共 7 剂。

2013 年 4 月 22 日二诊

刻下症 服药后月经于 4 月 18 日来潮，经量仍偏多，色红，血块减少，经行腹痛减轻，现无腹痛，阴道出血不多，少许头晕，仍活动后气促乏力，胃纳一般，二便调。舌淡红，苔薄白，脉沉细。

处方 黄芪 30g，白芍 15g，制何首乌 15g，党参 15g，金樱子 15g，白术 15g，白芷 15g，旱莲草 15g，炙甘草 6g。每日一剂，再煎服用，共 7 剂。

2013 年 4 月 28 日三诊

刻下症 服药后经血止，已无气促乏力，无头晕，面色逐渐转红润，胃纳改善，二便调。舌淡红，苔薄白，脉细。

处方 黄芪 20g，白芍 15g，熟地 15g，党参 15g，当归 10g，川芎 10g，白术 15g，丹参 15g，三棱 10g，鸡内金 10g，赤芍 15g，炙甘草 9g。每日一剂，再煎服用，共 7 剂。

经调理 3 个月经周期后，患者经量减少，痛经明显缓解，面色好转，无头晕乏力症状，复查血常规，血红蛋白上升至 101g/L，B 超提示左卵巢巧克力囊肿 3.8cm×2.9cm。

按语

中医学认为，妇女以血为本，以血为用。《灵枢·五音五味》云："妇女之生，有余于气，不足于血，以其数脱血也。"气血互相滋生，气为血帅，血为气母，血病则气不能独自化，气病则血不能独自行，血虚可致气虚，血瘀可致气滞。《景岳全书·妇人规》云："经行腹痛，证有虚实……然实者多痛于未行之前，经通而痛自减；虚者多痛于既行之后，血去而痛未止，或血去而痛益甚。"

本案患者劳累伤脾，脾失健运，无以将水谷精微化为气血，导致化源不足，经行血海溢泄，冲任之血更虚，冲任、胞脉失于濡养，不荣则痛。现患者正值经前期，故中药以益气健脾、养血通经为法，以四物汤加减拟方。四物汤出自蔺氏《仙授理伤续断秘方》，由熟地黄、当归、白芍、川芎四味组成，主治妇人营血亏虚所致头晕目眩、面色无华、唇甲色淡诸症。血的生成来源于先天之肾精、后天之脾胃、藏血之肝及主血液运行之心，补血养血之法则应以调理脾、肾、肝、心为主，故以归肝肾经的熟地黄为君药填精养血，并以归肝脾经的芍药养血敛阴辅助熟地黄，共同调理营血亏虚之本；血虚则脉管失充，久之，血液循行缓慢致瘀血内停，进一步阻滞气血运行，故在以熟地黄、白芍填精养血基础上，以甘、辛、温，归肝、心、脾。当归养血活血，辅以归肝经之川芎增强当归活血之功。方中考虑患者脾虚为致病之根本，故予党参、白术、山药以益气健脾，结合月经周期中阴阳气血具有周期性的消长变化，经前期机体阴精与阳气皆充盛，冲任、胞宫、胞脉皆气血满盈，因此，经前期治疗予益母草、香附、延胡索以疏通气血为主，重在消除气机之郁滞和血脉之瘀阻，使气血流畅，通而不痛。行经期量多则以益气健脾、养血止血为主，方中以黄芪、党参、白术以益气摄血，白芍、何首乌、金樱子养血止血。三诊为经后期，胞脉空虚，冲任气血不足，以八珍汤加减益气养血，并佐以三棱、丹参、赤芍化瘀消癥，改善子宫内膜异位症血瘀的病理实质。

案例五 健脾利湿化瘀法

段某，女，30岁。2012年6月25日就诊。

主诉 经行下腹痛10余年。

现病史 患者14岁月经初潮，周期为33~37天，经期6~7天，经量中等，经血暗红，夹有血块，自月经来潮至今，每于经期腹痛甚剧，尤以月经第2天剧烈，需卧床休息，服止痛药后方能缓解，经前伴有乳房胀痛。平时常头昏倦怠，纳差，腰酸痛，白带量多，色白，质稀。

刻下症 月经来潮第3天，现量多色暗夹有血块，腰腹疼痛，下肢酸痛，伴头昏倦怠、恶心呕吐、纳差、渴不欲饮。舌红，苔白腻，脉弦滑。

妇科检查 外阴正常，阴道血污，后穹隆触及触痛性结节，宫颈光滑，宫体前位，宫体饱满，质中，欠活动，无压痛，双附件区未触及异常。

辅助检查 2012年6月25日B超示子宫大小、双附件区未见明显异常。

中医诊断 痛经。

中医证候 脾虚血瘀夹湿。

西医诊断 盆腔子宫内膜异位症。

治法 健脾利湿，活血化瘀。

处方 太子参15g，当归10g，川芎10g，田七片10g，益母草15g，牛膝15g，陈皮9g，栀子10g，法半夏10g，延胡索15g。每日一剂，再煎服用，共7剂。

2012年6月30日二诊

刻下症　服药后经血减少，色转鲜红，腹痛呕吐已止，仍头昏倦怠，腰痛腿软，月经方净，胃纳欠佳，舌淡红，苔薄白，脉沉细。

处方　川芎 10g，生地 15g，白芍 15g，补骨脂 12g，当归 10g，党参 15g，白术 15g，陈皮 5g，茯苓 15g，鸡血藤 20g。每日一剂，再煎服用，共 5 剂。

2012 年 7 月 10 日三诊

刻下症　服药后头昏减轻，胃纳好转，仍倦怠乏力，浮肿，目眩耳鸣，多梦，渴不欲饮，腰酸痛，带下色白量多。舌淡红，苔白稍腻，脉沉细，尺脉弱。

处方　陈皮 6g，白术 15g，茯苓 15g，大腹皮 15g，党参 15g，甘草 6g，煅牡蛎 20g（先煎），杜仲 15g，续断 15g，桑寄生 15g，泽泻 15g。每日一剂，再煎服用，共 5 剂。

2012 年 7 月 20 日四诊

刻下症　服上方后，已无浮肿，无头昏气短，目眩耳鸣缓解，月经于 7 月 19 日来潮，量较前减少，色红夹有小血块，少许腰痛，小腹略有坠胀，伴倦怠心慌。舌淡红苔薄，脉沉弦。

处方　当归 15g，川芎 10g，桃仁 10g，炙甘草 6g，党参 15g，柴胡 10g，白术 15g，陈皮 6g，升麻 9g，黄芪 20g。每日一剂，再煎服用，共 3 剂。

经调理 2 个月后痛经症状缓解，经期头昏倦怠、恶心呕吐等诸症缓解。

按语

痛经有虚有实。既有痛证，则必见瘀滞，通则不痛，痛则不通，经期宜活血，故以活血通瘀为要，再结合形体气质之虚实，辨证用药。本例患者为脾虚湿阻导致血瘀的痛经，本着经期宜活血、经后宜扶正的原则，遣方用药恰当，使多年痛经疾病两月而愈。此属脾虚水湿不化、瘀血内阻之证。故治宜健脾除湿，活血化瘀。初诊时患者正值经期，中药以健脾利湿、化瘀止痛为主，方中当归、川芎、田七、益母草以行气活血通经，佐以延胡索加强行气止痛之效；恶心呕吐、纳差为脾虚失于健运之象；渴不欲饮为脾虚湿阻、水湿内停之象，予陈皮、法半夏健脾利湿止呕；舌红为湿邪内阻、日久化热之证，故予栀子清热、太子参益气生津。二诊经后期，经后宜扶正，故以八珍汤加减以益气健脾、养血活血。三诊时仍有倦怠乏力、浮肿，目眩耳鸣，腰痛，带下量多，为脾肾两虚夹湿之象，故中药以补肾健脾利湿为主，以四君子汤益气健脾，加续断、杜仲、桑寄生以补肾固冲，大腹皮、陈皮、泽泻清利湿浊。四诊月经来潮经量已减少，腰腹仅有微痛，小腹略坠胀，倦怠心慌，故中药以益气升阳、养血活血为法，拟补中益气汤加减，方中黄芪补中益气，升阳固表，辅以党参、白术、炙甘草以益气健脾，佐以陈皮理气和胃，当归活血补血，升麻、柴胡升清举陷，川芎、桃仁活血化瘀，诸药合用，共奏益气升阳、活血养血之功。

（许明桃　梁雪芳）

参 考 文 献

[1] 顾永忠,孙湛博. 子宫内膜异位症相关疼痛机制研究进展[J]. 中国实用妇科与产科杂志,2010,26(10):801-804.

[2] Shen J Y,Maruyama I N. Nerve growth factor receptor TrkA exists as a preformed,yet inactive,dimer in living cells[J]. FEBS Lett,2011,585(2):295-299.

[3] 刘玉锋,马远,李望舒,等. NGF、MAPK 及 CREB 在子宫内膜异位症中的表达及其与疼痛的关系[J]. 临床和实验医学杂志,2018,17(17):1840-1843.

[4] 中华医学会妇产科学分会子宫内膜异位症协作组. 子宫内膜异位症的诊治指南[J]. 中华妇产科杂志,2015,50(3):161-169.

第九章　治疗子宫内膜异位症慢性盆腔痛案例

　　不明原因的、持续的、慢性的下腹部疼痛，甚至连及腰骶、会阴，病程超过6 个月，称为慢性盆腔痛。其发病率在女性中可高达 10%～15%，绵绵不休的疼痛给女性的生理和心理造成很大的创伤，严重影响其生活质量。25%～38%的慢性盆腔痛由子宫内膜异位症引起[1]，其机制包括子宫内膜异位病灶直接浸润、炎症因子或致痛因子释放的增加导致痛觉神经敏感。此外，多种免疫细胞也参与了疼痛的发生和发展，治疗上主要通过手术、药物（孕激素、促性腺激素释放激素激动剂、避孕药、达那唑）、宫内放置曼月乐环等方法。但药物、手术治疗均有其固有的局限性及不良反应，且在临床应用中很多患者对上述治疗效果均欠满意，故而更多的患者求助于祖国传统医学治疗。

　　中医古籍中并无"慢性盆腔痛"的病名，根据本病的临床表现，可归属于"痛经"、"癥瘕"、"不孕症"等病证的范畴。隋代巢元方于《诸病源候论》中曰"血瘕者……为血瘕之聚令人腰痛，不可以俯仰，横骨下有积气，牢如石，小腹里急苦痛，背膂疼，深达腰腹下弯阴里……此病令人无子"，又"……若血余未尽而合阴阳，即令妇人血脉挛急，小腹重痛"。其中所描述的症状与子宫内膜异位症所致慢性盆腔痛极为相似，即可表现出盆腔深部疼痛，痛甚及腰背、会阴，另外阐述其形成与经期交媾有关，这与子宫内膜异位现代病因学研究相吻合。

　　明代张景岳《景岳全书》论述"瘀血留滞作癥……其证则或由经期，或产后，凡内伤生冷，或外受风寒，或郁怒伤肝，气逆而血留，或忧思伤脾，气虚而血滞，或积劳积弱，气弱而不行，总由血动之时，余血未净，而一有所逆，则留滞日积而成癥矣"，阐明了寒、郁、虚是妇人腹痛可能产生的原因。另外清代傅山《傅青主女科》"妇人有带下而色黑者……其症必腹中疼痛……是火结于下而不炎于上也……"则指出"热极"为致病之因，并予利火汤泻火除湿治疗。唐容川在《血证论》中指出："既然是离经之血，虽清血、鲜血，亦是瘀血。"大多数中医学者一致认为子宫内膜异位症的基本病机特点是血瘀。瘀血既是子宫内膜异位症的病理产物，又是继发性的致病因素，瘀血阻滞冲任气血运行，渐蓄坚牢，则出现《医林改错》所言之"少腹积块疼痛、有积块不痛，或疼痛而无积块，或少腹满痛"。关于血瘀这一基本病机，已达成共识，但临证时各家又有所侧重。有学者统计了10 年间关于子宫内膜异位症证型的相关文献，发现血瘀型、气滞血瘀型、肾虚血瘀型、寒凝血瘀型、热瘀互结型为排名前 5 位的证型[2]。

　　治疗方面，则根据上述病因病机辨证论治，活血化瘀止痛为其大法，李东垣

《医学发明·泄可去闭》率先提出"通则不痛，痛则不通"之论，"不通"是痛证发生的主要病机，瘀血阻滞，不通则痛，故治以"通"为则。《河间六书》云："妇人童幼天癸未行之间，皆属少阴；天癸既行，皆从厥阴论之；天癸既绝，乃属太阴经也。"说明了调肝的重要性，妇人中年受生活、工作、家庭等各方面的压力，易伤于七情，肝气郁结，气机不畅而导致血瘀，上述统计中最常见的气滞血瘀、血瘀证均与肝气失于疏泄相关。而肝为贮血之器，朱丹溪在《证治要诀·妇人门》中指出"经事来腹痛，不来腹亦痛，皆血不调故也"，也充分说明了肝在该病中的重要作用。而"血不调"不仅与肝有关，亦与脾胃相关。脾胃为气血之本，气血生化之源，若脾胃虚弱或脾胃运化功能失常，则气血生化乏源，进而导致气血不调，瘀血内生而引起气虚血瘀型疼痛。《金匮要略》云："见肝之病，知肝传脾，当先实脾。"强调了脾胃对治疗以"肝"为主要病因导致子宫内膜异位症的重要性。再次，脾胃位于中焦，与肾有先后天滋养的关系，而先天来源于父母，补肾过程中常会用健脾胃药物以后天滋养先天，从而达到补肾之功。故补土对治疗子宫内膜异位症所致慢性盆腔痛有重要的意义。

下面分享以补土治疗内膜异位症所致慢性盆腔痛案例。

案例一　健脾益气化瘀法

黄某，女，41岁。2013年7月13日来诊。

主诉　下腹痛1年，加重2个月。

现病史　患者近1年开始有经行腹痛，尚可忍受，无明显肛门坠胀感及性交疼痛，平素偶有下腹隐痛，持续性，无伴腹胀，时有时无，休息后可自行好转，患者未行诊治。2个月前出现下腹疼痛加重，呈持续性，经期明显，无明显肛门坠胀感，无性交疼痛，自觉低热，疲倦乏力，至社区医院就诊，给予消炎药、千金片口服，患者下腹疼痛程度略有缓解，但仍持续疼痛，呈隐痛，劳累后加重，有时呈针扎样刺痛，伴少许肛门坠胀感，无发热，带下色白，量不多。平素月经规则，经量中等，下腹稍胀，已生育，顺产。LMP：7月2日，8天干净。

刻下症　患者面色萎黄，自诉倦怠乏力，短气，动易出汗，胃纳可，二便调，舌淡暗，苔薄白，脉沉细涩。

妇科检查　外阴已婚型，阴道畅，白带稍多色白，宫颈光滑，无举摆痛，子宫体前位，大小正常，活动欠佳，子宫右旁可扪及包块直径4～5cm，欠活动，与子宫关系密切、压痛，左附件区未扪及异常。

辅助检查　妇科B超示子宫稍胀，右附件液性包块5.4cm×3.5cm，考虑卵巢巧克力囊肿可能。

中医诊断　①妇人腹痛；②癥瘕。

中医证型　气虚血瘀。

西医诊断　①慢性盆腔痛；②卵巢子宫内膜异位囊肿。

治法 健脾益气，化瘀止痛。

处方 黄芪20g，党参20g，白术15g，升麻10g，炙甘草10g，桂枝10g，茯苓15g，赤芍15g，丹参15g，桃仁15g，酒大黄10g，莪术10g。每天一剂，共7剂，煎服。配合莪棱灌肠液保留灌肠，每日1次。

2013年7月23日二诊

刻下症 下腹痛减轻，白带量有减少，面色萎黄，精神略有转好，动易出汗，胃纳可，二便调，舌淡暗，苔薄白，脉沉细涩。

处方 黄芪30g，桂枝15g，白芍15g，党参20g，白术15g，升麻10g，炙甘草10g，茯苓15g，赤芍15g，丹参15g，桃仁15g，酒大黄10g，莪术10g，防风10g。每天一剂，共7剂，煎服。配合莪棱灌肠液保留灌肠，每日1次。

2013年8月6日三诊

刻下症 8月1日月经如期来潮，无明显痛经。今日月经基本干净。诉有时下腹隐痛，劳累后无加重，精神明显好转，带下不多，出汗减少，胃纳可，二便调，舌淡暗，苔薄白，脉沉细涩。

处方 黄芪30g，白芍15g，党参20g，白术15g，炙甘草10g，茯苓15g，赤芍15g，红花15g，桃仁15g，酒大黄10g，莪术10g，浙贝15g。每天一剂，共10剂，煎服。配合莪棱灌肠液保留灌肠，每日1次。丹棱散结散外敷右下腹部，每日1次，每次热敷2～3小时。

依此法本周期连续治疗。

2013年9月16日复诊

刻下症 9月经净后已一周，无痛经。诉下腹已无明显疼痛，精神可，工作和做家务均不觉疲累，带下不多，较易出汗，胃纳可，二便调，舌淡暗，苔薄白，脉沉细。

辅助检查 2013年9月16日盆腔B超示子宫稍大，右附件液性包块3.0cm×2.1cm。

妇科检查 外阴已婚型，阴道畅，白带稍多色白，宫颈光滑，无举摆痛，子宫体前位，大小正常，活动欠佳，无压痛，右附件区增厚，可扪及3cm左右包块，活动不佳，与子宫关系密切，无压痛，左附件区未扪及异常。

按语

子宫内膜异位症最常见的症状为疼痛和不孕，而疼痛为子宫内膜异位症患者就诊时的最常见症状。其疼痛的特点主要体现在疼痛形式多种多样、疼痛部位定位不清，可伴有肠道和泌尿道相关刺激症状，甚至伴有心理、精神方面问题。疼痛通常超过半年，缠绵反复，最常见的是痛经、深部盆腔痛、下腹部疼痛伴或不伴有腰痛，70%～80%的患者有不同程度的盆腔疼痛，包括痛经、慢性盆腔痛、性交痛、肛门坠痛等[3]。疼痛可以表现为间断的、无法预料的慢性盆腔痛，或经期疼痛，或持续性疼痛，或者在运动后加重。清代《古方汇精》中提示其病因可能为"少年新娘，男女不知禁忌，或经将来时，或行经未净，遂尔交媾，震动血海之络，损及冲任，以致瘀滞凝结，每致行经，断难流畅，是以作疼"。

有研究提示气虚血瘀为慢性盆腔痛其中一个主要病机，气虚无力行血，或统摄无权，离经之血蓄积于下焦，瘀阻胞宫、冲任，而发本病，《妇人大全良方》曰："妇人冷劳，属气血不足脏腑虚寒，以致脐下冷痛，手足时寒，月经失常，饮食不消。"

本医案中患者下腹隐痛，劳累后加重，倦怠乏力，短气，动易出汗，可见气虚不足之象。方用四君子汤以益气扶正，《医方集解•补养之剂》描述了四君子汤的方义"此手足太阴、足阳明药也。人参甘温，大补元气为君。白术苦温，燥脾补气为臣。茯苓甘淡，渗湿泻热为佐。甘草甘平，和中益土为使也。气足脾运，饮食倍进，则余脏受荫，而色泽身强矣。再加陈皮以理气散逆，半夏以燥湿除痰，名曰六君，以其皆中和之品，故曰君子也"。黄芪味甘性微温，归肺、脾、肝、肾经，是补气之要药，主要用于气虚之证。患者同时伴有肛门坠胀感是气虚下陷的表现，故用升麻以益气升提；桂枝、茯苓、赤芍、牡丹皮、桃仁组成桂枝茯苓丸，而桂枝茯苓丸是治疗血瘀癥瘕的重要方剂，正如《金匮要略•妇人妊娠病脉证并治》所云"妇人宿有癥病，经断未及三月，而得漏下不止，胎动在脐上者，为癥痼害。妊娠六月动者，前三月经水利时，胎也。下血者，后断三月衄也。所以血不止者，其癥不去故也，当下其癥，桂枝茯苓丸主之"。而桂枝茯苓丸可侧重脾虚血瘀之证。徐彬在《金匮要略论注》中讲到其配伍特点及功能主治时说道："药用桂枝茯苓丸者，桂枝、芍药一阴一阳，茯苓、丹皮一气一血，调其寒温，扶其正气。桃仁以之破恶血，消癥癖，而不嫌于伤胎血者，所谓有病则病当之也，且癥之初，必因寒，桂枝化气而消其本寒；癥之成，必夹湿热为窠囊，苓渗湿气，丹清血热；芍药敛肝而扶脾，使能统血，则养正即所以去邪耳。然消癥方甚多，一举两得，莫有若此方之巧矣。每服甚少而频，更巧。要之癥不碍胎，其结原微，故以渐磨之。此方去癥之力不独桃仁。癥者，阴气也，遇阳则消，故以桂枝扶阳，而桃仁愈有力矣。其余皆养血之药也。"桂枝茯苓丸加酒大黄、莪术活血之力更强，配合莪棱灌肠液保留灌肠，加强化瘀消癥之功，故患者二诊来时腹痛已去大半，提示血瘀症状已明显好转，但其精神仍欠佳，易觉疲倦，伴动辄汗出等气虚卫表不固之象，故在用药中加强益气之功，并加用玉屏风散以益气固表。《古今名医方论》曰："防风遍行周身，称治风之仙药，上清头面七窍，内除骨节疼痹、四肢挛急，为风药中之润剂，治风独取此味，任重功专矣。然卫气者，所以温分肉而充皮肤，肥腠理而司开阖。惟黄芪能补三焦而实卫，为玄府御风之关键，且无汗能发，有汗能止，功同桂枝，故又能治头目风热、大风癞疾、肠风下血、妇人子脏风，是补剂中之风药也。所以防风得黄芪，其功愈大耳。白术健脾胃，温分肉，培土即以宁风也。夫以防风之善驱风，得黄芪以固表，则外有所卫，得白术以固里，则内有所据，风邪去而不复来，当倚如屏，珍如玉也。"

三诊来潮时患者正处于月经期，从患者症状表现来看，其气虚症状明显减轻。

在中药调周理论中，行经期应活血化瘀，使瘀血排净，故在前方减少益气升提之品，加入红花等加强活血化瘀之功，使离经之血排出体外，气机条畅，癥块自消。遵从以上治法，患者工作和做家务均无觉疲累，复查附件包块明显缩小，不仅益气治本，提高患者生活质量，同时使其免做手术。

案例二 温阳利水、化瘀止痛法

熊某，女，35 岁。2013 年 7 月 15 日初诊。

主诉 发现盆腔包块并腹痛 1 个月。

现病史 患者平素进行腹痛，尚可忍受，无明显进行性加重倾向。1 个月前突发下腹疼痛并发热至外院就诊，查血常规：白细胞（WBC）18×10^9/L，中性粒细胞（NE）88%，经腹部及经阴道彩色 B 超提示子宫增大，子宫腺肌病，双侧附件液性包块，左侧卵巢囊肿 6cm×7cm×6cm，右侧卵巢囊肿 4cm×5cm×5cm。诊断为卵巢巧克力囊肿合并感染。治疗上予头孢曲松钠、莫西沙星静脉滴注抗感染 14 天，热退，腹痛好转后出院。出院后仍反复下腹隐痛，绵绵不休，喜温喜按，伴精神疲倦，无发热，无明显白带增多，纳眠、二便尚正常。

刻下症 患者面色萎黄暗滞，有浮肿感，畏寒，精神欠佳，少气懒言，舌暗红略胖大，苔薄白，脉沉滑。

妇科检查 宫颈无举摆痛，子宫稍大，活动差，轻压痛，双侧附件增厚，左侧可扪及包块约 4.0cm×5.0cm，轻压痛，右侧可扪及包块约 3.0cm×4.0cm，轻压痛。

辅助检查 妇科彩超示子宫增大，子宫腺肌病，双侧附件液性包块，左侧 5.0cm×4.0cm×5.0cm，右侧 3.0cm×4.0cm×4.0cm。

中医诊断 ①妇人腹痛；②癥瘕。

中医证型 脾虚寒湿阻滞。

西医诊断 ①慢性盆腔痛；②卵巢子宫内膜异位囊肿；③子宫腺肌病。

治法 温阳利水，化瘀止痛。

处方 桂枝 10g，茯苓 15g，牡丹皮 15g，桃仁 15g，赤芍 15g，毛冬青 20g，莪术 10g，三棱 10g，甘草 5g，每天翻渣再煎服两次，连服 1 个月，经期无须停药，水煎服。

2013 年 8 月 20 日二诊

刻下症 精神改善，无明显乏力，肢体沉重，腹痛完全消失，仍有少许痛经，经期 1 天为主，月经量稍多，血块排出后疼痛缓解。LMP：8 月 13 日。查看患者面色稍萎黄，无明显浮肿。舌略胖大，苔薄白，脉沉滑。

妇科检查 左侧附件区轻微触痛，子宫、右附件无触痛，盆腔未扪及明显肿块。

辅助检查 妇科 B 超提示双侧附件包块均较前明显缩小，左侧 2.0cm×3.0cm×2.0cm，右侧消失。

处方　前方去毛冬青再服 2 周。

2013 年 11 月 18 日三诊

刻下症　停药 2 个月余腹痛无反复。痛经好转，第 1 天隐痛，无明显畏寒。

辅助检查　妇科 B 超提示左侧附件区包块无增大。

处方　口服桂枝茯苓丸。

按语

　　患者为巧克力囊肿合并感染后期脾脏受损，加上使用抗生素后进一步耗伤正气，脾虚水液不化，水湿停留，湿阻血脉，故见面黄暗滞浮肿、精神疲倦、肢体沉重，舌体胖大、脉沉滑；瘀血凝结，故成包块不消；经络受阻，不通则痛，故见下腹隐痛。水为寒邪，停于中焦而致脾阳不振，故治疗以温阳利水、化瘀止痛为治法，予苓桂术甘汤去白术合桂枝茯苓丸加减。

　　苓桂术甘汤在方剂学中归为祛湿剂的范畴，既有温阳化饮之效，又有健脾利湿之功，主治中阳不足之痰饮。由茯苓、桂枝、白术、甘草四味药组成。《医宗金鉴·删补名医方论》指出："《灵枢》谓心胞络之脉动则病胸胁支满者，谓痰饮积于心胞，其病则必若是也。目眩者，痰饮阻其胸中之阳，不能布津于上也。茯苓淡渗，遂饮出下窍，因利而去，故用以为君。桂枝通阳输水走皮毛，从汗而解，故以为臣。白术燥湿，佐茯苓消痰以除支满。甘草补中，佐桂枝建土以制水邪也。"该患者面色暗滞浮肿，精神欠佳、肢体沉重、舌体胖大，脉沉滑均为水湿内停之象，而其水饮的原因为病程长加之使用抗生素时间较长，脾胃运化功能受损，进一步伤及脾阳，脾阳不振而水饮内停，故可用苓桂术甘汤去水饮，患者二诊时浮肿感、精神、肢体沉重情况均有明显改善，提示水饮基本去除。

　　桂枝茯苓丸为理血剂，具有活血、化瘀、消癥之功效。主治妇人宿有癥块，或血瘀经闭，行经腹痛，产后恶露不尽等。由桂枝、茯苓、牡丹皮、赤芍、桃仁五味药物组成。方中桂枝辛甘而温，温通血脉，以行瘀滞，为君药。桃仁味苦甘平，活血祛瘀，助君药以化瘀消癥，用之为臣；牡丹皮、赤芍味苦而微寒，既可活血以散瘀，又能凉血以清退瘀久所化之热，芍药并能缓急止痛；茯苓甘淡平，渗湿祛痰，以助消癥之功，健脾益胃，扶助正气，均为佐药。丸以白蜜，甘缓而润，以缓诸药破泄之力，是以为使。诸药合用，共奏活血化瘀、缓消癥块之功，使瘀化癥消，诸症皆愈。本方配伍特点有二：一为既用桂枝以温通血脉，又佐牡丹皮、赤芍以凉血散瘀，寒温并用，则无耗伤阴血之弊。二为漏下之症，采用行血之法，体现通因通用之法，俾癥块得消，血行常道，则出血得止。茯苓配桂枝，既可去水饮，加上牡丹皮、赤芍、桃仁又可活血化瘀消癥，桂枝又可温通血脉，使阳气得通，通则不痛，故诸证皆消。故二诊、三诊患者腹痛消失的同时盆腔包块亦明显缩小。桂枝茯苓丸对于子宫内膜异位症盆腔痛的治疗同样也得到文献证实。钱氏将子宫内膜异位症患者随机分为治疗组和对照组，分别用桂枝茯苓丸加血竭粉、淫羊藿，煎汤服，以及西药达那唑治疗 3 个月，有效率分别为 91.3%、

68.2%。1 年后随访，中药组复发率为 17.4%，西药组复发率为 31.8%[4]。

该患者胃纳、二便正常，考虑其主要为脾胃运化功能受损所致，而并未伤及脾气，故在应用过程中去了白术。莪术、三棱为活血化瘀消癥之要药，临床中常作为药对使用，首见于《经验良方》三棱丸，用于治疗血滞经闭腹痛。张锡纯谓："三棱、莪术，若治陡然腹胁疼痛，由于气血凝滞者，可但用三棱、莪术，不必以补药佐之；若治瘀血积久过坚硬者，原非数剂所能愈，必以补药佐之，方能久服无弊。或用黄六钱，三棱、莪术各三钱，或减黄三钱，加野台参三钱，其补破之力皆可相敌，不但气血不受伤损，瘀血之化亦较速，盖人之气血壮旺，愈能驾驭药力以胜病也。"又说："三棱：气味俱淡，微有辛意。莪术：味微苦，气微香，亦微有辛意。性皆微温，为化瘀血之要药。以治男子癖，女子瘕，月闭不通，性非猛烈而建功甚速。其行气之力，又能治心腹疼痛，胁下胀疼，一切血凝气滞之证。"

案例三　疏肝健脾、理气化瘀法

陈某，女，33 岁。2014 年 7 月 10 日来诊。

主诉　时有下腹胀痛半年余。

现病史　患者平素月经规则，无明显痛经，半年前出现下腹胀痛，无带下增多、发热恶寒、恶心呕吐等不适，在当地县医院行盆腔 B 超检查发现左附件囊性肿物直径约 4cm，医生给予妇炎康片、桂枝茯苓丸口服 1 个月。服药期间腹痛稍有缓解，但仍时有发作。来广州后在区妇幼医院就诊，医生建议观察。患者自觉下腹时有胀痛，情绪较为低落，经前乳胀，纳食不佳，转来我院就诊。已育，无生育计划。

刻下症　患者面色萎黄，面颊有褐斑。较为疲倦，大便易烂，舌淡暗，苔薄白。舌底脉络迂曲。脉弦细。

妇科检查　外阴已婚型，阴道畅，白带量不多，宫颈光滑，无举摆痛，子宫体前位，稍大，活动可，无压痛，左附件区扪及囊性肿物直径约 4cm，无压痛。右附件区未扪及异常。

辅助检查　2014 年 7 月我院盆腔 B 超示子宫稍大，子宫肌瘤 2.0cm×1.5cm；左附件囊肿 4.2cm×4.3cm。

中医诊断　①妇人腹痛；②癥瘕。

中医证型　肝郁脾虚，气滞血瘀。

西医诊断　①慢性盆腔痛；②卵巢囊肿；③子宫肌瘤。

治法　疏肝健脾，理气化瘀。

处方　白芍 15g，当归 15g，泽泻 15g，白术 15g，茯苓 20g，川芎 10g，党参 20g，怀山药 15g，郁金 10g，柴胡 5g，王不留行 20g，红花 10g。7 剂，每天一剂，煎服。

患者居住外地，嘱服完上方若自觉好转可依方续服 7 剂。

2014 年 8 月 2 日二诊

刻下症　下腹胀痛明显减轻，情绪好转，但因正值经前，双乳胀痛，纳食不佳，大便偏烂。舌淡暗，苔薄白。舌底脉络迂曲，脉弦细。

处方　白芍 15g，当归 15g，泽泻 15g，白术 15g，茯苓 20g，党参 20g，白术 15g，怀山药 15g，郁金 10g，柴胡 10g，王不留行 20g，益母草 15g，红花 10g，猫爪草 15g，10 剂，每天一剂，煎服。

配合情志疏导，嘱患者调畅情志。

配合中成药逍遥丸口服。

依上法治疗 2 个月，患者诉无腹痛，情志顺畅，二便调。复查盆腔 B 超子宫肌瘤体积无明显变化，左附件囊肿体积明显缩小为 2.2cm×3.0cm。

按语

沈金鳌认为女性多忧思怨怒，而"忧思气结，思则气郁，怨则气阻，怒则气上，血随气行，故气逆而血亦逆，血气乖争，百疾于是乎作"。该患者由于肝气郁结，瘀血内生，导致下腹胀痛、经前乳胀，面部出现黄褐斑。但在气机郁结的同时，患者还出现了诸如面色萎黄，精神疲倦，纳食不佳，大便偏烂等脾虚之证。中医学认为，肝属木、脾属土，在五行学说中，肝木克脾土，其中"克"是制约、约束的意思。肝主疏泄，脾主运化；肝主藏血，脾主统血又为气血生化之源。故肝脾之间的关系主要表现在消化及血液的生成运行方面。在消化方面，脾主运化，摄入到人体内的饮食物，必须经过脾胃共同作用，才能使水谷化为精微并输送到全身各脏腑组织器官。但脾胃的消化吸收功能与肝的关系极为密切。秦伯未在《谦斋医学讲稿》中说："肝气郁结与一般肝气证恰恰相反，肝气证是作用太强，疏泄太过，故其性横逆；肝气郁结是作用不及，疏泄无能，故其性消沉。"肝气过旺，疏泄太过，便形成了"肝（胆）乘脾（胃）"的病理状态，此即"肝气犯胃"、"肝气乘脾"的病机。肝气疏泄不及，就是肝气郁结。肝郁则木不克土，会影响脾胃正常的升降纳运功能，导致饮食水谷转输布运障碍而出现中焦壅满，即肝郁脾壅；如果主要表现为脾在运化水湿功能的障碍，即肝郁脾湿；如果脾不能升其清阳之气，不能转输精微物质至脏腑，出现气血虚损，即肝郁脾虚。在血液方面，肝主藏血，贮藏和调节全身血量，脾主统血，为气血生化之源。脾气健运，气血生化有源，血量充足，则肝血充盈。而肝血充足，可以涵敛肝阳，使肝气条达舒畅，才能保证脾之健运以发挥其统血功能。反之，肝血虚少或肝不藏血，均可影响肝之疏泄，疏泄失常，则可致脾之运化失常。

本医案之腹痛，乃因患者情志不畅、肝气郁结，肝失条达，气机阻滞而瘀血内生，木不疏土而脾失健运、痰湿聚集，相互搏结于盆腔，日久而生癥瘕。针对肝脾不和、气血郁滞湿阻之证，选用当归芍药散加减治疗，以达健脾理气化瘀之功，使肝血足而气条达，脾运健而湿邪除。

当归芍药散见于《金匮要略·妇人妊娠病脉证并治》和《金匮要略·妇人杂

病脉证并治》，原用治肝脾失调、气血郁滞湿阻所致妇人腹痛。《金匮玉函经二注》曰："此与胞阻痛不同，因脾土为木邪所克，谷气不举，浊淫下流，以塞搏阴血而痛也。用芍药多他药数倍以泻肝木，利阴塞，以与芎、归补血止痛；又佐茯苓渗湿以降于小便也；白术益脾燥湿，茯、泽行其所积，从小便出。盖内伤六淫，皆能伤胎成痛，不但湿而已也。"《金匮要略论注》中指出其治疗疼痛特点为"痛者，绵绵而痛，不若寒疝之绞痛，血气之刺痛也。正气乃不足，使阴得乘阳，而水气胜土，脾郁不伸，郁而求伸，土气不调，则痛绵绵矣"，用药方面"故以归、芍养血，苓、术扶脾，泽泻泻其余之蓄水，芎畅其欲遂之血气。不用黄芩，痛因虚，则稍挟寒也。然不用热药，原非大寒，正气充则微寒自去耳。"方中重用芍药敛养肝血、缓挛急而止腹痛，当归助芍药补养肝血，川芎行血中之滞气，三药共以调肝，养血和营；郁金、柴胡行气疏肝，泽泻渗湿利水，白术、茯苓、党参、怀山药健脾除湿，王不留行、红花活血化瘀，诸药相合，共奏健脾调肝、理气化瘀之效，体现了肝脾两调、血水同治的特点。至于芍药与白术相配，更有调和肝脾的意义。肝血足则气条达，脾运健则湿邪除。

案例四　运脾消滞、理气化瘀法

任某，女，30 岁。2014 年 8 月 15 日初诊。

主诉　下腹疼痛 3 天。

现病史　患者有子宫内膜异位症病史，既往经行腹痛较明显，并伴有非经期腹痛及肛门坠胀感，难以忍受。2010 年 10 月在外院行腹腔镜下左侧卵巢巧克力囊肿剔除术，术后孕三烯酮治疗 7 个月，后用妈富隆（去氧孕烯炔雌醇片）至 2013 年 2 月，服药期间患者无明显腹痛，停药后下腹隐痛症状反复，经期为主。2013 年 7 月 13 日～7 月 23 日因盆腔炎、子宫内膜异位症入院行抗炎治疗。2013 年 10 月因阑尾炎行腹腔镜手术，术后反复下腹隐痛，多次外院就诊，药物治疗效果欠佳，痛经与前基本相仿。2014 年 2 月因盆腔粘连行腹腔镜下盆腔粘连松解术，术中见散在盆腔子宫内膜异位病灶并电凝，术后于 2014 年 3 月 3 日、4 月 1 日、4 月 29 日达菲林治疗。LMP：7 月 21 日，8 月 2 日开始下腹疼痛，伴肛门坠胀感，无恶心呕吐，无发热，在我院住院治疗，经中医对症综合治疗后出院。患者已婚 3 年，孕 0，未避孕，有生育要求。

过敏史　对头孢类抗生素、甲硝唑过敏。

刻下症　近 3 日复出现下腹隐痛，自觉下腹、腰骶发凉，伴肛门坠胀感，口干口苦，大便偏干。舌淡暗，苔白稍腻，脉细。

妇科检查　外阴阴道正常，宫颈光滑，后穹隆可扪及数粒黄豆大触痛结节，子宫后位，常大，活动正常，无明显压痛，双附件未扪及明显异常。

辅助检查　2014 年 2 月 7 日医院盆腔 MRI：子宫多发小肌瘤。8 月 2 日盆腔 B 超：子宫大小正常，子宫肌瘤，双侧卵巢多囊性改变，未见发育卵泡。

中医诊断 ①妇人腹痛；②不孕症；③癥瘕。

中医证型 脾虚食滞，气滞血瘀。

西医诊断 ①盆腔子宫内膜异位症；②女性不孕症；③子宫肌瘤。

治法 运脾消滞，理气化瘀。

处方 白术15g，菟丝子20g，益母草20g，枳实15g，牡丹皮15g，厚朴15g，茯苓20g，丹参20g，小茴香10g，白芍20g，木香10g（后下）。

2016年3月7日二诊

刻下症 患者上诊服用中药1周后腹痛、肛门坠痛症状基本消失，月经如期来潮，无明显痛经等不适，2014年10月于外院行试管婴儿，2015年8月行剖宫产术产1子1女，现哺乳中。产后月经复潮一次，LMP：2016年2月22日，无明显痛经。近1周患者出现腰骶酸痛，下腹胀痛，伴肛门坠胀感，纳眠可，畏寒，仍时有溢奶。2016年1月6日盆腔B超：子宫小肌瘤，内膜厚0.5cm。妇检：外阴正常，阴道通畅，分泌物不多，宫颈光滑，子宫后位，大小正常，后壁可扪及触痛结节，活动可，双附件区未扪及明显异常。舌质淡，苔薄白，脉弦细。

处方 白芍20g，桑寄生15g，郁金15g，甘草10g，白术15g，牡丹皮15g，木香10g（后下），小茴香10g，甘草10g，续断15g，金樱子15g，水煎内服，14剂。

2016年4月13日三诊

刻下症 服药后腰骶酸痛减轻，仍有下腹隐痛，胀痛为主，肛门稍坠，伴少许乳胀，畏寒症状减轻。月经仍未来潮。纳眠可，二便正常。舌淡，苔薄白，脉弦滑。

处方 前方去小茴香、续断、金樱子，加丹参20g，益母草20g，茯苓20g，水煎内服，7剂。

2016年4月27日四诊

刻下症 服药后腹痛、肛门坠痛明显减轻，月经来潮，LMP：4月23日，至今未净，月经来潮前1天至今出现少许下腹胀痛，伴肛门坠胀感，经行腹泻。舌脉基本同前。

处方 前方去丹参、木香、益母草、茯苓，加入旱莲草15g，延胡索10g，续断15g，小茴香10g，7剂。服药后患者非月经期无明显腹痛及肛门坠胀感，经期仍有少许下腹隐痛伴肛门坠胀感，患者因随诊困难，就诊不便，2个月后放置曼月乐环。

按语

患者为子宫内膜异位症慢性盆腔痛患者，多次手术及药物治疗效果欠佳，病程较长，迁延不愈，久病耗伤脾气，脾虚运化功能失调，加之饮食失调，食滞脾胃，影响气机运行。下腹隐痛伴腰骶酸痛为虚象，肛门下坠感为脾虚、中气不足下陷之象，口干口苦、大便干为饮食稽滞胃肠之象；治疗上当以运脾消滞、理气化瘀止痛为法，其关键在于调节气机。气机的升降调节主要依赖肝脏的条达功能，但脾胃的运化功能同样重要。路志正老师非常重视"调升降"[5]，其为路老调理脾胃学术思想的核心之一，体现路老重视脾胃升降功能与协调，脾气不升、胃气不降或升降失调都会导致疾病的发生。只有脾升，精微物质才能运输、输布、灌溉、运送、布达全身，只有胃降，大便、尿液等糟粕及废物才能排出体外，维持人体正常的出入平衡，升降是出入的根本，是出入的必要条件，也是出入的动力。路老认为"调升降"的关键在于一个"调"字，调是理顺、调理、调畅、协调、调整、恢复正常生理功能或状态的意思，"调"要不偏不倚，含有"中庸""中正"的含义，"调升降"主要针对中焦脾胃升降失常而设，使脾气上升，清阳得升，胃气下降，浊阴得降，中焦气机不致壅滞，升降有序，生理功能自然恢复，不是指单纯地补气或升提，也不是指单纯地行气或降气，而是升中有降，降中有升，升降并用，或以升为主，或以降为主，或升降等同。

治疗上选用枳术丸加减。枳术丸为消食剂，具有健脾消食、运脾行气化湿之功效。主治脾胃虚弱，食少不化，脘腹痞满。白术苦甘温，其苦味除胃中之湿热，其甘温补脾家之元气，多于枳实一倍。枳实味苦温，泄心下痞闷，消胃中所伤。此药下胃所伤不能即去，须一二时许，食乃消化。先补虚，而后化所伤，则不峻厉矣。二者合用，健脾消滞而不伤正，加用厚朴、木香以行气通腑，"六腑以通为用""腑病以通为补"，饮食停滞，大便偏干，故以通腑之品以通降食积，从而使胃肠的运化功能恢复。另取桂枝茯苓丸之意以活血化瘀止痛，患者畏寒明显，腹部冷感，将桂枝易为吴茱萸，其性热，味苦辛，有散寒止痛、降逆止呕之功，尤擅治疗中焦寒证。患者脾虚气血生化不足，肝藏血亦受到影响，故易赤芍为白芍以养肝血柔肝，以防肝血不足、肝阳上亢进一步影响气机。诸药合用，患者症状明显减轻，且在现代辅助生育技术帮助下成功受孕并生产。

二诊时患者已完成生产，处于哺乳期。该时期女性的生理特点为阴血骤虚，阳气易浮。患者子宫内膜异位症病程较长，病情反复，本就给患者造成巨大的心理压力，加之产后，需适应角色的转变及一系列相应的问题，使患者情绪处于较为焦虑的状态。情志因素的病理复杂，关键为气机逆乱。气为血之帅，血为气之母，气病又可及血。肝藏血，主疏泄，产后阴血骤虚，加之情志因素刺激，易导致气血失调和肝的功能失常而使患者腹痛再次反复。治疗上以调和肝脾、理气化瘀为法，以芍药甘草汤加减。芍药甘草汤出自《伤寒论》，主治津液受损，阴血不足，筋脉失濡所致诸证。方中芍药酸寒，养血敛阴，柔肝止痛；甘草甘温，健脾益气，缓急止痛。二药相伍，酸甘化阴，调和肝脾，有柔筋止痛之效。脾为肝所胜之脏，肝血不足，肝阳上亢可通过五行胜复关系进一步影响至脾，故以白术实脾，先安未受损之脏，以防脾胃受损进一步加重气机逆乱。又因妊娠、生产、哺乳耗伤肾气，现出现腰骶酸痛等不适，故方中以桑寄生、续断、金樱子以补益肾气，与白术合用，先后天相互滋养，共同达到补益肝肾的目的，使天癸-肾-冲任-胞宫轴恢复正常的生理功能。服药后患者症状好转，但月经仍未潮，但三诊时患者脉象弦滑，提示气血充盛，故加用益母草、丹参等活血化瘀之品以协助月经来潮，并活血化瘀以使瘀血排出。经过上述治疗后，患者诸症好转。

该患者整个用药过程中，专门作用于中土的药物均不多，药味虽少，但无一不起到重要作用。《素问·太阴阳明论》道："脾者土也，治中央，常以四时长四脏，各十八日寄治，不得独主于时也……土者生万物而法天地。"由此可见，中土之于人体，在一年四季中及对其他各脏腑均起着重要的作用。中土可看作一个转轴点，与五脏相关，故无论病机为何，均与中土发生千丝万缕的联系。肝之升发，肺之肃降，心火之下行，肾水之上升，其升降均需要脾胃的配合，升则赖脾土之左旋，降则赖胃土之右旋也。"清阳出上窍，浊阴出下窍，清阳发腠理，浊阴走五脏，清阳实四肢，浊阴归六腑"的生理功能，也正因中土的斡旋功能，才得以实现。同时，以中土为轴，通过脏气相互滋生、相互乘侮、气机升降出入、五脏所主病证与天地四时及人体各组织器官相互联系等方面使五脏相关，如《素问·玉机真脏论》曰："五脏相通，移皆有次。"

案例五　健脾益气养血法

雷某，女，35 岁。2015 年 4 月 15 日初诊。

主诉　反复下腹痛 3 年余。

现病史　患者平素月经量多，既往有痛经史，量多时明显，为下腹隐痛，喜温喜按，有时需服止痛药，伴经行头晕，乏力，无明显进行性加重，无明显非经期腹痛。近 3 年因工作劳累自觉经行腹痛加重，并伴有间断非经期腹痛，初时非经期腹痛持续 1～2 天即止，后疼痛时间逐渐增加，持续至月经干净后一周，甚或持续不休，无法缓解。为下腹部绵绵作痛，伴空坠感，时有肛门坠胀感，觉头晕、乏力。LMP：3 月 20 日，自月经来潮至今持续下腹隐痛，至今未缓解。已婚育，2005 年顺产，2013 年 7 月完全性自然流产，无避孕 1 年，有生育要求。

刻下症　下腹隐痛伴下腹空坠，下腹冰凉感喜温，面色稍萎黄，稍感乏力，纳眠欠佳，大便偏烂，小便调。舌淡红，苔薄白，脉沉细。

妇科检查　外阴正常，阴道通畅，分泌物不多，后穹隆平滑，未扪及触痛结节，子宫前位，大小正常，活动欠佳，双侧主骶韧带增厚、轻触痛，双侧附件区未扪及明显异常。

辅助检查　2015 年 4 月 15 日妇科 B 超：子宫大小、双附件未见异常。

中医诊断　妇人腹痛。

中医证候　气血两虚。

西医诊断　盆腔子宫内膜异位症。

治法　健脾益气养血。

处方　益母草 15g，当归 10g，白芍 15g，赤芍 15g，熟地黄 15g，香附 15g，延胡索 15g，川芎 10g，桑寄生 15g，党参 15g，白术 15g，山药 15g，枳壳 10g，

水煎服，每日一剂，再煎服用，共 5 剂。

2015 年 4 月 22 日二诊

刻下症　服药后月经于 4 月 18 日来潮，经量仍偏多，色红，血块减少，下腹空坠隐痛，喜温喜按，现仍有阴道出血，日湿卫生巾 4～5 片，少许头晕，无头痛，稍感乏力，二便调。舌淡红，苔薄白，脉沉细。

处方　黄芪 20g，白芍 15g，当归 10g，制何首乌 15g，党参 15g，金樱子 15g，白术 15g，白芷 15g，旱莲草 15g，炙甘草 6g，水煎服，每日一剂，再煎服用，共 5 剂。

随访　服药后经血止，头晕乏力症状缓解。按益气养血法调理 3 个月经周期，患者经量减少，已无明显痛经及盆腔疼痛，面色好转，无头晕乏力症状。

按语

患者平素月经量多，耗伤阴血，气随血脱加之近期工作劳累，进一步耗伤正气，气血两虚，胞宫失荣，导致腹中疼痛绵绵不休，《景岳全书·妇人规》云："经行腹痛，证有虚实……然实者多痛于未行之前，经通而痛自减；虚者多痛于既行之后，血去而痛未止，或血去而痛益甚。"本案患者劳累伤脾，脾失健运，无以将水谷精微化为气血，导致化源不足，经行血海溢泄，冲任之血更虚，冲任、胞脉失于濡养，不荣则痛。

患者初诊时正值经前期，故中药以健脾益气养血为法，以四物汤加减拟方。四物汤是补血的常用方，也是调经的基本方。其最早见于晚唐蔺道人著的《仙授理伤续断秘方》，被用于外伤瘀血作痛。后来被载于中国第一部国家药典——宋代《太平惠民和剂局方》（本书首先记载将四物汤用于妇产科疾病）。以后在宋代《卫生家宝产科备要》、明代《医方考》、清初《济阴纲目》等医学书籍中均有记载和评说。四物汤被后世医家称为"妇科第一方"，"血证立法"；"调理一切血证是其所长"及"妇女之圣药"等。张山雷说"本方实从《金匮要略》胶艾汤而来，即以原方去阿胶、艾叶、甘草三味"（《沈氏妇科辑要笺正》）。仲景胶艾汤本为治疗妇人冲任虚损，阴血不能内守而致的多种出血证而设，蔺氏减去其中暖宫调经、养血止血之阿胶、艾叶和甘草，将生地黄易为熟地黄、芍药定为白芍，保留原方之当归、川芎，并命之以"四物汤"，从而使养血止血、调经安胎之方变为治疗伤科血虚血滞证候之剂。其由熟地黄、当归、白芍、川芎四味组成，原方主治妇人营血亏虚为主要病机所致头晕目眩、面色无华、唇甲色淡诸症。血的生成来源于先天之肾精、后天之脾胃、藏血之肝及主血液运行之心，补血养血之法则应以调理脾、肾、肝、心为主，故以归肝肾经、具甘温之性的熟地黄为君药填精养血，并以归肝、脾经的芍药养血敛阴辅助熟地黄，共同调理营血亏虚之本；而血虚则脉管失充，久之，血液循行缓慢致瘀血内停，进一步阻滞气血运行，加重机体气血失养，故在以熟地黄、白芍填精养血基础上，以甘、辛、温，归肝、心、脾的当归养血活血，辅以归肝经之川芎增强当归活血之功，补血配活血，动静相伍，补调结合，补血而不滞血，行血而不伤血。方中考虑患者脾虚为致病之根本，故予党参、白术、山药以益气健脾，结合月经周期中阴阳气血具有周期性的消长变化，经前期机体阴精与阳气皆充盛，冲任、胞宫、胞脉皆气血满盈，因此，经前期治疗痛经，予益母草、香附、延胡索以疏通气血为主，重在消除气机之郁滞和血脉之瘀阻，使气血流畅，通而不痛。

　　二诊时患者正值经期，瘀血几去，血海空虚。因平素月经量多，气血耗伤，虽月经已第5天，阴道出血仍如经量，为明显气不摄血之象，故目前应以补气养血为主，方中以黄芪、党参、白术健脾益气，白芍、当归、何首乌养血，金樱子、旱莲草收敛止血，炙甘草调和诸药。方中含有黄芪、当归，为当归补血汤，是补气生血的核心药对，原主治血虚发热证[6]，目前广泛应用于由于气血两虚，气不摄血之证候，达到气血双补的目的。正如汪昂《医方集解·理血之剂》所说："当归气味俱厚，为阴中之阴，故能滋阴养血。黄芪乃补气之药……又有当归为引，则从之而生血矣。"现代多认为白芍不仅可以养血，还可柔肝止痛，平抑肝阳[7]。

　　周期治疗为中医妇科的特色之一。根据月经不同时期气血阴阳盈亏变化，藏泄的转化，从而指导月经周期不同阶段的用药。在月经期应疏肝行气，理血调经；经后期滋肾阴，养精血，调冲任；经间期温肾助阳，调理气血，促阴阳转化；经前期平补肾阴肾阳，调和气血。临床应用于与月经相关的慢性疾病，均能取得良好效果。本例病案患者有月经过多病史，此为引起气血损伤之因，既往痛经不剧烈，且无进行性加重，当气血耗伤至一定程度，导致胞宫、血海空虚而出现"不荣则痛"，而气虚则气血运行不畅，瘀血阻滞胞宫，导致痛经加重并出现非经期疼痛。治疗上应以益气养血为大法，而在补益气血的过程中，在月经周期的不同阶段或疏泻，或补益，使气血生而瘀血去，最终使患者转愈。

（王永霞　梁雪芳）

参 考 文 献

[1] 张晓薇，欧璐. 慢性盆腔疼痛的诊断与鉴别诊断[J]. 实用妇产科杂志，2007，23（4）：195-196.
[2] 林新琴，邓高丕，袁烁. 子宫内膜异位症的中医辨证、治法及用药规律探讨[J]. 中国当代医药，2009，16（12）：90-92.
[3] 中华医学会妇产科学分会子宫内膜异位症协作组. 子宫内膜异位症的诊治指南[J]. 中华妇产科杂志，2015，50（3）：161-169.
[4] 钱静. 桂枝茯苓丸加味治疗子宫内膜异位症的临床研究[J]. 辽宁中医杂志，2000，27（4）：170.
[5] 周育平，逯俭，荆鲁，等. 国医大师路志正辨治腹痛经验[J]. 中华中医药杂志，2017，32（9）：4018-4020.
[6] 许燕妮，吴江峰，丁舸. 当归-黄芪药对在方剂配伍中的意义[J]. 江西中医药，2017，49（7）：73-74.
[7] 高学敏. 中药学[M]. 北京：中国中医药出版社，2012：463.

第十章　治疗子宫内膜异位症不孕症案例

女性不孕症是指育龄妇女，男方生殖功能正常，夫妻同居，有正常性生活，未避孕 1 年及以上未能受孕者，其中从未妊娠者称为原发性不孕；若曾有过妊娠，此后未避孕 1 年及以上未再孕者称为继发性不孕。绝大多数子宫内膜异位症（简称子宫内膜异位症）发生在盆腔，其发生、发展与女性不孕症息息相关。研究显示，在不孕患者中 25%～50%合并有子宫内膜异位症，且 30%～50%的子宫内膜异位症患者伴有不孕[1]。现代医学认为，子宫内膜异位症导致不孕的原因有盆腔解剖结构改变、免疫功能异常、内分泌功能异常、子宫内膜容受性改变等[2]。子宫内膜异位症不孕有期待疗法、内异灶清除手术、药物假孕或抑制卵巢功能等治疗方法，研究表明促排卵、宫内人工授精、体外受精-胚胎移植等辅助生殖技术能有效改善子宫内膜异位症患者的妊娠结局[3]。但这些治法不同程度地存在病灶清除不彻底、副作用大、治疗后易复发、费用高等问题。

中医古籍中无子宫内膜异位症不孕病名的记载，据其主要临床表现，可归于"癥瘕"、"痛经"、"不孕症"、"月经失调"等范畴，近些年中医学对子宫内膜异位症不孕的病因病机和治疗进行了大量探讨和实践。

西医认为子宫内膜异位症是异位的子宫内膜发生周期性出血，因血不循常道，无法正常排出体外，积蓄于病灶局部，并引起其周围组织纤维化，中医称为"离经之血"，即瘀血。《素问·上古天真论》指出："二七而天癸至，任脉通，太冲脉盛，月事以时下，故有子。"肾为天癸之源，冲为血海，任主胞胎，而冲脉上隶阳明，下属少阴，肝亦为血海，任脉与肝、脾、肾相通，因此不孕症的治疗应从肾、脾、肝三脏入手。

子宫内膜异位症不孕的病因病机多为肾虚血瘀，二者互为因果。一方面瘀血作为致病因素，长期留滞下焦，阻碍冲任气血，扰动肾气，影响肾的精气化生及输布，日久致肾虚冲任瘀阻；又肾主生殖，为冲任之本；冲为血海，任主胞胎，《辨证录》言"况任、督之间有疝瘕之症，则外多障碍，胞胎缩入于疝瘕之内，往往精不能施"，此为血瘀致肾虚、冲任病变而发为不孕之机制。另一方面认为子宫内膜异位症不孕的形成，与肾、冲任的功能失调相关。因肾、冲任本身之虚弱和瘀滞，无力清除新成之瘀，导致瘀血持续存在，且瘀血停留日久无生化之机，加重肾和冲任病变，导致不孕发生。肾气虚推动乏力则导致血行迟滞；肾阴虚内热灼血则导致留瘀为患；肾阳虚温煦失职则导致血行凝滞，瘀血阻滞胞脉、胞络，使两精不能结合，发为不孕，即所谓瘀血不去，精难纳入，难以受孕成胎。因此不论是因血瘀致肾虚，或因肾虚致血瘀，对子宫内膜异位症不孕者必须采取攻补兼施的治疗方法。

脾气素虚，或饮食劳倦、忧愁思虑过度伤脾，或木郁侮土，脾虚气弱，运血无力，或脾虚失摄，血溢脉外，成离经之血，留而致瘀，瘀阻胞宫、冲任；素体阳虚，或过食寒凉生冷，或过食膏粱厚味损伤脾阳，脾阳不振，运化失职，水湿流注下焦，湿聚成痰，痰湿与瘀血相结，壅滞冲任、胞宫，均可导致癥瘕、不孕。瘀积日久亦可阻碍脾胃气血生化之机，妇人以血为本，经、孕、产、乳等生理活动均以血为用，气为血之帅，血为气之母，血赖气的升降出入运动而周流，然脾胃为气血生化之源，气血调和，经候如常，方能受孕。《格致余论·秦桂丸论》中云："今妇人之无子者，率由血少不足以摄精也……然欲得子者，必须补其阴血，使无亏欠，乃可推其有余以成胎孕。"若脾胃虚弱，化源匮乏，不能资养先天，则冲任失充，血海不盈，导致月经失调、不孕。

"种子必先调经，调经肝为先，舒肝经自调"，"女子以肝为先天"，"冲脉隶于肝"，肾藏精，肝藏血，精血同源互生，是冲脉血海的物质基础；肝主疏泄，气机畅通，冲脉血海满之则溢，否则会瘀滞胞宫、冲任而致癥瘕。调经种子妙在疏肝，《景岳全书·妇人规》云："产育由于气血，气血由于情怀，情怀不畅则冲任不充，冲任不充则胎孕不受。"如果患者情志抑郁，肝失疏泄，则会导致气血失和，冲任难以相资，从而影响受孕。肝郁可致不孕，不孕亦可引起肝郁。不孕症患者承受着来自家庭及社会的多重压力，往往伴随有肝气郁结，且长期的负面情绪反过来又会加重患者的病情；临床上有一部分原发性不孕患者，各项检查均未发现异常，却久婚不孕，多因盼子心切，思想负担过重；还有的患者屡更医药，意欲不达，往往悲观抑郁；加之现今社会日益加剧的竞争及越来越重的压力，极易产生抑郁、焦虑等不良情绪。这些精神因素可影响排卵，干预胚胎着床而发生不孕。

《景岳全书·妇人规》指出："妇人久癥宿痞，脾肾必亏，邪正相搏，牢固不动，气联子脏则不孕。"子宫内膜异位症病程较长，易致脾肾损耗而成不孕。肾藏精，主生殖，卵子乃生殖之精，肾虚精亏则卵子缺乏物质基础，不能正常发育成熟；肾阳虚则鼓动无力，成熟卵子不能顺利排出，出现排卵障碍。脾胃为气血生化之源，居于中焦灌溉四方，诸脏皆赖脾胃所化生气血之充养方可维持各自的功能。脾为后天之本，肾为先天之本，人之元气禀受于先天，实赖后天脾胃水谷精气时时充养，方得以盛而不衰。故先天之肾既亏，则补土即补肾，则卵泡正常发育、排出而能成孕。在实践中许多医家用事实阐述了补土理论的精辟，张景岳曾说过："水谷之海本赖先天为之主，而精血之海又赖后天为之资……凡先天有不足者，但得后天培养之力，亦可居其强半。"清代石寿棠之《医原》更是具体阐述了这个论点："胎元薄弱，先天不足者，人不得而主之，又特调摄后天，以补先天之不足。"因此，必须注重后天之本脾胃以不断充实先天之本。

综上，子宫内膜异位症不孕的发生常常涉及多脏腑，脏腑之间又通过生克乘侮相互影响，关系错综复杂。辨证治疗时突出脾统四脏，则抓住了疾病的重点，以此来指导疾病过程中脏腑之间的关系。运用补土理论治疗子宫内膜异位症不孕，可灵活化裁，疾病从脾论治，寓有治本之义。

下面分享以补土为主治疗子宫内膜异位症不孕症案例。

案例一 健脾升阳、理气化瘀法

高某，女，24岁。2013年4月7日初诊。

主诉 婚后同居未避孕1年未孕。

现病史 平素月经规则，28天一潮，经期5天，量中，色鲜红，夹血块，经行小腹坠痛，肛门重坠，便后未尽感。末次月经为3月31日。婚后同居1年未避孕至今未孕。孕0。

刻下症 少气懒言，偶有头晕，面白无华，纳差，舌淡有瘀点，苔薄白，脉弦细。

妇科检查 外阴正常，阴道通畅，宫颈光滑，子宫大小正常，后位，质中欠活动，后穹隆触及痛性结节，双附件区未触及异常。

辅助检查 2013年1月13日B超：内膜0.7cm，双附件未见异常。2013年2月1日性激素六项：正常。CA125 77.2U/ml。丈夫精液常规正常。2013年3月6日子宫输卵管造影提示双侧输卵管通畅。

中医诊断 不孕症。

中医证型 脾虚气陷，阳郁夹瘀。

西医诊断 ①原发性不孕症；②盆腔子宫内膜异位症。

治法 健脾升阳，理气化瘀。

处方 黄芪20g，白术15g，党参15g，炙甘草10g，升麻5g，陈皮5g，柴胡6g，当归10g，丹参15g，赤芍15g，浙贝母10g，猫爪草15g。7剂，水煎服。

2013年4月14日二诊

刻下症 诉气力增加，但仍纳差，舌淡有瘀点，苔薄白，脉弦细。

处方 予上方去浙贝母、猫爪草，加生山楂10g，鸡内金10g。7剂，水煎服。

2013年4月21日三诊

刻下症 自诉纳可，无明显不适。舌淡瘀点较前消退，苔薄白，脉弦细。

处方 守上方续服，7剂。

2013年4月29日四诊

刻下症 患者昨日月经来潮，经行小腹坠痛、肛门重坠同前。

处方 予前方去鸡内金、猫爪草、生山楂，酌加蒲黄10g（包煎），五灵脂10g（包煎）。5剂。

2013年8月25日五诊

依上法调治4月余后，尿妊娠试验阳性，于2014年6月顺娩一健康女婴。

按语

经行小腹坠痛，肛门重坠，便后未尽感为脾虚升举无力、气坠于下之象；头晕、面白无华为脾虚清阳不升、头面失养之象；纳差、少气懒言为脾气亏虚之象；经行夹血块，舌有瘀点为血瘀之象，辨证为脾虚气陷，阳郁夹瘀。根据"虚者补之"、"陷者举之"、"郁者发之"、"瘀者化之"的治则，除了采用芪、参、术、草填补中土，还配用两味升阳药升麻和柴胡。升麻、柴胡皆属风药，气味俱薄，具轻扬辛散之性，气升发、敷布。"胃中清气在下，必加升麻、柴胡以引之……引胃气上腾而复其本位[4]"，并言"惟当以辛甘温之剂，补其中而升其阳"，使用辛少甘多温平之味，先补其阳气升腾，使"脾胃俱旺而复于中焦之本位，则阴阳气平矣"。结合本病血瘀的病理实质，酌加活血化瘀之品如丹参、赤芍以改善盆腔微循环。妇科检查可触及结节，故伍以渐消缓散之品如浙贝母、猫爪草等，使消积不伤正。《医学衷中参西录》载黄芪"能补气，兼能升气"，故方中重用黄芪健脾补中，升阳举陷。李东垣主张畅用培补脾土，而不忘活血祛瘀之法以治疗脾虚血瘀证，认为脾气旺盛，自能温煦运行血液，消散瘀血，故拟补中益气汤为主方，酌加活血消癥之品。

二诊患者诉气力增加，但仍纳差，仍用一诊方去浙贝母、猫爪草，加生山楂、鸡内金健脾开胃。生山楂、鸡内金原用于消化不良所致食积者，但可借用此加入活血化瘀药中以消癥瘕，此谓一举两得。三诊患者自诉纳可，可守方续服。四诊患者行经第二天，经行小腹坠痛，肛门重坠同前，予前方去鸡内金、生山楂，酌加蒲黄、五灵脂止痛。依此法调治4月余后，患者经行小腹坠痛，肛门重坠，便后未尽感等症状消失，成功受孕。

中气虚衰，脾土空虚，必然形成脾气虚陷，气陷成郁，瘀血乘虚而入，瘀阻胞宫、冲任，导致癥瘕、不孕。且脾胃虚弱，化源匮乏，不能资养先天，则冲任失充导致不孕，故以健脾益气、升阳活血为法，脾胃健旺，气血生化有源，先天得以滋养，胞脉、胞络通畅，任通冲盛，则胎孕乃成。

案例二　运脾祛湿化瘀法

曹某，女，27岁。2014年11月28日初诊。

主诉　婚后同居未避孕3年未孕。

现病史　2011年10月结婚体检发现盆腔包块约2cm，逐渐增大，无经行腹痛，月经规律。LMP为11月23日，血块较多。婚后一直未避孕未孕。G0P0A0。

刻下症　精神疲倦，面部色斑，自觉身重乏力，纳眠一般，便溏，舌淡红，苔白腻，脉滑。

妇科检查　外阴正常，阴道通畅，分泌物不多，宫颈光滑，稍肥大，宫体后位，大小正常，质中，活动可，无明显压痛，子宫左旁可触及一直径约5cm囊性包块，与子宫紧贴、触痛，右附件区未触及异常。

辅助检查 2014 年 5 月 18 日丈夫精液常规检查正常。2014 年 8 月 25 日 B 超：内膜 0.7cm，左卵巢巧克力囊肿（5.5cm×4.7cm×4.7cm），子宫及右附件未见异常。CA125 30.5U/ml。性激素六项符合卵泡期。抗米勒管激素（AMH）6.9ng/ml。2014 年 11 月 5 日子宫输卵管造影提示双侧输卵管通畅。

中医诊断 ①不孕症；②癥瘕。

中医证型 脾虚湿瘀互结。

西医诊断 ①原发性不孕；②卵巢子宫内膜异位症（左侧）。

治法 运脾祛湿化瘀。

处方 苍术 20g，白术 15g，茯苓 15g，防风 10g，白芍 15g，砂仁 10g（后下），黄芪 15g，党参 15g，鸡血藤 10g，三棱 10g，莪术 10g。7 剂，水煎服。

2014 年 12 月 7 日二诊

刻下症 带下增多、色白、质黏，自测排卵试纸显示阳性。

处方 予一诊方去三棱、莪术，加苏木 10g，土鳖虫 10g。3 剂，水煎服。

2014 年 12 月 10 日三诊

刻下症 基础体温双相，精神好转，但仍便溏，舌淡红，苔白，脉细滑。

处方 予二诊方去苏木、土鳖虫，加山药 20g，莲子 15g。7 剂，水煎服。

2014 年 12 月 17 日四诊

刻下症 自诉大便调，舌淡红，苔白，脉细滑。

处方 守方续服。

2014 年 12 月 25 日五诊

刻下症 今日行经第 3 天，血块较前减少，舌淡红，苔白，脉细滑。守方续服。

处方 嘱患者此后平时服用一诊方去三棱、莪术，每于经后服用莪棱胶囊 1 周。依上法调治 5 月余后左侧巧克力囊肿明显缩小，月经过期未至，查血人绒毛膜促性腺激素（HCG）1969.3U/L，孕酮 67.71nmol/L。

按语

经行血块多，精神疲倦，面部色斑，自觉身重乏力，便溏，苔白腻，脉滑，皆为脾虚湿瘀互结之象，故拟升阳除湿防风汤加减以运脾祛湿化瘀。方中苍术辛温燥烈，升清阳而开诸郁，燥能运脾化湿，故以为君；白术甘温，茯苓甘淡，佐之以健脾运脾利湿；防风辛温胜湿而升阳；白芍酸寒敛阴而和脾；砂仁增强化湿之力；鸡血藤养血活血，与三棱、莪术相伍，使活血而不伤血。补土派宗师李东垣论防风"若补脾胃，非此引用不能行"，因而常用以引经，且用以升阳。黄芪、党参协同防风补气升阳，增强脾胃升清降浊功能。

二诊测排卵试纸阳性，予一诊方去三棱、莪术，加苏木、土鳖虫活血通脉以促排卵。三诊基础体温双相，精神好转，但仍便溏，予二诊方去苏木、土鳖虫，加山药、莲子健脾实大便。四诊患者诉大便调，守方续服。五诊经行血块较前减少，守方。随着病程的进展，离经之血伴随月经周期日益增多，日久渐成大积大聚之巧克力囊肿，其瘀滞程度绝非一般活血化瘀药物力所能及。莪棱胶囊是我院子宫内膜异位症专科带头人司徒仪教授的经验方，方中三棱、莪术均具破血祛瘀、行气消积、止痛之功，但化血之力三棱优于莪术，理气之力莪术优于三棱，二药相须为用，功力更雄。方中三棱、莪术、水蛭大破积聚，鳖甲软坚以助莪棱破积聚，枳壳、郁金理气行气，丹参、赤芍养血活血，全方共奏破积破聚、调理气血之功。故每于经后服用莪棱胶囊1周，持续6个月后巧克力囊肿明显缩小。

脾统血，脾胃虚弱则统血失职，血溢脉外而为离经之血，如《明医杂著·痢疾》"脾气虚弱，不能摄血归源"，《血证论》"凡血证未有带脉不病者，今瘀血停滞于其分，则宜去之以安带脉，带脉在中焦之部分，即从脾治[5]"。脾主运化，以升为健，脾胃虚弱则运化失职，导致清气不升，而浊气不降，停聚下焦少腹为湿为痰，痰湿阻滞，一则损伤阳气，一则阻滞气机，合离经之血而为瘀，痰浊、瘀血有形之邪内阻，两精不能相和，发为不孕。以此为理论指导，以健脾祛湿化瘀为法，养正积自除，邪去正自安，终能受孕。

李东垣补土理论主张以抚养后天为先，而辅之以化痰消积，因而提出了"养正积自除"的原则；并认为治疗癥瘕需待以时日，"当以岁月求之，若欲速攻，投以峻剂，反致有误"，即短期不见疗效便予攻伐之剂，虽取效一时，却难免复伤精气，阻碍生机，则元气益虚，而难奏助孕之功。

案例三　补火生土、活血化瘀法

曾某，女，34岁。2015年7月4日初诊。

主诉　婚后同居未避孕4年未孕。

现病史　2008年患者因双侧卵巢囊肿行双侧卵巢囊肿剔除术，术后病理检查提示为巧克力囊肿。2010年孕3个月时右侧卵巢囊肿破裂行腹腔镜卵巢囊肿剔除术，术后病理检查提示巧克力囊肿。2012年10月12日患者再次因右侧卵巢囊肿急腹痛于我院行右侧卵巢囊肿剔除术+输卵管病损切除术（左侧）+盆腔粘连松解术，术后病理检查示左侧输卵管系膜囊肿，右侧卵巢子宫内膜异位症。反复3次试管婴儿失败，3次取卵，2次未取到卵，1次取卵2个，无胚胎移植，末次取卵时间为2015年5月15日，未取到卵。

既往月经规律，经期及经后腹痛，月经紫暗有块，伴小腹冷喜暖。LMP为6月21日，经后乏力。婚后同居4年未避孕未孕。孕1产0人流1。

刻下症　面色㿠白，倦怠乏力，腰膝酸软，畏寒肢冷，性欲减退，大便烂，舌淡暗，苔薄白，脉沉细。基础体温单相。

妇科检查　外阴正常，阴道通畅，宫颈光滑，子宫正常大小，质中，活动可，无压痛，双附件区未触及异常。

辅助检查　2014年9月30日B超：窦卵泡3+1，FSH/LH为20.17/5.84，CA125 38.02U/ml。2015年5月4日B超：左侧卵巢囊肿2.1cm×1.2cm，内见2个窦

卵泡，右侧卵巢囊肿 1.5cm×1.2cm，内见 2 个窦卵泡，双侧卵巢储备功能下降，左侧附件小囊性结构。2015 年 5 月 14 日查 LH 10.80U/L，PRG 1.8nmol/L，E_2 3141.03pmol/L。2015 年 5 月 16 日查 PRG 5.40nmol/L，E_2 1035.61pmol/L，AMH 0.5ng/ml。

中医诊断　①不孕症；②癥瘕。

中医证型　脾肾阳虚血瘀。

西医诊断　①继发性不孕；②卵巢储备功能下降；③卵巢子宫内膜异位症。

治法　补火生土，活血化瘀。

处方　旱莲草 15g，何首乌 15g，沙苑子 12g，补骨脂 12g，淫羊藿 12g，白芍 15g，黄芪 15g，党参 10g，白术 10g，川芎 15g，枳壳 10g，皂角刺 15g。2 剂，水煎服。

2015 年 7 月 6 日二诊

刻下症　大便较前成形，基础体温呈双相，舌淡暗，苔薄白，脉沉细。

处方　菟丝子 15g，桑寄生 15g，续断 15g，白芍 15g，党参 15g，白术 15g，山药 15g，茯苓 15g，当归 10g，杜仲 15g，沙苑子 12g，补骨脂 12g。10 剂，水煎服。

2015 年 7 月 19 日三诊

刻下症　今日月经来潮，下腹冷痛。舌淡暗，苔薄白，脉沉细。

处方　予一诊方去枳壳、皂角刺，加小茴香 15g，吴茱萸 3g，乌药 15g。4 剂，水煎服。

2015 年 7 月 26 日四诊

刻下症　服三诊方后痛经症状明显减轻，今日月经干净，舌淡暗，苔薄白，脉沉细。

处方　予一诊方去枳壳、皂角刺，加盐山萸肉 15g，石斛 15g，鸡血藤 15g。7 剂，水煎服。

依上法调治 7 个月余后，尿妊娠试验阳性，于 2016 年 12 月足月顺娩一健康女婴。

按语

月经紫暗有块，小腹冷痛喜暖，面色㿠白，倦怠乏力，腰膝酸软，畏寒肢冷，性欲减退，大便烂，舌淡暗，苔薄白，脉沉细，皆为脾肾阳虚血瘀之象。初诊方中沙苑子、补骨脂、淫羊藿为补肾助阳之品，"善补阳者，必于阴中求阳，则阳得阴助而生化无穷"，故伍以滋肾养阴之品如旱莲草、何首乌、白芍以阴中求阳，缓解淫羊藿、补骨脂温燥之性。培土运用黄芪、党参、白术一类甘温药物，具有培本滋养化源、充沛元气作用，却不用温中药物，寓壮肾阳以温脾阳之意，即补火生土。尿 LH 阳性提示处于排卵前期，故加入枳壳、皂角刺破血利气通络、透达关窍，以促进卵巢血运，利于卵泡破裂而顺利排卵。方中淫羊藿长于补肾壮阳，《日华子本草》曰："治一切冷风劳气，补腰膝，强心力，丈夫绝阳不起，女子绝阴无子。"黄芪健脾补中、升阳举陷，两药合用，先后天并补，亦可相资为用，生生不息。

二诊基础体温呈双相，排卵后以补肾健脾法健黄体，有胎益胎，无胎调经，拟寿胎丸合四君子汤为主方，结合患者脾肾阳虚血瘀的体质，酌加杜仲、沙苑子、补骨脂补火生土，当归养血活血。三诊月经来潮，经期下腹冷痛，加吴茱萸、乌药、小茴香散寒止痛。四诊经后期加强滋肾养阴之力度，促进卵泡发育、内膜生长，加入山萸肉、石斛等药奠定癸水滋长的基础，肾阴精血充盛才能应期达到重阴。结合本病血瘀的病理实质，酌加鸡血藤以改善血瘀状况，鸡血藤兼能养血，使动血而不伤阴耗血，有利于卵泡的发育。

脾阳虚日久，子病及母，致肾阳不足，命门火衰，胞宫虚冷，不能摄精成孕。如《圣济总录》指出："妇人所以无子者，冲任不足，肾气虚寒也，若冲任不足，肾气虚寒，不能系胞，故令无子[6]。"脾胃是滋补元气之源泉，东垣认为"元气之充足皆由脾胃之气无所伤，而后能滋养元气。若胃气之本弱，饮食自倍，则脾胃之气既伤，而元气亦不能充"。此病案以补火生土立法，顺应月经周期气血藏泻、阴阳消长的变化而治，终获良效。患者巧克力囊肿多次复发，反复卵巢子宫内膜异位囊肿剔除手术，造成术后卵巢储备功能的降低（可能与卵巢组织的丢失、子宫内膜异位症对卵巢功能的破坏、术后炎症反应相关），以致反复体外受精（IVF）失败，经过 7 月余中医药调理后自然妊娠。

案例四　调和肝脾法

欧某，女，27 岁。2014 年 3 月 6 日初诊。

主诉　婚后同居未避孕 1 年余未孕。

现病史　婚后同居 1 年余未避孕未孕，既往月经规律，经行腹痛，伴呕吐，以首日为重，经前乳房胀痛，LMP 为 3 月 6 日。孕 1 产 0 人流 1。

刻下症　精神抑郁，面色萎黄，时胸胁胀满窜痛，食少腹胀，眠差，大便溏结不调，舌暗红，舌下脉络曲张，苔薄白，脉涩。

妇科检查　外阴阴道正常，阴道通畅、少许血污，宫颈光滑，宫体前位，大小正常，质中，活动可，左附件区可触及一直径约 4cm 囊性包块，触痛、活动可，右附件区可触及一直径约 2cm 囊性包块，触痛、活动可。

辅助检查　2014 年 2 月 10 日性激素六项：处于卵泡期水平。CA125 40.97U/ml。2014 年 2 月 13 日 B 超：左侧卵巢巧克力囊肿 3.8cm×3.0cm，右侧卵巢巧克力囊肿 2.1cm×1.8cm，内膜 0.8cm。2014 年 2 月 6 日丈夫精液正常，2014 年 2 月 27 日支原体、衣原体阴性；甲状腺功能正常；不孕相关抗体、感染 5 项阴性。宫颈液基薄层细胞学检查（TCT）未见异常。

中医诊断　①不孕症；②癥瘕。

中医证型　肝郁脾虚，气滞血瘀。

西医诊断　①继发性不孕；②卵巢巧克力囊肿（双侧）。

治法　调和肝脾，行气活血。

处方　当归10g，白芍15g，茯苓15g，川芎15g，白术15g，泽泻10g，升麻6g，郁金15g，延胡索15g，青皮10g，百合15g，法半夏15g。5剂，水煎服。

2014年3月11日二诊

刻下症　诉服药后经期疼痛、呕吐减轻，今日月经干净。舌暗红，舌下脉络曲张，苔薄白，脉弦细。

处方　予前方去青皮、延胡索，加三棱10g，莪术10g。7剂，水煎服。

2014年3月18日三诊

刻下症　诉睡眠、大便好转，舌暗红，舌下脉络曲张，苔薄白，脉弦细。

处方　效不更方，守方3剂。

2014年3月21日四诊

刻下症　基础体温呈双相，无明显不适，舌暗红，舌下脉络曲张，苔薄白，脉弦细。

处方　当归10g，白芍15g，茯苓15g，白术15g，柴胡6g，香附15g，党参15g，山药15g，炙甘草10g。10剂，水煎服。

依上法调治5月余后自验尿妊娠试验阳性，测孕酮15.84ng/ml，血HCG 1056.94U/L。

按语

经前乳房胀痛，精神抑郁，面色萎黄，时胸胁胀满窜痛，食少腹胀，眠差，大便溏结不调，舌暗红，舌下脉络曲张，脉涩，皆为肝郁脾虚、气滞血瘀之象。《金匮要略·妇人杂病脉证并治》曰："妇人腹中诸疾痛，当归芍药散主之。"此案以当归芍药散为主方加减治疗，收获良效。方中白芍养血柔肝，缓急止痛；当归、川芎调肝和血；茯苓、白术、泽泻健脾渗湿；升麻长于升举脾胃清阳之气，恢复脾胃升清降浊的功能，而且又能祛风胜湿，以利脾气升发，《医学启源》载："若补其脾胃，非此为引不能补。"升麻又可升发肝胆之气，以解肝木之郁。当归、白芍可协升麻调肝，亦可防升麻辛燥发散耗气伤阴之弊。当归补血活血，川芎活血行气，两药相用，补血而不滞血，活血而不伐血。患者经行腹痛伴呕吐，酌加法半夏止呕、散结消癥，延胡索、青皮理气活血止痛，青皮兼有疏肝之功。患者因情志不遂忧郁而致失眠、心神不宁，故加百合、郁金养心开郁、安神定志。诸药合用，共奏疏肝达脾、行气活血之效。

行经期亦可运用广东省中医院研制的中成药蒲田胶囊（主要组成有蒲黄、三七、血余炭、延胡索等），简便效优。研究表明，蒲田胶囊对痛经的疗效与田七痛经胶囊相仿，对月经过多、月经延长的疗效明显优于田七痛经胶囊[7]。

二诊诉经行腹痛减轻，因瘀血无再生之源，通则不痛。经后期腹痛消失，去青皮、延胡索，加化瘀消癥之品三棱、莪术使包块渐消缓散。三棱、莪术皆味辛、苦，归肝、脾经，其苦泻辛散温通，同为破血行气药，莪术性偏温，长于破气，三棱长于破血，两药相须为用，增强药效。四诊中基础体温呈双相，黄体期以疏肝健脾安胎为主，拟逍遥散合四君子汤加减，此期心理疏导尤为重要。

《傅青主女科·种子》言："其郁而不能成胎者，以肝木不舒，必下克脾土而致塞。脾土之气塞，则腰脐之气必不利。腰脐之气不利，必不能通任脉而达带脉，则带脉之气亦塞矣。带脉之气既塞，则胞胎之门必闭，精即到门。亦不得其门而入矣[8]。"女性本多思多虑，或由工作家庭压力大或因经久不孕继而肝气郁结，横逆乘脾，脾失健运，气滞血瘀，胞脉受阻，则难以摄精成孕。"肝宜疏，脾宜健"，肝藏血、喜条达，赖于脾胃的健旺以资气血的滋荣，则肝柔肝疏；肝疏泄功能正常，则可助脾胃运化，两者相得益彰，故能受孕。

案例五 健脾燥湿化痰法

张某，女，28 岁。2015 年 10 月 27 日初诊。

主诉 婚后同居未避孕 2 年余未孕。

现病史 月经规律，经行不畅，伴下腹隐痛。LMP 为 10 月 22 日。婚后同居 2 年余未避孕却未孕。孕 1 产 0 人流 1。

刻下症 嗜睡乏力，形体偏胖，四肢困重，大便黏，舌胖紫暗，苔白腻，脉濡。

妇科检查 外阴阴道正常，阴道通畅，分泌物不多，宫颈光滑，宫体前位，大小正常，质中，活动可，无明显压痛，子宫右旁可触及一直径约 4cm 囊性包块、触痛，左附件区未触及包块。

辅助检查 经阴道 B 超：内膜 0.7cm，右侧卵巢巧克力囊肿（3.5cm×3.7cm×3.8cm），子宫及左附件未见异常。CA125 40U/ml。性激素六项：FSH 4.88U/L，LH 3.36U/L，E_2 190pmol/L，PRL 310mU/L，T 1.92nmol/L，PRG 0.9nmol/L。AMH 6.2ng/ml。丈夫精液常规正常。子宫输卵管造影提示双侧输卵管通畅。

中医诊断 ①不孕症；②癥瘕。

中医证型 脾虚痰湿。

西医诊断 ①继发性不孕；②卵巢巧克力囊肿（右侧）。

治法 健脾燥湿化痰。

处方 党参 15g，白术 15g，茯苓 15g，法半夏 15g，陈皮 5g，香附 15g，胆南星 5g，枳壳 10g，生山楂 10g，柴胡 6g，升麻 6g。7 剂，水煎服。

2015 年 11 月 7 日二诊

刻下症 诉 11 月 5 日白带夹血丝，现少量阴道出血，舌胖紫暗，苔白，脉弦细。

处方 予上方加金樱子 15g，党参、白术均加量至 30g，以加强健脾益气摄血之力。5 剂，水煎服。

2015 年 11 月 12 日三诊

刻下症 患者已无阴道出血，寐差，未诉其他不适，舌胖紫暗，苔白，脉弦细。

处方 予二诊方去收敛止血之金樱子，加首乌藤 30g 以养血安神。6 剂，水煎服。

2015 年 11 月 18 日四诊

刻下症 诉睡眠佳，舌胖紫暗，苔白，脉弦细。

处方 用药上考虑此期为经前期，酌加益母草 20g，酒川牛膝 15g 以活血引血下行。5 剂，水煎服。

依上法调治半年后，于 2016 年 10 月 26 日，剖宫产下一男婴，母子平安。

按语

嗜睡乏力，形体偏胖，四肢困重，大便黏，舌胖紫暗，苔白腻，脉濡，皆为脾虚痰湿之象。拟方四君子汤合苍附导痰丸加减，方中四君子汤健脾益气；二陈汤燥湿除痰；枳壳、香附行气化痰；痰湿郁久化热，胆南星清热化痰；痰阻气机，气滞则血瘀，生山楂降脂瘦身、活血化瘀，亦可助脾胃运化。脾胃同居中焦，一升一降，为气机升降出入之中枢，因此组方遣药时要重视升降配伍，以恢复脾胃升清降浊的功能，用药"若不达升降浮沉之理，而一概施治，其愈者幸也"。故在补运脾胃基础上，加用柴胡、升麻等解表祛风药以升发清阳，此药之辛香温燥、升阳举陷有利于脾气升发，以化除湿浊。党参、白术、柴胡、升麻相伍补气升阳亦是顺应中医"脾气主升"的特点。

明朝《古今医鉴》谓："肥盛妇人不能孕育者，以其身中脂膜，闭塞子宫，而致经事不能行，可用导痰之剂[9]。"肥胖妇女，恣食膏粱厚味，脾胃运化失职，水湿内停，聚湿成痰，痰阻冲任，脂膜壅塞，遮隔子宫，不能摄精成孕而致不孕。本案标本兼顾，痰湿得化，冲任畅通，故能成孕。

（程 思 樊荫萍）

参 考 文 献

[1] 黄俊，牛刚，宋云静，等. 不孕症合并子宫内膜异位症患者的腹腔镜特点及其与临床表现的关系研究[J]. 实用医学杂志，2018，34（4）：596-599.

[2] 俞超芹. 子宫内膜异位症不孕机制及治疗策略[C]//全国中西医结合卵巢功能调控专题学术会议论文集. 南昌，2014：10-13.

[3] Tanbo T，Fedorcsak P. Endometriosis-associated infertility：aspects of pathophysiological mechanisms and treatment options[J]. Acta Obstet Gynecol Scand，2017，96（6）：659-667.

[4] 贺颖. 基于金元时期代表性医籍的脾脏象基本理论整理研究[D]. 沈阳：辽宁中医药大学，2014.

[5] 岳小强，史学文. 子宫内膜异位症从脾论治探讨[J]. 时珍国医国药，2001（3）：238.

[6] 刘艳霞，金哲，于妍妍，等. 古代文献中影响孕育的因素及种子大法略论[J]. 北京中医药，2012，31（1）：70-72.

[7] 黄健玲，司徒仪，程兰，等. 蒲田胶囊治疗子宫内膜异位症的临床疗效[J]. 广州中医药大学学报，2000，17（1）：40-42.

[8] 蒲丽萍，黄金珠，蓝婧，等. 浅析《傅青主女科·种子篇》之种子精髓[J]. 四川中医，2015，33（4）：18-20.

[9] 曲淑艳，侯丽辉，吴效科. 从痰证治不孕症的探析[J]. 世界中西医结合杂志，2009，4（2）：140-142.

第十一章　治疗卵巢子宫内膜异位囊肿案例

卵巢子宫内膜异位囊肿（ovarian endometriosis），又称卵巢巧克力囊肿，与盆腔腹膜内膜异位病灶和阴道深部结节型病损构成子宫内膜异位症的三大类型，是指具有活性的子宫内膜组织（腺体和间质）在卵巢部位出现、生长、浸润，反复出血，继而引发疼痛、不孕及包块等。西医学认为其主要的发病机制包括种植学说、在位内膜决定论及体腔上皮化生、血管及淋巴转移学说及干细胞理论等。其临床病理类型根据巧克力囊肿的大小和粘连情况分为 I 型和 II 型。I 型：囊肿直径多<2 cm，囊壁多有粘连、层次不清，手术不易剥离。II 型：又分为 A、B、C 三种。II A：卵巢表面小的子宫内膜异位症种植病灶合并生理性囊肿如黄体囊肿或滤泡囊肿，手术易剥离；II B：卵巢囊肿壁有轻度浸润，层次较清楚，手术较易剥离；II C：囊肿有明显浸润或多房，体积较大，手术不易剥离。目前的诊断主要靠临床症状和体征、影像学的检查还有腹腔镜检查。其中腹腔镜下病理检查是金标准。治疗方面，目前国内外对本病的主要治疗方法有激素疗法、手术治疗和中医药治疗等，目前选择手术治疗已成为主流，手术可达到在诊断疾病的同时进行相应治疗的目的。但巧克力囊肿的手术治疗对卵巢功能有一定的损伤，且术后复发为目前一大难题，反复手术治疗对卵巢功能的影响较大，而激素疗法副作用较大，病人多难以接受，故目前亟须寻求一种安全、有效的治疗方案，而中医中药无疑为我们治疗该病提供了一种可能。

中医学无巧克力囊肿的病名，根据其临床表现可归于"肠覃"、"癥瘕"、"痛经"、"月经不调"、"不孕"的范畴。早在《灵枢·水胀》即有曰："肠覃者，寒气客于肠外，与卫气相搏，气不得荣，因有所系，癖而内著，恶气乃起，息肉乃生。其始生也，大如鸡卵，稍以益大，至其成，如怀子之状，久则离岁，按之则坚，推之则移，月事以时下，此其候也。"而《素问·平人气象论》曰："寸口脉沉而弱，曰寒热及疝瘕少腹痛。寸口脉沉而横，曰胁下有积，腹中有横积痛。寸口脉沉而喘，曰寒热。脉盛滑坚者，曰病在外。脉小实而坚者，曰病在内。脉小弱以涩，谓之久病。脉滑浮而疾者，谓之新病。脉急者，曰疝瘕少腹痛。"此论述亦类似于此病的临床表现。

对于本病的病因病机和证治，历代医家都有相关论述，关于妇科癥瘕的形成，《三因极一病证方论》云："……多因经脉失于将理，产褥不善调护，内作七情，外感六淫，阴阳劳逸，饮食生冷，遂致营卫不输，新陈干忤，随经败浊，淋露凝滞，为癥为瘕。其病位主要在下焦的小腹与少腹。"《景岳全书·妇人规》云："瘀血流滞作癥，唯妇人有之，其证则或由经期，或由产后，凡内伤生冷……气弱而不行。总由血动之时，余血未净，而一有所逆，则留癥日积而渐以成癥矣。"《女科证治准绳》有述："妇人癥瘕，并属血病……宿血停凝，结为痞块。"无不说明瘀血留积日久，是癥瘕形成的关键因素。

现代中医学认为本病的基本病机为血瘀，而其血瘀之因，多由先后天之脾肾气虚或气滞不畅、寒凝所致，故其主要证型包括气虚血瘀、肾虚血瘀、气滞血瘀及寒凝血瘀等，血瘀渐积日久，则损伤正气，但由于该病病程长、复发率高，更有甚者有需多次手术的可能，久病必虚，故日久耗伤正气，累及脾肾，形成邪实正虚，标实本虚而临床多呈虚实夹杂之证。临床上初起多见气滞血瘀之症，而肝气郁滞，久必伤脾，《金匮要略》谓"见肝之病，知肝传脾，当先实脾"，而肾为先天之本，脾为后天之本，先后天需互相濡养，先天肾气虚弱，久必伤及后天脾气，故固护后天脾土对于治疗有重要意义。《素问·三部九候论》曰："必先度其形之肥瘦，以调其气之虚实，实则泻之，虚则补之。"巧克力囊肿的治疗亦应本着"虚则补之"、"实则泻之"、"补虚勿忘其实"、"治实当顾其虚"的原则，以活血化瘀为主，并兼固护正气尤其是脾土之正气，补土对于治疗本病有极其重要的意义。

现通过以下医案以举例说明。

案例一　疏肝健脾化瘀法

周某，女，24岁。2015年4月13日初诊。

主诉　发现盆腔包块2年余。

现病史　患者平素性格内向，易抑郁，善太息，月经周期尚规律，量中，色暗淡，夹血块，经行下腹疼痛，尚可忍受，经前胸胁胀满、乳房胀痛，未婚，无男友，否认性生活史，LMP为2015年4月2日。

既往史　否认高血压、糖尿病、冠心病病史，否认肝炎、结核等传染病病史，否认外伤手术史。

刻下症　精神疲倦，心情低落，乏力，体形消瘦，抑郁面容，纳欠佳，眠一般，梦多，易醒，大便日一到两解，质偏烂，小便清长，舌质淡暗，边缘有齿印，舌苔薄白，脉弦细。

肛检　外阴发育正常，阴道口分泌物量中色白，宫体前位，大小正常，质地中等，活动可，无压痛，双附件区囊性增厚感，无触痛。

辅助检查　直肠超声示子宫大小未见异常，双侧卵巢考虑巧克力囊肿可能（左侧卵巢囊肿30mm×28mm×26mm；右侧卵巢囊肿32mm×26mm×28mm）。CA125 45U/ml。

中医诊断　癥瘕。

中医证型　肝郁脾虚血瘀。

西医诊断　卵巢子宫内膜异位囊肿（双侧）？

治法 疏肝健脾，化瘀消癥。

处方 当归15g，赤芍15g，柴胡10g，党参25g，黄芪25g，白术15g，茯苓15g，甘草6g，莪术10g，香附10g，桃仁15g，鳖甲25g（先煎）。每日一剂，共5剂，再煎服用。同时嘱其坚持每日快步走20～30分钟以加强锻炼，调摄心情。

2015年4月20日二诊

刻下症 服上药后自觉疲倦乏力症状较前明显改善，胃纳较前好转，但大便仍不成形，每日两次，质偏烂，夜眠欠佳，易醒，自觉心情较前舒畅，舌质淡暗，舌苔薄白，脉弦细。

处方 山药15g，赤芍15g，柴胡10g，党参25g，黄芪25g，白术15g，茯苓15g，甘草6g，莪术10g，香附10g，首乌藤20g，鳖甲25g（先煎）。每日一剂，共7剂，再煎服用。嘱其继续坚持每日快步走20～30分钟以加强锻炼，调摄心情。

2015年5月11日三诊

刻下症 患者服药后月经已于5月3日来潮，经前胸胁胀满症状不明显，乳房无胀痛，经行痛经较前明显好转，可正常工作，经量中等，血块减少，6天干净。目前不适症状基本消失，大便成形，每日一解，偶有两日一解，夜眠好转，就诊时满面笑容，舌质淡暗，舌苔薄白，脉弦细。

处方 党参25g，黄芪25g，白术15g，茯苓15g，莪术15g，香附15g，甘草5g，鳖甲25g（先煎），赤芍15g，柴胡10g，首乌藤20g，牡丹皮15g，每日一剂，共6剂，再煎服用。嘱其继续坚持每日快步走半小时左右。同时加服本院院内制剂莪棱胶囊，每日3次，每次5粒。

2015年5月27日四诊

刻下症 服药后已无明显不适，大便成形，现经前，无明显乳房胀痛，舌质稍淡略暗，苔薄白，脉弦细。

处方 党参25g，黄芪25g，白术15g，茯苓15g，莪术15g，香附15g，甘草5g，赤芍15g，柴胡10g，鳖甲25g（先煎），牡丹皮15g，三棱10g，每天一剂，共6剂，再煎服用。同时予逍遥丸口服，并间断予上方加减治疗，并嘱其需坚持每日快步走半小时左右，同时间断服用本院院内制剂莪棱胶囊，每日3次，每次5粒。患者至今病情稳定，定期复查卵巢囊肿未见明显增大，并于2016年底结婚且成功妊娠。

按语

本病患者平素性格内向，易抑郁，善太息，素来肝气不舒，气机不畅，因气行则血行，气滞则血瘀，瘀血日久，故致癥瘕内生、经血色暗夹血块；且瘀血内阻，不通则痛，故见经行下腹疼痛，而肝木不舒，久则克脾土，致脾气虚弱，气虚则四肢百脉失于濡养，故致精神疲倦、易乏力；脾气虚弱，运化失常，故见体形消瘦、大便质烂、纳食欠佳等一派脾土不足之表现，其中舌质淡、脉细均为脾土不足之舌脉表现，故治疗上除疏肝理气活血消癥之外，尚需注重补土治疗方能取效，即祛邪勿忘扶正，且扶正祛邪在疾病发展的各个阶段中尚须有所侧重，方能取得最佳效果。

本例患者初诊时一派脾土不足之表现，且究其原因，其脾土不足之根源在于平素肝气不畅，肝失条达，故治疗上首诊时予逍遥散加四君子汤合方加用活血化瘀之品拟方，考虑患者脾土不足之象明显，方中除用补脾土之党参、白术、茯苓、甘草外，尚加用黄芪以增强补脾土之意。而疏肝理气、活血化瘀之品选用香附、赤芍、莪术及桃仁、鳖甲以增理气活血、化瘀消癥之效，因药证相符，患者服药后主诉疲倦乏力症状改善，胃纳好转，但大便仍偏烂，考虑脾土之虚尚未完全纠正，且方中有通便之药，故二诊时于首诊方中去当归、桃仁等通便之药，加用山药以增"实脾土"而达"实大便"之意，同时考虑患者夜眠仍欠佳，同时加用首乌藤以增安神助眠之意，服药后患者三诊时症状均基本消失，且经行伴随症状亦有好转，考虑患者经用药后正气恢复，脾虚有所改善，《内经》云："虚则补之，实则泻之。"目前虚证见愈，正气渐复，而邪实未除，故治疗上逐渐加强"泻实"之力，此后逐渐加用牡丹皮、三棱等，同时加用莪棱胶囊以增活血化瘀消癥之力而取效，通过治疗，患者定期复查囊肿未见增大并最终成功怀孕。

另外该病患者最终能取得良好的效果也是患者的依从性非常好的缘故，本病患者除药物治疗外，每次就诊时尚嘱咐患者坚持每日快步走半小时左右，而患者依从性非常好，从初诊开始就坚持几乎天天快步走，通过汤药治疗及坚持一段时间快步走后，患者自觉抑郁症状明显好转，心情开朗，且疲倦、乏力症状亦迅速好转，究其原因，汤药治疗固然有其重要作用，但运动之疗效亦不能磨灭，《素问·宣明五气》有云"久视伤血，久行伤筋，久立伤骨，久坐伤肉，久卧伤气"，这就是所谓的"五劳所伤"，纵观今日之世人，每日对着电脑及手机等，整日坐办公室，出门就坐车，久行及久立者较少，而其余三者均多见，故治疗的同时嘱其每日去坚持适当的锻炼尤为重要，而锻炼方式及锻炼时间亦有选择，需"不妄作劳"，即不能太过，过犹不及，但需坚持方能见成效。

莪棱胶囊是我院的院内制剂，是由三棱、莪术、鳖甲等中药配制而成，一部分药物是在溶剂中提取出来的，还有一部分是生药粉，经过搅拌均匀后，制作成胶囊颗粒，每粒有0.5g，口服莪棱胶囊5粒/次，早中晚各1次，莪棱胶囊为中药配方，其药物是由三棱、莪术、鳖甲等中草药组成。三棱有辛、苦之味，具有破血祛瘀、行气止痛之功效，服用莪棱胶囊治疗气滞血瘀型子宫内膜异位症是有一定疗效的，研究证明[1]，莪棱胶囊能有效治疗气滞血瘀型子宫内膜异位症，缓解痛经、缩小卵巢巧克力囊肿，其[2]具有调节 6-keto-PGF-（1α）与 TXB-2 比值平衡及机体免疫功能，抑制异位内膜的生长等作用，但莪棱胶囊主要为祛邪之品，应用前需保证患者正气症状基本恢复后方能取得最佳效果，本例患者初诊及二诊时因脾土虚弱症状未纠正，故暂不予服用，待三诊时患者脾土症状基本改善后方开始服用，故能取得良好的效果。

瘀血内停是巧克力囊肿的病机关键，故治疗原则一般以活血化瘀为主，治法多遵《素问·至真要大论》提出的"坚者削之，客者除之，结者散之，留者攻之"、"可使破积，可使溃坚"之法，采用活血化瘀、破积消癥为主，但治疗的同时尚需考虑患者瘀血内停的成因，或气滞，或寒凝，或气虚等，需"审因"、"求本"而治。巧克力囊肿患者气滞血瘀为主症者较多见，其多由情志抑郁，气机不畅，影响血液运行而致，其中瘀血积阻于下焦，临床多症见小腹疼痛且多以胀痛为主，伴胸胁满闷，经前乳房胀痛，性情急躁易怒或抑郁不舒，大便不爽，经行不畅，色暗有块。《格致余论》云："将行而痛者，气之滞也；来后作痛者，气血俱虚也。"本病患者瘀血成因为肝气不舒，气滞日久，除了会导致瘀血内停之外，尚"克伐脾土"，致脾土虚弱，故见一派脾土不足之表现，故补土对于治疗该病患者尤为重要，且需首先补土以扶正，待正气充盛后方考虑攻下之法以活血消癥，须知，"邪之所凑，其气必虚"，而"正气存内"，方能"邪不可干"，故在加强活血化瘀之法前，首先固护正气，最终取效。同时针对巧克力囊肿气滞血瘀证的患者，临床上即使脾虚症状尚不明显，临证时亦需注意补脾气实脾土，《金匮要略》有论"见肝之病，知肝传脾，必先实脾"，方为上医所为，可见补土于巧克力囊肿气滞血瘀证型之患者的重要性。

案例二 健脾补肾活血法

邓某，女，42岁。2014年8月12日初诊。

主诉 双侧卵巢囊肿剔除术后3年，再次发现盆腔包块1年余。

现病史 患者2011年4月于我院在气管插管全身麻醉下行腹腔镜下双侧卵巢囊肿剔除术，术后病理符合卵巢子宫内膜异位囊肿，术后予肌内注射曲普瑞林（达菲林）3针治疗，术后定期复查妇科B超，近1年余复查妇科B超再次发现左侧卵巢囊肿，就诊时左侧卵巢囊肿大小28mm×26mm×30mm，考虑卵巢子宫内膜异位囊肿复发。平素月经规律，一月一潮，量中，7天干净，经血色淡暗，夹小血块，经行下腹隐痛，喜温喜按，得温痛减，经行腰酸，持续整个经期。已婚育，既往有多次人工流产史，已行双侧输卵管结扎，无再生育要求。LMP为2014年7月22日。

刻下症 易疲倦，汗出较多，动则明显，怕冷，腰酸，纳一般，眠可，大便偏烂，小便清长，夜尿2~3次，舌质淡暗，苔白，脉弦细尺脉弱。

既往史 否认高血压、糖尿病、肾病病史，否认肝炎、结核等传染病病史，否认外伤手术史。

妇科检查 外阴正常，阴道通畅，分泌物量中等，色白，宫颈光滑，子宫前位，饱满，活动欠佳，无压痛，左附件区囊性增厚感，与子宫关系密切，无压痛，右附件区未扪及异常。

中医诊断 癥瘕。

中医证型　脾肾两虚血瘀。

西医诊断　卵巢子宫内膜异位囊肿（左侧，术后复发）。

治法　健脾补肾，化瘀消癥。

处方　党参25g，黄芪25g，白术15g，桑寄生15g，续断15g，当归10g，益智仁15g，甘草6g，莪术15g，牡丹皮15g，茯苓15g，杜仲15g。每日一剂，共6剂，再煎服用。

2014年8月19日二诊

刻下症　服上药后腰酸、疲倦症状改善，夜尿1次，仍较怕冷，胃纳欠佳，食入后觉腹胀，大便偏烂，无力排便感，舌质淡暗，边有齿印，苔白，脉弦细尺脉稍弱。

处方　党参30g，黄芪30g，白术25g，桑寄生15g，续断15g，姜制砂仁10g，益智仁15g，甘草6g，莪术15g，牡丹皮15g，茯苓15g，木香10g（后下）。每日一剂，共7剂，再煎服用，嘱其经期暂停服药。

2014年9月4日三诊

刻下症　患者服药后疲倦、怕冷症状均基本消失，胃纳转佳，食入后无腹胀感，大便成形通畅，舌质淡暗，苔薄白，脉弦细。

处方　党参30g，黄芪30g，白术25g，桑寄生15g，续断15g，姜制砂仁10g（后下），香附15g，甘草6g，莪术15g，牡丹皮15g，茯苓15g，杜仲15g。每日一剂，共6剂，再煎服用。

患者此后定期上方加减服用，坚持一年，诸症消失，病情稳定，定期复查卵巢囊肿未见增大。

2016年6月15日四诊

刻下症　患者近2个月因父亲生病住院需照顾，操劳后开始出现疲倦、乏力，时有头晕，胃纳差，夜眠欠佳，记忆力下降，腰酸明显，自觉排便无力，小便调，带下量偏多，色白，且诉近2个月经行腹痛加重，经量增多，经血色淡，夹血块，舌质淡暗，舌苔白稍腻，脉弦细较弱。妇科检查：外阴正常，阴道通畅，分泌物量偏多，色白，无异味，宫颈表面光滑，无举摆痛，子宫前位，大小正常，活动欠佳，左附件区可扪及囊性包块约4cm×4cm，无压痛，右附件区囊性增厚感，无触痛。妇科B超：子宫大小未见异常，双侧卵巢所见考虑巧克力囊肿（左侧大小41mm×38mm，右侧大小约20mm×21mm）。

处方　党参30g，黄芪30g，白术25g，茯苓30g，炒薏苡仁20g，桑寄生15g，补骨脂15g，姜制砂仁10g（后下），山药15g，甘草6g，莪术15g，牡丹皮15g。每日一剂，共6剂，再煎服用。

2016年6月23日五诊

刻下症　服药后患者疲倦、乏力症状稍有缓解，仍纳欠佳，腰酸，带下量减少，大便较前好转，夜眠仍较差，舌质淡暗，舌苔白，脉弦细。

处方 党参 30g，黄芪 30g，白术 25g，茯苓 30g，生麦芽 20g，桑寄生 15g，补骨脂 15g，姜制砂仁 10g（后下），山药 15g，甘草 6g，莪术 15g，合欢皮 15g。每日一剂，共 6 剂，再煎服用。

2016 年 7 月 4 日六诊

刻下症 患者服药后纳眠欠佳，症状有所好转，月经来潮后痛经症状较前缓解，腰酸改善，舌质淡暗，舌苔薄白，脉弦细。

处方 党参 30g，黄芪 30g，白术 25g，茯苓 15g，桑寄生 15g，补骨脂 15g，姜制砂仁 10g（后下），山药 15g，甘草 6g，柴胡 10g，莪术 15g，合欢皮 15g。每日一剂，共 6 剂，再煎服用。患者诉近期外出，喝中药不方便，予逍遥丸及香砂养胃丸交替服用，并加服院内制剂化瘀消癥之莪棱胶囊，坚持服药 3 个月后诸证消失，复查囊肿未再增大，其后遵此方法加减服用中药及间断服用中成药，随访至今病情稳定，症状消失，囊肿未再增大。

按语

该例患者巧克力囊肿术后复发，考虑手术打击，耗伤正气，且年逾六七，既往有多次孕堕史，致先后天之脾肾之气均不足，脾肾之气不足，气虚则血行无力，久则致瘀血内停，故复发为癥瘕，见卵巢囊肿复发。瘀血内停胞宫、胞脉，故见经血色暗，经行夹血块；且瘀血内停，不通则痛，故见经行下腹疼痛；因其根本为脾肾不足所致，故疼痛为隐痛，且喜温喜暗，经血色淡；经行腰酸为肾气不足之表现；肾气不足，膀胱气化无力，未见小便清长，夜尿频多；脾气不足，运化无力，故见易疲倦，胃纳一般，大便偏烂；脾肾之气不足，温煦功能下降，故见怕冷；而脾虚固摄失常，故见汗出较多，动则明显；舌淡暗，苔白，脉弦细尺脉弱均为脾肾两虚血瘀之征象。

中医学认为瘀血内停是子宫内膜异位症癥瘕的病机关键。现代诸多医家认为，本病多虚实夹杂，虚者多以脾肾之虚为本，而血瘀为标，属本虚标实证。补肾[3]在本病的治疗中有其重要的地位，中医的"肾"涵盖了现代医学的神经、内分泌、免疫等机体调节系统。肾为先天之本，藏精主生殖，主宰着天癸的至与竭，肾精充足，则冲任得养，二脉流通，经血渐盈，应时而下，而能嗣育，而肾气不足，易致百病丛生。本病患者多孕多产多堕，致肾精受损。而肾为先天之本，脾为后天之本，脾之健运，化生精微，须借助于肾阳的推动，故有"脾阳根于肾阳"之说，肾中精气亦有赖于脾所化生之水谷精微的培育和补养，才能不断充盈和成熟。因此，脾与肾在生理上是后天与先天的关系，它们相互资助、相互促进，在病理上亦常相互影响，互为因果，本例患者肾气不足，久则致脾土亦虚，故治疗上需遵"虚则补之，实则泻之"之大法，且虚分清标本缓急，患者就诊时一派脾肾不足之表现，此时若一味攻实化瘀消癥，恐致其脾肾之气更虚，且癥瘕亦难除。

故本病治疗上首先予扶正为主，予党参、黄芪、白术、茯苓、桑寄生、续断、益智仁、杜仲等大补脾肾之气，而稍佐莪术、牡丹皮、当归以酌增化瘀消癥之力。

因药证相符，故患者一诊后症状有所好转，但仍胃纳欠佳，且食入后觉腹胀，排便无力，大便质烂，考虑补土之力尚欠，故二诊时更加大了党参、黄芪、白术的量以增大补土之力，同时易当归、杜仲为姜制砂仁及木香以增健脾行气之力。经调整，患者复诊时自觉上述症状基本消失，考虑正气渐复，故三诊时即在原方中稍作调整，易木香为香附以酌增行气化瘀之力，并于此方加减坚持服用一年，患者病情可维持稳定。但患者因家中父亲生病，思虑过多及劳累后病情进一步反复并加重，脾肾之气再次受损致脾肾不足加重，症状反复出现并加重，故复诊时其脾肾不足之表现较其初诊时更明显，治疗上需重新注重补益脾肾，待脾肾之气渐固后方加大化瘀消癥等"攻邪"之品，抓住根本，故能"效如桴鼓"，患者病情方能再趋稳定。

子宫内膜异位症是一种慢性疾病，因其目前暂无根治方法，手术治疗虽能祛除病灶，但易复发。目前主张对该病患者进行长期管理，以延缓其复发及减轻其症状，有生育要求者以改善、促进其生育。由于该病的这些特点，故患者平素的体质固护就显得非常重要。在决定并影响疾病传变的各种因素中，邪正斗争及其盛衰变化起着决定性的作用。它不仅决定其疾病的传变或者向愈，而且决定着传变的方向和速度，故正气的维护显得尤其重要，有研究证明[4]，补肾祛瘀法用于中重度子宫内膜异位症患者保守性手术后巩固治疗，对预防复发、减少西药副作用、提高不孕症患者术后妊娠率具有良好效果。本病患者即因家中父亲生病而致"劳复"，究其原因，即为劳累、思虑致脾肾之气再次受创，故见疾病再次加重，所幸患者及时就诊，方不致病情加重至无法控制的地步。

案例三　益气活血消癥法

伍某，38 岁。2014 年 12 月 11 日来诊。

主诉　发现卵巢肿块 5 年余。

现病史　患者平素思虑过多，5 年余前体检时发现双侧卵巢子宫内膜异位样囊肿，当时大小 1.5cm×1.5cm×2cm，定期复查囊肿逐渐增大。外院曾予短效避孕药口服 6 个月，服药期间患者囊肿增大不明显，停药后复查囊肿继续增大，伴继发性经行腹痛，进行性加重。患者已婚，顺产并育有一子，工具避孕，无再生育打算。平素月经提前，约 23 天一潮，量偏多，色淡暗，夹血块，近 5 年开始出现经行腹痛，进行性加重，痛甚需服止痛药，喜温喜按，经行需 8 天干净。LMP 为 2014 年 11 月 28 日。

刻下症　面色萎黄无华，易疲倦乏力，少气懒言，动则汗出，纳呆，时呕恶，眠欠佳，大便不成形，质偏烂，小便尚调，舌质淡暗，边缘有齿印，舌苔白，脉弦细无力。

既往史　否认糖尿病、高血压、冠心病等内科病史；否认肝炎、结核等传染病史；否认重大手术、输血及外伤史。

妇科检查 外阴正常，阴道通畅，分泌物量偏多，色白，宫颈表面光滑，无举摆痛，子宫前位，饱满，活动尚可，无压痛，双侧附件区可扪及囊性包块，左侧直径约 4cm，右侧直径约 5cm，边界尚清，无压痛。

辅助检查 妇科 B 超示子宫饱满，注意子宫腺肌病可能，双侧卵巢所见考虑巧克力囊肿可能（左侧卵巢囊肿 41mm×40mm×43mm，右侧卵巢囊肿 52mm×48mm×51mm）。CA125 65U/ml。患者惧怕手术治疗，强烈要求中医治疗。

中医诊断 ①癥瘕；②痛经。

中医证型 气虚血瘀。

西医诊断 ①卵巢子宫内膜异位囊肿（双侧）；②子宫腺肌病？

治法 益气活血，化瘀消癥。

处方 黄芪 30g，五指毛桃 30g，党参 25g，升麻 6g，白术 15g，炙甘草 6g，茯苓 15g，蒲黄 15g（包煎），夏枯草 15g，莪术 15g。每日一剂，共 7 剂，再煎服用。

2014 年 12 月 23 日二诊

刻下症 服上药后自觉精神较前好转。现月经第 2 天，量偏多，色淡微暗，月经第 1 天时仍觉下腹疼痛，但较前略缓解，目前仍下腹隐痛，得温痛减，胃纳欠佳，夜眠一般，大便烂，次数偏多，舌质淡暗，边缘有齿印，苔白，脉弦细。

处方 黄芪 30g，五指毛桃 30g，党参 25g，升麻 6g，白术 15g，炙甘草 6g，茯苓 15g，炒蒲黄 15g（包煎），炒五灵脂 15g（包煎），艾叶 10g，三七粉 3g（冲服），台乌 15g。每日一剂，共 5 剂，再煎服用。

2014 年 12 月 30 日三诊

刻下症 患者服药后自觉月经已干净，此次经量较前减少，疼痛持续时间缩短。现经后，无腹痛，易疲倦乏力面色无华，大便仍偏烂，日一到二解，小便尚调，胃纳欠佳，夜眠一般，舌质淡暗，边缘有齿印，舌苔白，脉弦细。

处方 黄芪 30g，五指毛桃 30g，党参 25g，升麻 6g，白术 15g，炙甘草 6g，山药 20g，茯苓 15g，姜制砂仁 10g（后下），莪术 10g，鳖甲 15g（先煎），合欢皮 15g。每日一剂，共 7 剂，再煎服用。同时嘱其党参、黄芪煎汤当水喝以大补脾气。

2015 年 1 月 19 日四诊

刻下症 患者此周期月经未潮。现经前，精神转佳，面色好转，大便成形，每日一解，小便尚调，胃纳较前好转，夜眠尚可，舌质淡暗，边缘有齿印，舌苔薄白，脉弦细。

处方 黄芪 30g，五指毛桃 30g，党参 25g，升麻 6g，白术 15g，炙甘草 6g，山药 20g，香附 15g，姜制砂仁 10g（后下），莪术 10g，益母草 15g，蒲黄 15g（包煎）。每日一剂，共 7 剂，再煎服用。同时嘱其继续用党参、黄芪煎汤当水喝以大补脾气。

2015 年 3 月 18 日五诊

患者因自觉无不适，加上春节期间未返院复诊，但每天坚持快步走锻炼及党参、黄芪煎汤当水喝，症状持续稳定未反复，此次就诊拟复查。

刻下症 面带笑容，精神佳，无腹痛，无阴道出血，胃纳可，夜眠佳，大小便均正常，舌质稍淡质偏暗，舌苔薄白，脉弦细。妇科检查：外阴正常，阴道通畅，分泌物量中等，色白，宫颈表面光滑，无举摆痛，子宫前位，大小正常，活动尚可，无压痛，双侧附件区可扪及囊性包块，左侧直径约4cm，右侧直径约4.5cm，边界尚清，无压痛。辅助检查：妇科B超示子宫饱满，注意子宫腺肌病可能，双侧卵巢所见考虑巧克力囊肿可能（左侧卵巢囊肿 38mm×35mm×40mm，右侧卵巢囊肿 45mm×42mm×43mm）。CA125 25U/ml。

处方 黄芪 30g，五指毛桃 30g，党参 25g，白术 15g，炙甘草 6g，茯苓 15g，山药 20g，香附 15g，莪术 10g，夏枯草 15g，鳖甲 15g（先煎），牡丹皮 15g。每日一剂，共 7 剂，再煎服用。同时嘱其继续间断用党参、黄芪煎汤当水喝以大补脾气。随访至今病情稳定。

按语

本病患者平素思虑过多，耗伤脾气，气行则血行，气虚则血行无力，久则瘀血内停，发为癥瘕；瘀血内停，不通则痛，故经行腹痛；瘀血内阻，血行不畅，故见经血色暗、经血夹块；脾主固摄，脾气虚弱，固摄失常，故见经行提前、经血量多、经行时间延长；气虚气化失常，久则四肢百骸失于荣养，故易疲倦乏力，少气懒言；气能生血，气虚生血乏力，故见面色萎黄；气虚失于固摄，故见动则汗出；脾主运化，脾气虚弱，运化失常，故见纳呆呕恶、大便质烂不成形；舌质淡暗，边缘有齿印，舌苔白，脉弦细无力均为气虚血瘀之表现。

中医理论认为，气是构成人体的最基本物质，人是天地之气交感的产物，精气是生命的基础，气是维持人体生命活动的最基本物质，人生所赖，惟气而已，气聚则生，气散则死。气具有多种生理功能，包括推动、温煦、固摄、气化及营养作用。《素问·阴阳应象大论》有言"味归形，形归气；气归精，精归化；精食气，形食味；化生精，气生形……精化为气"等，很好地说明了气化的功能。其中气的主要来源有先天之精气及后天水谷精气，而脾胃为后天精气血生化之源。气属于阳，主动，主温煦；血属于阴，主静、主濡润，气血的相互作用方面，气能生血，气能行血，气能行血，血能载气，气血互生，两者都源于脾胃化生的水谷精微和肾中精气，两者关系密切，不可须臾相离，乃阴阳互根，可概括为"气为血之帅"、"血为气之母"。若气虚尤其是脾气虚则不能固摄血液，可致血溢脉管之外，发生各种出血之症，本例患者经量偏多，经行时间延长即为气虚尤其是脾气虚失于固摄所致。

治疗上需谨守该病机，以补气尤其是补脾气为主，以达脾旺则五脏俱安，脾气充盛则能充分发挥其推动及固摄血液的作用，使血能循经而行，而不致血行脉外及瘀血内停而发为癥瘕及经量过多、经行时间延长等症。本例患者就诊时一派气虚之象，且以脾气虚为主，故治疗上予大补脾气为主，予举元煎加减，举元煎出于《景岳全书》，其主要功效为补气尤其是补脾土之气，举元煎为补中益气汤的缩减，在妇科多种疾病中应用均可屡获良效，方中黄芪性甘，微温，归脾、肺经，其功效为健脾补中，升阳举陷，益卫固表，利尿，托毒生肌，对于黄芪该药，《本草汇言》有言：黄芪"补肺健脾，实卫敛汗，驱风运毒之药也。"而《医学衷中参西录》亦言："能补气，兼能升气，善治胸中大气（即宗气……）下陷。"而方中另一补气药物党参，性甘、平，归脾、肺经，功效补脾肺气，补血、生津，为补脾气之良药，诚如《本草从新》之言："补中益气，和脾胃，除烦渴。中气微虚，用以调补，甚为平安。"亦如《本草正义》所言："补脾养胃，润肺生津，健运中气，本与人参不甚相远。"而方中另一药物白术亦为补气之品，其味甘、苦，性温，归脾、胃经，功效健脾益气，燥湿利尿，止汗，安胎，《本草通玄》有云：党参为"补脾胃之药，更无出其右者。土旺则能健运，故不能食者，食停滞者，有痞积者，皆用之也。土旺则能胜湿，故患痰饮者，肿满者，湿痹者，皆赖之也。土旺则清气善升，而精微上奉，浊气善除，而糟粕下输，故吐泻者，不可阙也。"方中另一药物甘草亦为补脾益气之药，《本草正义》称其能"助参芪成气虚之功"，该患者初诊时用补气之大剂量黄芪、党参、白术、甘草以大补脾土，加茯苓以健脾利湿，酌加升麻以增提升脾气之力，以补土为主法，同时稍佐蒲黄、夏枯草、莪术以增化瘀消癥之力，方药得当，药证相符，故用药后患者自觉精神好转，二诊时恰逢经期，考虑患者经行下腹疼痛，经血偏多，故二诊时加用五指毛桃以增大补脾气之力，同时易蒲黄为炒蒲黄，加用三七粉冲服以增化瘀止血之力，加用炒五灵脂合为失笑散，同时加用台乌以增化瘀止痛之力，加用艾叶以酌增温经止血之力，用药后患者腹痛减轻，经血减少，三诊时患者适逢经后，血海空虚，气随血脱，气虚症状反复，脾主运化之功能失常，故加用山药以增补土之力，加用姜制砂仁以增理气健脾之力，同时患者胃纳欠佳，予适当增加安神助眠之品，在补土基础上加用莪术、鳖甲以增软坚化结之力，同时嘱其平素多喝参芪以增强补土之力，经加减调理，患者症状消失，复查囊肿未见增大而略有缩小，暂免于手术之苦。

由此案例可看出，对于巧克力囊肿患者，虽此病病机为血瘀，但临证时，仍需辨证论治，综合分析，不能一味以"攻"法即"活血化瘀消癥"为主，临证时尤须重视瘀血内停之因，尚需重视补气尤其是补脾土之气以获效，从而减轻患者痛苦。

案例四 健脾化痰消癥法

陈某，29岁。2013年6月13日来诊。

主诉 发现盆腔肿物2年余。

现病史 患者平素嗜食肥甘厚腻之品，体形肥胖，月经欠规律，时有延迟1个月方来潮，量不多，经血色淡暗，夹小血块，月经第一天和第二天伴下腹疼痛，经行 7 天干净。已婚未育，无避孕，近期有生育计划。患者 2011 年年初体检时查妇科 B 超考虑双侧卵巢巧克力囊肿待排，初始大小约 2cm，定期复查囊肿逐渐增大，患者 LMP 为 2013 年 6 月 5 日，现经后，因惧怕西药，而寻求中医药控制病情，促进受孕。

刻下症 体态丰腴，面色苍白，少气懒言，动则汗出多，质黏腻，暂无腹痛，无阴道出血，胃纳欠佳，但食入易腹胀，大便黏腻不爽，小便调，夜眠尚可，带下量多，色白，舌质淡暗，边缘有齿印，苔白略滑，脉弦滑。

既往史 否认高血压、糖尿病、冠心病病史，否认肝炎、结核等传染病病史，无外伤手术史。

过敏史 否认药物、食物及接触过敏史。

妇科检查 外阴正常，阴道通畅，分泌物量偏多，色白，宫颈表面光滑，无举摆痛，子宫前位，大小正常，活动尚可，无压痛，双侧附件区可扪及囊性包块，左侧直径约 4cm，右侧直径约 3.5cm，边界尚清，无压痛。

辅助检查 妇科 B 超示子宫大小未见异常，双侧卵巢所见考虑巧克力囊肿可能（左侧卵巢囊肿 36mm×30mm×33mm，右侧卵巢囊肿 40mm×38mm×41mm）。CA125 70U/ml。

中医诊断 癥瘕。

中医证型 脾虚痰瘀互结。

西医诊断 卵巢子宫内膜异位囊肿（双侧）。

治法 健脾化痰，化瘀消癥。

处方 五指毛桃 30g，陈皮 10g，茯苓 25g，苍术 10g，甘草 10g，党参 30g，青皮 10g，炒薏苡仁 20g，木香 10g（后下），莪术 15g，牡蛎 20g（先煎），浙贝 15g。每日一剂，共 7 剂，再煎服用。并嘱其监测基础体温。

2013 年 6 月 21 日二诊

刻下症 服上药后自觉汗出较前减少，大便较前通畅，胃纳仍稍差，监测基础体温提示高温相 2 天，小便调，夜眠尚可，带下量减少，色白，舌质淡暗，边缘有齿印，苔白，脉弦滑。

处方 五指毛桃 30g，陈皮 10g，茯苓 25g，苍术 10g，甘草 10g，党参 15g，白术 15g，炒薏苡仁 20g，木香 10g（后下），续断 15g，桑寄生 15g，浙贝 15g。每日一剂，共 7 剂，再煎服用，并嘱其继续监测基础体温，嘱其体温升高超过 14 天月经未潮复诊，同时经前暂禁房事。

2013 年 7 月 11 日三诊

刻下症 服上药后患者 7 月 3 日月经已来潮，量较前略增多，色淡略暗，血块不明显，痛经程度较前减轻，现经后，仍觉精神易疲倦，动则汗出，纳食欠佳，大便偏烂，小便调，夜眠尚可，带下量不多，色白，舌质淡暗，边缘有齿印，苔白，脉弦滑。

处方　黄芪 30g，陈皮 10g，茯苓 30g，甘草 10g，党参 30g，白术 15g，炒薏苡仁 20g，木香 10g（后下），莪术 15g，牡丹皮 15g，赤芍 15g，浙贝 15g。每日一剂，共 7 剂，再煎服用。并嘱其继续监测基础体温。

2013 年 7 月 22 日四诊

刻下症　服上药后患者不适症状明显改善，精神好转，汗出不多，胃纳改善，大便成形，自觉近两日时有腰酸外无明显不适，体重亦较就诊前下降 1kg，体温升高 3 天，舌质淡暗，苔白，脉弦滑。

处方　黄芪 30g，陈皮 10g，桑寄生 15g，甘草 10g，党参 30g，白术 15g，菟丝子 20g，山药 15g，续断 15g，巴戟天 15g，阿胶 10g（烊服），浙贝 15g。每日一剂，共 7 剂，再煎服用，并嘱其继续监测基础体温，体温升高超过 14 天月经未来潮即复诊，同时经前暂禁房事。

2013 年 8 月 5 日五诊

刻下症　基础体温升高 18 天，月经未来潮，觉时有腰酸，胃纳一般，恶油腻之物，下腹偶有胀闷不适，无明显腹痛，无阴道出血，舌质淡稍暗，苔白，脉滑。查妊娠试验阳性。

处方　菟丝子 20g，续断 15g，桑寄生 15g，阿胶 10g（烊服），党参 30g，白术 15g，砂仁 10g（后下），紫苏梗 10g，山药 15g。同时嘱其注意休息，若无不适可 2 周后完善妇科 B 超了解胚胎情况。

患者两周后复查妇科 B 超提示宫内活胎，双侧卵巢巧克力囊肿较前未见增大。其后患者定期产检，足月顺产一男婴，产后复查 B 超示囊肿直径约 2cm。

按语

本例患者双侧巧克力囊肿，逐渐增大，尚未完成生育，尝试怀孕时间较短，且囊肿尚不算太大，考虑其有强烈生育要求，对中医药抱有极大期望，故可尝试中药调理助孕。该病患者平素嗜食肥甘厚腻之品，久则损伤脾胃，致痰湿内生，故见体形肥胖，脾虚痰湿内生，久则致血行不畅，瘀血内停，发为癥瘕；痰瘀内阻，故见月经时有后期，且经血淡暗，经行夹血块。瘀血内阻，不通则痛，故见经行第一二天均有下腹疼痛。脾虚失于健运，四肢百脉失于濡养，故见面色苍白，少气懒言，精神疲倦；脾虚失于固摄，故见汗出较多，动则明显；脾虚运化失常，故见纳食不佳，大便不畅，脾虚痰湿内生，故见大便黏腻不爽；《傅青主女科》有言："夫带下俱是湿证。"而湿证的根源多源于脾之不足，脾土不足，带脉失约，故见带下量偏多。而舌质淡，苔白滑，脉滑均是脾虚痰湿之象；舌暗，脉弦即为瘀血内停之象。综上，本例患者辨证为脾虚痰瘀互结。

痰瘀互结在子宫内膜异位症中并不少见，在治疗中，痰瘀分消法对于子宫内膜异位症的治疗也很重要，有医家通过观察发现，中重度子宫内膜异位症患者除具备血瘀证候外，均有不同程度的痰湿表现。可见瘀久夹痰，痰瘀互凝，渐成癥瘕是其病机特征。是故治疗子宫内膜异位症活血化瘀，渗湿除痰不能偏废其一[5]。

本例患者治疗上以"实则泻之，虚则补之"、"急者治其标，缓则治其本"为则，初诊时大补脾土、健脾化痰为主，处方以大剂量五指毛桃、党参以健脾补气，以陈皮、青皮、茯苓、炒薏苡仁等以健脾化痰，考虑其为经后期，酌加化瘀消癥之莪术、牡蛎、浙贝之品；二诊时患者基础体温已升高，考虑已排卵，因患者处于备孕期间，故治疗上暂不予化瘀活血之品，予大补脾土的同时酌加补肾之品如续断、桑寄生。三诊时患者月经已来潮，因药证相符，患者经期伴随症状得以改善，腹痛得以缓解，因未受孕，故继续开始下一周期的治疗。经后仍以补土化痰为主，佐以化瘀消癥之品，且补土之品易南芪为北芪以增强补脾气之力，予加用牡丹皮、赤芍以增活血化瘀之力。经治疗，患者四诊时不适症状基本消失，考虑脾土之虚得以纠正，而根据患者基础体温，考虑已排卵，患者腰酸，备孕期间排卵后予酌加补肾之品，而去活血通利之品以防妊娠后伤及胎元可能。患者五诊时月经过期，妊娠试验呈阳性，成功受孕，治疗上予健脾补肾安胎为主，予寿胎丸及四君子汤加理气安胎之砂仁、紫苏梗以获效，最终顺产一男婴，复查B超提示巧克力囊肿较前明显缩小。

中医学认为，水湿痰饮是机体水液代谢障碍所形成的病理产物，其同源而异流，都是人体的津液在输布和排泄过程中发生障碍，停留于体内而形成的病理产物。一般认为湿聚为水，积水成饮，饮凝成痰，其所致的病证，尤其是痰饮所致的病证，临床上常隐伏难见，一旦形成既可阻滞气机，影响脏腑气机的升降，又可以流注经络，阻碍气血的运行。其致病广泛，变化多端，《医述》一书中王隐君详细列举了痰饮造成的种种病证，这些病证上达于头，下至于足，内而脏腑，外至肌肤，无所不至，足见痰致病之广发，故有"百病多由痰作祟"之说，亦有"怪病多痰"之说法。而水湿痰饮之病因较多，包括外感六淫、内伤七情、饮食劳逸等，但至于其能否在体内形成，还与脏腑功能直接相关，脏腑中，肺、脾、肾、肝、三焦、膀胱对水液代谢关系最为密切，针对"痰"的生成来说，其中脾土显得尤为重要，即"脾为生痰之源"，故需化痰，需重"健脾"，脾土健运方能化痰且不至于再生痰湿。本例患者重用健脾之品亦体现了这一特点，而非单用化痰之品，故能最终取效。

对于子宫内膜异位症包括巧克力囊肿患者，2015年的指南提出，其总的治疗目的为，减灭和清除病灶，减轻和消除疼痛，改善和促进生育，减少和避免复发，治疗措施应个体化，这与中医学的"三因制宜"不谋而合，治疗上需因人而异，对于有生育要求的患者，临床上需在治疗本病的同时亦要注重"助孕"这一目的，根据最新指南，该例患者双侧卵巢囊肿尚不算太大，且试孕时间不长，故可尝试受孕，可暂不予手术处理，怀孕为子宫内膜异位症的最好治疗措施，孕后囊肿一般会缩小。但若囊肿较大，或试孕时间较长，则需先手术祛除病灶方去尝试怀孕，必要时需辅助生育来解决生育问题。

案例五 温中祛寒化瘀法

曹某，36 岁。2015 年 4 月 10 日来诊。

主诉 经行腹痛 10 余年，发现盆腔包块 1 年余。

现病史 患者平素工作压力大，既往嗜食生冷食物，三餐不定时，月经多提前来潮，25 天左右一潮，量偏多，色淡红，时有血块，经前及经期下腹隐痛，喜温喜按，经行纳呆，经行恶寒，7 天干净。已婚，育有一子，近期暂无生育计划。患者一年半前检查妇科发现卵巢囊肿，当时直径约为 3cm，近日复查囊肿明显增大，患者 LMP 为 2015 年 3 月 25 日，量色质如上述，来诊求问下一步诊疗方案。

刻下症 体形偏瘦，焦虑面容，面色㿠白，少气懒言，时有胃脘部隐痛，得温痛减，无阴道出血，时有口干，喜热饮，纳食欠佳，夜眠一般，大便溏泄，日二到三解，质稀无臭秽，小便清长，带下量偏多，色白，质稀，舌质淡略暗，边缘有齿印，苔白略滑，脉弦细。

既往史 既往体健，否认特殊病史。

妇科检查 外阴已婚已产型，阴道通畅，分泌物量偏多，色白，质偏稀，无异味，宫颈表面光滑，无举摆痛，子宫前位，大小正常，质地中等，活动欠佳，无压痛，左附件区可扪及一囊性包块约 6cm×5.5cm，边界欠清，轻触痛，右附件区可扪及一囊性包块约 4cm×3cm，边界欠清，轻触痛。

辅助检查 CA125 105U/ml。妇科 B 超：子宫大小未见异常；双侧卵巢所见考虑巧克力囊肿可能（左侧卵巢囊肿 6.2cm×5.6cm，右侧卵巢囊肿 4.1cm×2.9cm）。

中医诊断 癥瘕。

中医证型 脾胃虚寒夹瘀。

西医诊断 卵巢子宫内膜异位囊肿（双侧）。

治法 健脾温中，佐以活血化瘀。

处方 黄芪 30g，党参 30g，桂枝 10g，甘草 6g，大枣 6 枚，赤芍 20g，炒白术 25g，干姜 5g，小茴香 5g，当归 15g，台乌 15g，茯苓 20g。每日一剂，共 7剂，再煎服用，并嘱其切忌生冷食物，注意作息及饮食规律。嘱其体质改善后择期行手术治疗。

2015 年 4 月 20 日二诊

刻下症 患者服药后觉胃脘部隐痛症状消失，自觉胃脘部热感，就诊时面露笑容，诉胃部从未如此温暖，感觉精神较前明显好转，胃纳转佳，大便次数减少，仍偏烂，每日一到二解，小便清长，带下量减，无阴痒无异味，舌质淡较前略红，边缘有齿印，苔白，脉弦细。

处方 黄芪 30g，党参 30g，桂枝 10g，甘草 6g，大枣 6 枚，炒白术 25g，干姜 5g，小茴香 5g，当归 15g，台乌 15g，莪术 15g，赤芍 15g。每日一剂，共 7 剂，再煎服用，继续嘱其忌生冷食物，注意作息及饮食规律，劳逸结合，经期注意保暖。

2015年5月8日三诊

刻下症 患者月经已于4月26日来潮，经行量较前略减少，且经血较前变红，血块减少，腹痛不明显，6天已完全干净，现已干净7天，此周期因工作原因，要求暂不行手术。诉服上两诊药物后自觉不适症状明显缓解，要求继续调理一周期后方行手术治疗。诉大便好转，每日一解，且基本成形，纳食佳，进食较前增多，小便调。舌质淡红略暗，苔白，脉弦细。

处方 黄芪30g，党参30g，桂枝5g，甘草6g，大枣6枚，炒白术25g，干姜5g，砂仁10g（后下），当归15g，台乌15g，莪术15g，赤芍15g。每日一剂，共7剂，再煎服用，继续嘱其忌生冷食物，注意作息及饮食规律，劳逸结合，嘱其下次月经干净无房事复诊拟行手术治疗。

2015年6月2日四诊

刻下症 患者目前经后第一天，此周期经行无腹痛，血块不多，5天干净，刻下无不适，舌质淡暗，苔白，脉弦细。现就诊拟预约住院行手术治疗。

2015年6月17日五诊

患者于2015年6月5日已行手术治疗，术程顺利，术中r-AFS评分为60分，分期属于4期，术后病理回复为卵巢子宫内膜异位囊肿。术后恢复良好，术后第4天即可出院。现复诊要求继续中药调理增强体质及预防复发。

刻下症 患者术后精神一般，易疲倦，无腹痛，无阴道出血，纳眠尚可，大便日一解，质稍烂，小便调，舌质淡暗，边缘有齿印，苔白，脉弦细。

处方 黄芪30g，党参30g，茯苓15g，甘草6g，大枣6枚，炒白术25g，干姜5g，砂仁5g（后下），当归10g，阿胶10g（烊服），莪术15g，赤芍15g。每日一剂，共7剂，再煎服用，继续嘱其忌生冷食物，注意作息及饮食规律，劳逸结合，经期注意保暖。

此后患者间断复诊，予上方加减，随访至今囊肿未复发。

按语

本例患者双侧卵巢子宫内膜异位囊肿，增大明显，有手术祛除病灶之指征，但就诊时一派中焦虚寒之象，考虑若此时拟行手术，手术耗伤气血，若于此一派虚寒之时再加上手术打击，术后恐需较长时间方能恢复，对患者不利。故诊治思路拟先予中药辅助正气，待正气恢复后方拟行手术治疗。该病患者平素压力大，且嗜食生冷食物，脾胃之气损伤，考虑生冷食物耗伤脾胃阳气，久则致中焦脾胃虚寒，脾虚失于固摄，故见月经提前来潮且经期经血量多；脾气脾阳虚弱，血行无力，久则致瘀血内停，发为癥瘕，且脾虚之根未除，故癥瘕进展迅速。脾虚失于健运，四肢百脉失于濡养，故见纳食不香，纳食不佳，体形消瘦，少气懒言，面色㿠白；胃脘部隐痛，得温痛减为中焦虚寒夹瘀之表现；脾虚运化失常，故见大便溏泄，日二至三解；脾虚带脉失约，故见带下量多。舌质淡略暗，边缘有齿印，苔白滑，脉弦细均为中焦虚寒夹瘀之证。综上，本病患者辨证为脾胃虚寒夹瘀。

治疗上予健脾温中为主，予黄芪建中汤加干姜、小茴香之品以增补中焦之力，加炒白术、茯苓以增健脾化湿之力，同时酌加当归、台乌等性温之品以增活血化瘀之力，嘱其注意生活调摄。因辨证得当，药证相符，故能效如桴鼓，患者二诊时中焦虚寒之象明显好转，故治疗上继续目前温中健脾化瘀之法，同时考虑患者经前、带下量减少，故去茯苓，加用莪术以增活血化瘀通经之力，故患者经期腹痛症状得以缓解，经期缩短，经量减少。三诊时因患者工作未能安排好，暂未行手术治疗，故继续巩固治疗，考虑患者中焦虚寒得以改善，故治疗上桂枝用量酌减，同时去小茴香，改用砂仁以行气温中；并适当加大活血化瘀之品。经调理，患者脾土健运，正气恢复，在此时行手术祛除病灶，故能术后恢复良好，术后继续以温中补土固护体质，同时根据病情适当加用活血消癥之品，随访至今未见复发。

巧克力囊肿的治疗方法可分为手术治疗、药物治疗、介入治疗及中医药治疗和辅助治疗（如辅助生殖技术治疗）等，治疗上需遵循个体化原则，其中手术治疗的指征为合并痛经，且卵巢囊肿大于 4cm，本病患者囊肿较大，伴经行腹痛，为祛除病灶，有手术治疗的指征，但手术时机的选择亦为我们临床上需考虑的一个问题。手术祛除病灶，从广义上来说，亦属于中医"祛邪"的一个方式，通过患者就诊的临床表现，四诊合参，本病患者明显属于正虚邪实之证，先补虚还是先攻实，临证时我们尤须注意，如本例患者，若先选择攻实，定会令正气更虚，且不利于攻实的效果，且患者邪实不急，正虚明显，若任由正气虚进一步发展，会加重邪实病情，故遵中医"急则治其标，缓则治其本"的治则，治疗上予扶正为主，佐以祛邪，正气恢复，方能对抗邪气，方能承受手术之打击，而健脾于子宫内膜异位症患者的扶正治疗中发挥着重要的作用，研究表明，健脾益气中药可抑制子宫内膜异位症模型小鼠异位内膜的黏附和病灶的产生，这种作用可能与降低黏附因子 ICAM-1、CD44 的表达有关[6]。

对于本病，其高复发率令医患对其深恶痛绝，且西药治疗副作用大，患者常难以接受，故寻求一种副作用少而患者能接受的方案为目前亟须解决的问题，而无疑中医药为一种可行的手段。但需注意，中医药的选择亦需综合患者的具体情况，需遵循个体化的方案，对于巧克力囊肿，中医药的治疗需有一个切入点，若患者囊肿不大，可首选中医药治疗以减轻患者痛苦，避免手术创伤，但对于囊肿较大的患者，我们亦不应盲目推崇中医药的治疗，而是应该具体问题具体分析，像该例患者，可选择中医药改善体质后方选择手术治疗，术后继续辅助中医药的治疗以巩固体质预防复发，治疗的时机得当，往往能收到更加好的效果。对于此类患者，若在其正气如此之虚的情况下行手术治疗，可以预想其术后恢复定会欠佳，而术后即使再辅助中医药治疗，效果亦可能差强人意，另外，对于此类囊肿较大的患者，若我们一味单纯只追求中医药的保守治疗，对患者来说亦有风险，因囊肿较大，其破裂或渗裂风险亦大，一旦囊肿破裂或反复渗裂，会导致患者出现急性腹痛且引起盆腔粘连严重，对患者亦弊大于利。故对于巧克力囊肿患者，临证时我们尤须综合分析，个体化处理，方能减轻患者痛苦。

（梁齐桁　梁雪芳）

参 考 文 献

[1] 黄艳辉，曹立幸，司徒仪. 莪棱胶囊治疗气滞血瘀型子宫内膜异位症临床研究[J]. 上海中医药杂志，2008，42（3）：46-48.

[2] 司徒仪，樊荫萍，潘华新. 莪棱胶囊对大鼠实验性子宫内膜异位症作用机理探讨[J]. 中医杂志，2000，41（4）：237-239.

[3] 刘健，李祥云，胡晓梅. 补肾祛瘀法治疗子宫内膜异位症的临床观察[J]. 中国中西医结合杂志，1998（3）：145-147.

[4] 巫朝霞，黄敏，冯虹，等. 补肾祛瘀法预防中重度子宫内膜异位症腹腔镜保守性手术后复发的临床研究[J]. 新中医，2008，40（8）：61-62.

[5] 周元荣，孙方亮，刘爱梅. 痰瘀分消法治疗子宫内膜异位症60例临床观察[J]. 新中医，1999，31（1）：19-20.

[6] 俞而慨，程明军，张晓燕，等. 健脾益气中药对小鼠异位内膜黏附因子的干预作用[J]. 上海中医药杂志，2008（7）：74-77.

第十二章 治疗子宫内膜异位症月经失调案例

月经失调也称月经不调，是妇科常见疾病，表现为月经周期或出血量的异常，可伴月经前、经期时的腹痛及全身症状。以月经周期异常为主的有月经先期、月经后期、月经先后不定期、闭经。以经期异常为主的常见经期延长。以经量异常为主的常见有月经过多、月经过少，严重者还可见崩漏。西医学认为子宫内膜异位症患者可出现经量增多、经期延长或经前点滴出血等症状。造成月经异常的原因很多，与子宫内膜异位有关的常见原因有卵巢无排卵、黄体功能不足或同时合并有子宫腺肌病或子宫肌瘤。治疗上需根据患者年龄、症状及对生育要求等不同情况加以全面的考虑。西医在药物治疗上常选用激素治疗，包括短效避孕药、高效孕激素、孕三烯酮、促性腺激素释放激素激动剂、曼月乐环等。对于药物治疗效果欠佳的患者，最终选择手术治疗。

月经的产生，是女子发育到成熟年龄后脏腑、天癸、气血、经络协调作用于胞宫的生理现象。胞宫的形态与功能正常与否直接影响月经的来潮。《素问·上古天真论》云："女子二七，天癸至，任脉通，太冲脉盛，月事以时下……七七，任脉虚，太冲脉衰少，天癸竭，地道不通，故形坏而无子也。"天癸至，女子月经来潮。月经的产生，是脏腑经脉气血及天癸作用于胞宫的结果。肾藏精，精化气，肾精足则肾气足，肾精亏则肾气衰。因而人体的生、长、壮、老、已的生命过程，以及在生命过程中的生殖能力都取决于肾精及肾气的盛衰。肝藏血，主疏泄，调气机，体阴而用阳，且冲脉附于肝，与女子月经密切相关。月经的主要成分是血，脾为中土，主运化水谷精微，乃气血生化之源，称为后天之本。五脏六腑、四肢百骸均赖之以濡养。又冲脉隶属于阳明，阳明为多气多血之府，脾胃健旺，精微充足，则气血旺盛、冲任充沛，经孕产乳正常。脾主运化、升清，喜燥而恶湿；胃主受纳、降浊，喜润而恶燥。一阴一阳相为表里，升降出纳互相支持。《素问·玉机真脏论》曰："帝曰：夫子言脾为孤脏，中央以灌四傍，其太过与不及，其病皆何如……其不及则令人九窍不通。"《脾胃论·卷下·大肠小肠皆属于胃胃虚则俱病论》曰："谓脾为死阴。受胃之阳气，能上升水谷之气于肺，上充皮毛，散入四脏。令脾无所禀，不能行气于脏腑，故有此证。此则脾虚九窍不通之谓也。虽言脾虚，亦胃之不足所致耳……胃虚则五脏、六腑、十二经、十五络、四肢皆不得营运之气，而百病生焉，岂一端能尽之乎。"《脾胃论·卷上·脾胃虚实传变论》云："《平人气象论》云：人以水谷为本，故人绝水谷则死，脉无胃气亦死……历观诸篇而参考之，则元气之充足，皆由脾胃之气无所伤，而后能滋养元气。若胃气之本弱，饮食自倍，则脾胃之气既伤，而元气亦不能充，而诸病之所由生也。"

若脾胃失调，可引起多种妇科疾病。《素问·阴阳别论》曰："二阳之病发心脾，有不得隐曲，女子不月；其传为风消，其传为息贲者，死不治。"《兰室秘藏·卷中·经闭不行有三论》曰："妇人脾胃久虚，或形羸，气血俱衰，而致经水断绝不行，或病中消胃热，善食渐瘦，津液不生。夫经者，血脉津液所化，津液既绝，为热所烁，肌肉消瘦，时见消渴，血海枯竭，病名曰血枯经绝。宜泻胃之燥热，补益气血，经自行矣"，"妇人脾胃虚损，致命门脉沉细而数疾，或沉弦而洪大有力，寸关脉亦然。皆由脾胃有亏，下陷于肾，与相火相合，湿热下迫，经漏不止，其色紫黑，如夏月腐肉之臭"。《素问·阴阳别论》曰："阴虚阳搏，谓之崩。"脾虽为气血生化之源，但脾之生化又赖肾阳之温煦。因此月经的正常需肾、脾、肝等脏腑相互协调，共同作用。而子宫内膜异位症产生的关键是"瘀"，而瘀既是致病因素，也是病理产物。因虚致瘀，因实致瘀，皆与肝、脾、肾等脏密切相关。因此子宫内膜异位症月经失调的病变特点就是子宫内膜异位症与月经失调并存，两者均由多病因综合所致。

治疗子宫内膜异位症月经病虽不可离乎肾，也不可忽视肝脾的作用。脾为后天之本，而女子以肝为先天。脾为后天之本，气血生化之源，故脾胃健运，则生化有源，血循常道，月事正常。脾失健运，水谷精微不足，生化气血乏源，则可致全身气血不足。女子以血为本，气血不足则不能荣养冲任，月经因此不调。足阳明胃经下行，与冲脉会于气街，故有"冲脉隶于阳明"之说。胃中水谷盛，则冲脉之血亦盛，血海满盈，月事正常。正如《女科经纶》引程若水所云："妇人经水与乳，俱由脾胃所生。"《素问·灵兰秘典论》云："脾胃者，仓廪之官，五味出焉。"脾胃不仅能运化水谷，化生气血，脾又有统摄血液的作用，与妇科关系密切。《景岳全书·妇人规》说："经血生化之源耳。"《素问·经脉别论》亦指出"食气入胃，其清纯津液之气归于心，入于脉，变赤而为血，血有余而注于冲脉而为经水"。脾为生化之源，胃为气血之本，脾胃运，生化充而气血强，则气有所摄血有所归矣，月经可如期而至。脾统血液，若中气虚损，统摄失权，则血不循经而行，暴崩而下或点滴不止，发为崩漏、月经过多等。大凡妇科下血证大多以补脾血为主。《沈氏妇科辑要笺正》说"阳虚元气下陷，不能摄血者，宜大补脾气，重用参芪，而佐以升清之法。"可见妇科下血证宜重视运用健脾补气以摄血之法。

下面分享以补土为主法治疗子宫内膜异位症月经失调案例。

案例一　温补脾肾、温经通络法

樊某，女，39岁。2013年4月22日初诊。

主诉　月经推迟来潮8个月。

现病史　患者2012年初行左侧卵巢子宫内膜异位囊肿剥除术，术后予诺雷德治疗半年，治疗期间停经，2012年8月停用诺雷德，月经后期而至。前次月经

（PMP）：2013 年 1 月 3 日，LMP：2013 年 3 月 18 日，8 天净，经量少，经色淡暗，痛经轻，易疲倦，时有腰酸，纳一般，大便溏，形体偏瘦。舌淡暗，苔薄白，脉沉细。

既往史 否认高血压、糖尿病、冠心病病史，否认肝炎、结核等传染病病史。

过敏史 否认药物、食物及接触过敏史。

妇科检查 外阴阴道正常，宫颈轻度炎症，子宫后位，稍胀，左附件正常，右附件触及囊肿 4cm×3cm，边界清，无触痛。

辅助检查 2012 年 10 月复查妇科 B 超正常，2014 年 4 月于医院行妇科 B 超、CT 提示子宫、左附件正常，右附件囊性占位（4.8cm×3.4cm），CA125、CA153、CEA 均正常。

中医诊断 ①月经后期；②癥瘕。

中医证型 脾肾阳虚夹瘀。

西医诊断 ②月经失调；②卵巢囊肿（卵巢子宫内膜异位囊肿？）；③手术史（左侧卵巢子宫内膜异位囊肿剔除史）。

治法 温补脾肾，温经通络。

处方 黄芪 30g，熟附子 30g（先煎），白术 15g，党参 15g，炙甘草 30g，桂枝 15g，小茴香 10g，牡蛎 30g（先煎），连服 7 天。水煎服，日一剂，同时给予散结镇痛胶囊，6 粒，每日 3 次口服。

2013 年 4 月 27 日二诊

刻下症 月经过期未潮，纳一般，咽中有痰，大便正常。LMP：3 月 18 日，8 天净，量少。现无不适，形体偏瘦。舌淡暗，苔薄白，脉沉细。

辅助检查 4 月 22 日妇科彩超示右附件囊性占位（5.4cm×2.8cm，边缘光滑，无明显血流信号），CA125、AFP 均正常。

处方 白术 15g，桂枝 15g，云茯苓 30g，法半夏 15g，干姜 15g，炒薏苡仁 15g，当归 15g，胆南星 15g，连服 7 天。水煎服，日一剂，同时给予散结镇痛胶囊，6 粒，每日 3 次口服，丹棱散结敷膏外敷。

2013 年 5 月 18 日三诊

刻下症 月经来潮，LMP：4 月 30 日，6 天净，量少。现胃纳改善，大便正常，形体偏瘦。舌淡暗，苔薄白，脉沉细。

处方 白术 15g，桂枝 15g，云茯苓 15g，鳖甲 25g（先煎），地龙 15g，土鳖虫 10g，太子参 15g，荔枝核 15g，连服 14 天。水煎服，日一剂，同时给予散结镇痛胶囊，6 粒，每日 3 次口服，丹棱散结敷膏外敷。

2013 年 6 月 1 日四诊

刻下症 5 月 26 日阴道少量出血，点滴即净，色褐，LMP：5 月 29 日，量少，暗红，血块（±）。自觉手腕部浮肿疼痛。舌淡红，苔薄白，脉沉细。

处方 白术 15g，熟地 15g，当归 15g，五爪龙 30g，香附 10g，淫羊藿 15g，

党参 15g, 紫河车 15g, 连服 14 天。水煎服, 日一剂, 同时给予复方阿胶浆 1 支, 每日 3 次口服。

2013 年 7 月 27 日五诊

刻下症　LMP: 5 月 29 日, 6 天净, 量少。现无不适, 纳可, 二便调。舌淡暗, 苔薄白, 脉沉细。

辅助检查　6 月 3 日外院妇科 B 超示右附件囊性占位 (3.1cm×2.6cm)。

处方　白术 15g, 熟地 30g, 黄精 30g, 五味子 10g, 香附 10g, 女贞子 30g, 党参 15g, 山萸肉 30g, 连服 14 天。水煎服, 日一剂, 同时给予养阴舒肝胶囊, 3 粒, 每日 3 次口服, 丹棱散结敷膏外敷。

按语

卵巢子宫内膜异位囊肿属良性肿瘤, 与冲任失调、脾肾不足、气失宣达、血行瘀滞等内在因素有关。每遇经期产后, 包括人工流产、药流, 或内伤生冷, 或外感风寒, 或郁怒伤肝, 或忧思伤脾, 或积劳积弱而致寒凝血涩、气逆血留、气虚血滞, 常以气滞血瘀、痰湿内阻等因素结聚而成, 而正气虚弱是形成本病的关键。良性肿瘤一旦形成, 邪气愈盛, 正气愈伤, 久而久之则形成邪盛正虚、虚实错杂之瘤疾。因此在治疗妇科良性肿瘤中, 注重调补脾肾, 扶正祛邪。子宫属奇恒之腑, 当藏而不泻。这说明子宫的精气当充盈, 不能损伤。由于卵巢子宫内膜异位囊肿的形成, 也会阻滞气机, 耗伤气血, 因此治疗中扶正祛邪, 养正除积, 也是不可缺少的重要一环。健脾补气, 以吸收水谷之精气充养气血; 补肾滋水, 以充盈宫中之精气, 故调补脾肾是扶正之关键。

月经后期的患者, 多由久病气血不足, 劳思伤脾, 脾虚气血化源不足, 导致冲任血虚, 胞宫血少, 或由于素体阳气不足, 阴寒内生, 寒则血行不畅; 其发病机制为冲任二脉及脏腑功能失调所致。或因于寒, 以致寒凝经脉, 血行受阻, 血海不能按时满溢; 或因于阳气虚衰, 以致血源不足, 血海不能按时满溢; 或因于郁, 郁则气滞, 气为血帅, 气不行则血滞于脉, 血海不能按时满溢, 均可发为月经后期。《备急千金要方・妇人方下》中有"隔月不来"、"两月三月一来"的记载。薛己、万全、张景岳等更提出了"脾经血虚"、"肝经血少"、"气血虚弱"、"气血虚少"、"脾胃虚损"、"痰湿壅滞"及"水亏血少, 燥涩而然"、"阳虚内寒, 生化失期"等月经后期的发病机制。《陈素庵妇科补解・经水后期方论》云: "妇人经水后期而至者, 血虚也。此脾胃虚弱, 饮食减少, 不能生血所致, 当补脾胃, 以滋生化之源。"现代有学者[1]提出脾阴虚可致月经后期的理论, 并指出脾阴虚就是脾经营阴、精血的不足, 妇女生理全赖精血为本, 脾阴亏虚妇科诸疾蜂起, 月经后期极为常见。治疗上杨家林教授认为调经之法, 应以补肾扶脾为主, 佐以疏肝[2]。

本例患者同时具有月经失调和卵巢子宫内膜异位囊肿。手术和药物长期治疗导致正气损伤, 气血亏虚, 本虚为此疾病的根本, 故在治疗上需健脾益气以扶正。而卵巢子宫内膜异位囊肿的存在提示局部血行不畅, 气为血帅, 脾气虚损, 气虚则血行不畅，血滞而为瘀，瘀血阻络，日久结为包块。瘀阻冲任，血海不可按时满溢，加重月经后期。故在扶正的同时需灵活运用活血化瘀散结消癥之药，使血块决之，复冲任之通道。

一诊时患者术后正气未复，脾气虚弱，运化失职，故见易疲倦、纳一般、便溏等症。腰为肾之府，肾虚腰府失养，故见腰酸，脉见沉细。舌质淡暗，腹中包块为瘀血之象。治疗上以温补脾肾、温经通络为法。方中黄芪、附子为君药。黄芪入肺、脾、肝、肾经，味甘，性温。甘补温升，为补气升阳的要药。《药品化义》云："黄芪，性温能升阳，味甘淡，用蜜炒又能温中，主健脾，故内伤气虚，少用以佐人参，使补中益气。"现代研究黄芪主要含苷类、多糖、氨基酸及微量元素等，具有增强机体免疫功能的作用，还有促进雌激素样作用。附子味辛，性热，有大毒，故方中用熟附子，且需先煎。附子辛热温煦，通行十二经脉，上通温煦心阳以通经脉，中能振奋脾阳以助健运，下通补助肾阳益命门之火，药力能很快地通达全身发挥作用。党参、白术、炙甘草加强健脾益气之力为臣药。《本草正义》曰："党参力能补脾养胃，润肺生津，健运中气，本与人参不甚相远。其尤可贵者，则健脾运而不燥，滋胃阴而不湿，润肺而不犯寒凉，养血而不偏滋腻，鼓舞清阳，振动中气，而无刚燥之弊。"白术性温，味甘、苦，归脾、胃经，具有健脾益气之功用。炙甘草甘温，善温补脾胃，益气和中。桂枝味辛、甘，性温，具有温通经脉，助阳化气之功；小茴香味辛，性温，有散寒止痛、理气和胃的功效。牡蛎味咸，性凉，具有软坚散结之功。《汤液本草》认为，牡蛎，入足少阴，咸为软坚之剂。二诊时患者咽中有痰，中医学认为脾为生痰之源，治疗上加强健脾益气、化痰散结之力。故加法半夏燥湿化痰、胆南星清热化痰，薏苡仁、云茯苓、白术健脾利湿，桂枝、干姜温经散寒，当归养血调经。三诊月经来潮，经后除健脾益气、固本培元外还加强活血化瘀消癥之力。方中鳖甲味咸，性微寒，归肝、肾经，具有软坚散结之功。地龙通经活络，土鳖虫破血逐瘀均有消除癥瘕之功效。四诊月经后期，脾为后天之本，肾为先天之本，肾主生殖，"经水出诸肾"，在健脾益气的基本上，同时补肾，先后天同补，以调节脏腑冲任，充盈血海，补充月经生成的物质基础。五诊时值月经前，按中医调经周期理论，此时益补益肝肾，故治疗时肝脾肾同治。

案例二 补脾益气、化瘀止血法

邹某，女，43 岁。2014 年 9 月 1 日初诊。

主诉 腹痛、阴道出血 2 天。

现病史 患者平素月经规律，一月一潮，2012 年开始出现月经量增多，痛经可忍。PMP：7 月底，LMP：8 月 30 日，开始经量偏少，9 月 1 日经量明显增多，上午共用夜用卫生巾 5 片，湿透，血块（一），下腹阵痛，伴恶心呕吐，头晕，心慌，共解大便 2 次，无发热，无肛门坠胀。已婚育，孕 1 产 1（剖宫产），避孕套避孕，无生育要求。舌淡暗，苔白厚，脉细。

既往史　否认血液病史。

妇科检查　外阴阴道见大量血污，宫颈轻度炎症，未见组织物嵌顿，宫颈举摆痛（－），后穹隆可及触痛结节，子宫增大如孕 2 月余，压痛（±），质稍硬，活动可，双附件区未扪及明显异常。

体格检查　腹软，移动性浊音阴性，下腹正中压痛（＋）、反跳痛（－），余腹无明显压痛及反跳痛。

辅助检查　2012 年 10 月曾查 B 超提示子宫增大，考虑早期子宫腺肌病可能。9 月 1 日医院阴道 B 超提示子宫增大，考虑子宫腺肌病，右卵巢小囊性结构，子宫内膜：7mm。

中医诊断　①月经过多；②癥瘕。

中医证型　气虚血瘀。

西医诊断　①子宫腺肌病；②盆腔子宫内膜异位症。

治法　补脾益气，化瘀止血。

处方　益母草 30g，枳壳 15g，甘草 6g，白术 10g，金樱子 10g，山岗稔 30g，茜草炭 10g，海螵蛸 10g，地榆炭 10g，续断 10g，制何首乌 20g，党参 15g。连服 3 天，水煎服，日一剂，配合止血丹胶囊，5 粒，每日 3 次，3 天、口服，多糖铁复合物胶囊，0.15g，每日 1 次，3 天、口服。

2014 年 9 月 3 日二诊

刻下症　2014 年 9 月 2 日共用卫生巾 6 片，湿 2/3，下腹隐痛，2014 年 9 月 3 日用卫生巾 2 片，湿 1/2，头晕，恶心欲呕，无胸闷心悸。舌淡红，苔薄白，脉细。

处方　党参 30g，白术 10g，黄芪 30g，当归 10g，甘草 6，砂仁 5g（后下），陈皮 10g，金樱子 10g，仙鹤草 30g，续断 10g，海螵蛸 15g，茜草炭 15g。连服 3 天，水煎服，日一剂。

2014 年 9 月 18 日三诊

刻下症　LMP：9 月 1 日，经量多，血块（＋）。时有下腹隐痛，腰酸。舌淡红，尖红，苔薄白，脉沉细。

处方　太子参 30g，甘草 15g，布渣叶 15g，黄芪 15g，当归 10g，黄连 3g，三棱 10g，莪术 10g，穿破石 15g，白术 10g，陈皮 10g，续断 15g。连服 7 天，水煎服，日一剂。配合莪棱胶囊，6 粒，每日 3 次，3 天、口服。

2014 年 9 月 24 日四诊

刻下症　LMP：9 月 23 日，初期经量如常，伴下腹痛，当日下午阴道出血量增多，腰酸，当日下午用卫生巾 2 片，湿透，血块，下腹疼痛，头晕。查体：腹软，无压痛，无反跳痛。舌淡暗，苔薄白，脉细。

处方　益母草 30g，炙甘草 6g，白术 10g，黄芪 30g，熟地黄 15g，三七片 10g，桔梗 10g，炒蒲黄 10g（包煎），五灵脂 10g（包煎），枳壳 15g，金樱子 10g，山岗稔 30g。连服 3 天，水煎服，日一剂。配合止血丹胶囊，5 粒，每日 3 次，3 天、口服，酚磺乙胺注射液，0.5g，肌内注射。

2014 年 9 月 26 日五诊

刻下症　9 月 25 日阴道出血量减少，9 月 26 日共用 1 片日用卫生巾，湿半片，下腹隐痛，腰酸，疲倦。舌淡红，苔薄白，脉细。

处方　益母草 30g，枳壳 15g，炙甘草 6g，炒蒲黄 10g（包煎），五灵脂 10g（包煎），金樱子 10g，白术 10g，黄芪 30g，制何首乌 30g，桔梗 10g，海螵蛸 15g，续断 15g，茜草炭 10g。连服 7 天，水煎服，日一剂。配合蒲田胶囊 5 粒，每日 3 次、3 天、口服，多糖铁复合物胶囊，0.15g，每日 2 次、7 天、口服。

2014 年 10 月 10 日六诊

刻下症　LMP：9 月 23 日，经量偏多，较初诊时减少，时有下腹隐痛，偶有腰酸，带下不多。舌淡暗，苔薄白，脉细。

处方　三棱 10g，莪术 10g，甘草 6g，白术 10g，茯苓 15g，旱莲草 15g，女贞子 15g，黄芪 15g，当归 10g，熟地黄 15g，麦冬 15g，山药 15g。连服 7 天，水煎服，日一剂。配合莪棱胶囊，6 粒，3 天、口服。

按语

子宫内膜异位症是妇科常见病，除渐进性的剧烈痛经外，常合并月经过多、经期延长等疾病。15%～30% 的子宫内膜异位症患者有经量增多、经期延长或月经淋漓不尽或经前点滴出血的症状。西医认为这些症状可能与卵巢实质病变、无排卵、黄体功能不足或合并子宫腺肌病和子宫肌瘤有关。子宫腺肌病患者月经过多主要与子宫内膜面积增加、子宫肌层纤维增生使子宫肌层收缩不良、子宫内膜增生等因素有关[3]。月经异常给患者带来极大的痛苦，影响女性身体、心理、社会等生活质量。

中国古代没有子宫内膜异位症病名，但根据症状可属于"癥瘕"、"月经过多"等范畴。其发病机制主要为瘀血阻滞胞中，久积而致痛，月经期间经血不循常道而运行，部分经血不能及时排出体外，以致离经之血蓄积盆腔而成瘀。瘀血蕴结于内，日久则酿结成包块，从而发为癥瘕。同时瘀血阻络，血不归经，故月经量增多。早在《金匮要略·妇人杂病脉证并治》温经汤方下就已经记载了"月水来过多"。金代刘完素在《素问病机气宜保命集·妇人胎产论》中记载过"经水过多"的病名。对于月经过多的病因病机古人亦多有论述。王肯堂的《证治准绳·妇科》认为"经水过多，为虚热，为气虚不能摄血"。清代的《医宗金鉴·妇科心法要诀》云："经水过多，清稀浅红，乃气虚不能摄血也。"傅山的《傅青主女科·调经》认为本病为血虚而不归经所致。因此月经过多的主要病机是冲任不固，经血失于制约。冲任不固与脾虚关系密切。脾为气血生化之源，能统摄血液，行于脉络之中，冲为血海，能统摄经血。若体质素弱或饮食劳倦，久病伤脾，使脾气虚弱；经行之际，气随血泄，气虚日甚，不能摄血固冲，则经行量多。本病在发展过程中，由于病程日久，常致气随血耗，阴随血伤，而间夹血瘀症。《妇科玉尺·月经》

提出"热血凝结"及"离经蓄血"可致经量过多，其特征是经血有块而腹痛。"妇人以血为基本"，其气血特点常处于"有余于气，不足于血"的特殊状态，经期或经期前后，由于血海由满盈而泻至暂虚，气血变化较平时急骤，病因与气血相干，导致冲任气血运行不畅，胞宫气血流通受阻，或冲任、胞宫失于温煦濡养，故发为以疼痛为主症的痛经病证，这在发病机制上便与他病之痛证的发生有所不同，既属瘀滞亦常兼不足，所以痛经"挟虚者多，全实者少"。

根据病因病机结合本病的具体情况，总的治疗原则以补脾益气、化瘀止血为主。中药药理研究认为：活血化瘀中药可改善血液循环，降低毛细血管通畅性，解痉止痛，改善血行瘀滞，调节机体免疫功能的作用，临床应用此类药物治疗子宫内膜异位症，疗效满意，且无西药的毒副作用。本例患者用药特点为紧紧围绕月经周期用药。患者初诊时为经期，治疗当以益气摄血、化瘀止血为法。以四君子汤加减化瘀止血之药。四君子汤为《太平惠民和剂局方》中的补益剂，具有补气、益气健脾之功效，其歌诀为："四君子汤中和义，人参术苓甘草比，益气健脾基础剂，脾胃气虚治相宜。"方中党参为君，甘温益气，健脾养胃。臣以苦温之白术，健脾燥湿，加强益气助运之力；使以炙甘草，益气和中，调和诸药。益母草活血祛瘀调经止崩；枳壳行气宽中，气行则血行；金樱子收敛止血；山岗稔根药性甘、涩、平，可养血通络，止血止痛；茜草炭、海螵蛸、地榆炭、续断止血化瘀；制何首乌养血滋阴。全方共起健脾益气、化瘀止血之效。经后复诊时以活血化瘀消癥为治法，运用活血化瘀药物。但需要注意到瘀血日久难化，遇寒则滞，得温则化，故用药多选用温性药物。治疗后痛经缓解，经血较初诊时减少，但仍偏多，此后治疗需继续固本培元。

案例三 温补脾肾、化瘀止血法

陈某，女，53岁。2014年5月5日初诊。

主诉 阴道出血28天。

现病史 LMP：3月初，3天净，量少，血块（±），腹痛（－）。患者于4月7日起阴道出血至5月5日未净。开始量少，日用卫生巾一片，无腹痛，最近一周量逐渐增多，日用卫生巾5片，湿透。已婚育，孕5产2人流3，无生育要求。

刻下症 患者精神疲倦，少气懒言，头晕，无腹痛，面部色斑，纳可，眠一般，梦多，二便调。舌暗，苔薄白，脉弦细，沉取无力。

既往史 否认高血压、糖尿病、冠心病病史，否认肝炎、结核等传染病病史，无外伤手术史。

过敏史 否认药物、食物及接触过敏史。

妇科检查 外阴正常，阴道少量血污，宫颈光滑，宫颈口见小血块，子宫后位，稍胀，欠活动，双附件未触及异常，骶韧带增粗，可触及触痛结节。

辅助检查 阴道B超示子宫饱满，考虑子宫腺肌病，子宫内膜：8mm，双附件未及异常。性激素六项：FSH 30.8U/L，LH 7.83U/L，T < 0.35nmol/L，P 0.61nmol/L，E_2 379.71pmol/L，甲功三项正常。

中医诊断　①崩漏；②癥瘕。

中医证型　气虚血瘀。

西医诊断　①异常子宫出血；②子宫腺肌病；③盆腔子宫内膜异位症。

治法　温补脾肾，化瘀止血。

处方　党参 30g，熟附子 15g（先煎），炮姜炭 10g，贯众炭 10g，仙鹤草 30g，五灵脂 10g（包煎），血余炭 15g，炙黄芪 30g，连服 7 天，水煎服，日一剂。加服止血丹胶囊 5 粒，每日 3 次，口服。

2014 年 5 月 12 日二诊

刻下症　患者经治疗后阴道出血于 5 月 8 日干净。现精神疲倦，纳呆，难入睡，面色萎黄。舌暗，苔薄白，脉弦滑。

处方　黄芪 60g，当归 15g，何首乌 15g，肉桂 3g（焗服），熟地黄 15g，黄精 15g，干姜 30g，炙甘草 15g，连服 14 天，水煎服，日一剂。加服复方阿胶浆 1 支，每日 3 次，口服。

按语

有关崩漏的记载最早见于《黄帝内经》,《素问·阴阳别论》曰："阴虚阳搏谓之崩。"汉代张仲景在《金匮要略》中首次提出"漏下"，临证时崩和漏常交替出现，可以相互转化，至《诸病源候论》专立有"崩中漏下候"指出"冲任之脉虚损，不能约制其经血，故血非时而下"。其诊治有诸多的方法，如何执简驭繁，是治疗崩漏的关键。多数医家在治疗上分为出血期止血和血止后调月经周期两步进行。该名患者年过七七，"天癸竭，地道不通"，加之出血日久，故以止血为首要目的，而不是首要调节患者月经周期。在患者非时而下的出血期，无论出血多少，均需要止血，但中医的止血不同于西医学的止血（采用激素类药物止血，或者手术止血的方法），而是根据病情进行辨证论治。临床上出血多分为 3 型：血热型、气虚型及血瘀型。多数患者往往因出血或量多，或时间较久，都有不同程度的面色㿠白、乏力、气短、心悸、脉细数等贫血症状。判别的主要依据为脉象之脉形和脉力：若脉虚细虽数，但沉取无力，辨为气虚；若脉虽细数，但沉取滑数有力，则为血热型。子宫内膜异位症的病理实质为血瘀。血瘀经络不通则痛，治疗上侧重活血化瘀、理气行滞止痛；血瘀之甚积而成癥，故治疗上侧重活血化瘀消癥；血瘀停留，积于冲任，瘀血不去，新血不得归经，或瘀伤脉络，络伤血溢是导致崩漏的病理机制，治疗上采用活血化瘀、止血调经之法。血瘀一证的辨别则不突出表现在脉上，因血瘀涩脉临床较难见到，故血瘀型的判别多以出血量少，淋漓，伴血块，块下痛减等症为要，特别是子宫内膜异位症患者，根据其病理特点，具有血瘀证候。所以根据患者的舌脉，结合病史，辨证为气虚血瘀。

《素问病机气宜保命集·妇人胎产论》云："妇人童幼天癸未行之间，皆属少阴；天癸即行，皆从厥阴论治；天癸已绝，乃属太阴经也。"指出了少女经病重在补肾，中年女子经病重在调肝，老年妇女经病重在补脾。脾为后天之本，气血生化之源，又患者年过七七，天癸竭，肾气亏虚，故患者的气虚除了脾气虚之外尚有肾气亏虚。治疗上注意温补脾肾。肾为先天之本，肾和脾是先后天的关系。加之此为出血期，治疗上以塞流、澄源为治则，以健脾益气、化瘀止血为治法。崩中暴下，宜大补气血之品，荣养脾胃，升提中气，故重用党参、黄芪为君药。两者是临床上常用的补气药，两者均能补脾肺之气。然而黄芪的补气之力不及党参，但黄芪又有升阳、固表、内托之功效，党参却无。临床上党参、黄芪并用常用以加强补气益血的效果，是治疗脾气虚诸证的药对。附子为臣，具有补火助阳之力。《景岳全书》曰：附子"因其善走诸经，故曰与酒同功，能除表里沉寒，厥逆寒噤，温中强阴，暖五脏，回阳气……格阳喉痹，阳虚二便不通及妇人经寒不调，小儿慢惊等证。大能引火归元，制伏虚热，善助参、芪成功，尤赞术、地建效，无论表证里证，但脉细无神，气虚无热者所当急用。"炮姜炭、贯众炭、仙鹤草、五灵脂、血余炭具有化瘀止血之效，是为佐药。患者属围绝经期，血止后需调整阴阳，按治崩三法则来说，就是需复旧。二诊时患者虽然阴道出血干净，但出血时间久，气血亏虚，治疗上以当归补血汤加味，补益脾气的同时，兼顾补益肾气，使肾气充盛，顺利渡过围绝经期。黄芪、干姜、炙甘草健脾益气，温补脾阳，肉桂、熟地黄、黄精温肾滋肾，当归、何首乌养血填精。通过辅助检查考虑患者无器质性病变，中医辨证准确，则服药后血止。

李杲在《兰室秘藏》中提出"夫元气、谷气、荣气、清气、卫气、生发诸阳上升之气，此六者，皆饮食入胃，谷气上行，胃气之异名，其实一也"，"苟饮食失节，寒温不适，则脾胃乃伤；喜怒忧恐，劳役过度，而损伤元气"，说明人体诸气以脾胃中焦之气为本，脾胃既伤，则不能化生诸气，临床上可表现为诸气皆虚。气为血帅，气虚则无力运行血液，血滞为瘀，兼夹血瘀，则面部色斑明显。气不生血，则血虚头晕。气虚失于固摄，则出血不止。李杲认为诸多内伤杂病，皆从脾胃入手辨证论治。因此他认为妇科病中的崩漏多因脾胃虚损、中气下陷所致，治疗上多从补气养血、升阳举陷等角度入手。在治疗脾胃不足所致的崩漏上，李杲提出："治女子漏下恶血，月事不调，或暴崩不止，多下水浆之物，皆由饮食不节，或劳伤形体，或素有心气不足，因饮酒劳倦，致令心火乘脾，其人必怠惰嗜卧，四肢不收，困倦乏力，无气以动，气短上气，逆急上冲，其脉缓而弦急，按之洪大，皆中之下得之，脾土受刑也，脾主滋劳周身者也。"

案例四　健脾温肾、化痰祛瘀利湿法

刘某，女，32 岁。2008 年 11 月 18 日初诊。

主诉　婚后同居未避孕未孕 2 年，闭经 18 个月。

现病史　患者既往月经规律，30 天一行，每次持续 5 天，量中。自 2005 行

"人工流产"后，出现月经后期合并痛经，渐至闭经，LMP：2007年5月7日。

刻下症　体胖，面色萎黄，胸闷泛恶，腰膝酸软，畏寒肢冷，易疲劳，情志抑郁，乳房作胀，睡眠欠佳，二便正常，舌淡红，苔白厚腻，脉沉而滑。

既往史　否认高血压、糖尿病、冠心病病史，否认肝炎、结核病等传染病病史，无外伤手术史。

过敏史　否认药物、食物及接触过敏史。

妇科检查　外阴阴道正常，分泌物量中，色白，宫颈光滑，子宫后位，饱满，活动欠佳，无压痛，后穹隆可及触痛结节，双附件未及异常。

辅助检查　阴道B超检查示子宫饱满，疑早期子宫腺肌病。

中医诊断　①闭经；②不孕症。

中医证型　脾肾阳虚，气滞湿阻，痰瘀互结。

西医诊断　①闭经；②继发性不孕；③盆腔子宫内膜异位症。

治法　温肾健脾，化痰祛瘀利湿。

处方　当归、川芎各10g，生地黄、赤芍、茯苓、白术、柴胡、香附、桃仁、川续断、桑寄生各12g，仙茅、淫羊藿、红花各9g，川牛膝15g。7剂，每日1剂，水煎服。并嘱其注意饮食，坚持体育锻炼，保持良好心态。

2008年11月28日二诊

刻下症　患者月经来潮，量中、色红，无血块，痛经（+），舌质淡、苔白，脉弦细。

处方　当归、川芎各10g，生地黄、赤芍、茯苓、白术、柴胡、香附、桃仁、川续断、桑寄生各12g，苍术、女贞子、枸杞子、丹参、藿香各15g，陈皮9g，炙甘草3g。10剂，每日1剂，水煎服。

2008年12月9日三诊

刻下症　患者自觉无明显不适，带下正常。继用上方10剂。

用药3个月后，LMP于2009年3月7日来潮，基础体温于2010年3月25日开始典型上升，于2009年4月15日检测尿HCG呈阳性，诊为早孕。

按语

闭经是妇科常见疾病之一，其记载首见于《黄帝内经》。《素问·阴阳别论》记载"女子不月"，《素问·评热病论》中云"月事不来"即是对闭经的描述。书中所载第一首妇科处方"四乌鲗骨一藘茹丸"即是治疗"血枯经闭"之方。对闭经病因病机的最早认识也是出自《素问·阴阳别论》，"二阳之病发心脾，有不得隐曲，女子不月"。《兰室秘藏·妇人门》云："妇人脾胃久虚，或形羸气血俱衰，而致经水断绝不行。"脾主运化水湿，脾气虚衰，运化失调，水精不能四布，反化为饮，聚而成痰，痰饮黏滞，最易阻滞气机，损伤阳气。痰湿阻滞，气机不畅，冲任不通，生化功能不足，月事不调，故可发为闭经、不孕。肾主水液，若肾脏功能失调，水液代谢失常。水湿内停，湿聚成痰，痰湿阻络，气血瘀阻，而产生月经失调、经水稀发、闭经、肥胖等。痰之本水也，源于肾；痰之动湿也，主于脾。肾阳者，职司气化，主前后二阴，有调节水液的作用。阳虚气化不利，水液停聚而成痰湿。肾阳偏虚，火不暖土，脾土更虚，不能运化水湿，通调水道，水湿内停，聚液成痰，阻塞胞脉而致闭经，脾肾阳虚是形成痰湿的重要因素。子宫内膜异位症的病理特点为血瘀。结合本病患者，病因病机主要以脾肾阳虚为本，气滞湿阻、痰瘀互结为标。治疗需以温肾健脾、化痰祛瘀利湿为法，补肾健脾最为关键。脾主运化，脾的功能正常，水液代谢调畅，湿去痰化，气血和顺。肾主生殖，肾的功能可调节生殖功能，促使经血调顺，冲任血海盈蓄有度，使肾-天癸-冲任-胞宫轴达到阴阳平衡，从而使疾病自愈。

　　针对这类病机特点，以补肾健脾治其本，化痰祛瘀利湿治其标。具体运用中强调必须根据卵泡的生理发育的周期性变化而有选择性地加减用药。①月经期：此期为阴血至盛阶段。由于体内阴血日盛，血海按时满盈，在肾阳的作用下，溢泻排出使经血来潮。而经血能否排出，关键在于"通"。旧血不去，则新血不生。因此本期的调治原则为活血调经，推动气血运行使胞宫泄而不藏。药用：当归、川芎、白芍、生地黄、白术、茯苓、香附、桃仁、红花、甘草等。②卵泡期：为月经周期的第4～13天。此期为阴长时期，即阴精积累期，此期使精血充盈，气血和调，以促使卵泡发育。药用：当归、川芎、生地黄、白芍、女贞子、旱莲草、山萸肉、山药、枸杞子、白术、茯苓、甘草、香附、菟丝子等。此时可重用茯苓20～30g，白术20g，加泽泻15g，取健脾利水之功，并根据具体情况随证加减。③排卵期：约为月经的第14天，此时阴阳交替，本期宜并补肾阴肾阳，助阴化阳，稍佐活血之品，因势利导，促进排卵。药用：当归、川芎、赤芍、生地黄、牛膝、益母草、王不留行、枸杞子、茺蔚子、女贞子、旱莲草、淫羊藿、甘草等。④黄体期：为月经周期第16～28天，此期是阴充阳长，肾阳之气渐旺，宫暖待孕阶段，宜阴阳并补，重在温阳。若此期男女交媾精合成孕，脏腑气血在阳气作用下汇聚冲任，濡养胎元。若未成孕，则脏腑气血下注血海、以期月经来潮。由于阳气不断高涨，易引起心肝经气火的外扰，故佐以调肝之品，药用：当归、川芎、巴戟天、茺蔚子、淫羊藿、补骨脂、川续断、桑寄生、白术、茯苓、柴胡、香附、炒黄芩等。

　　一诊时月经未潮，治以温肾健脾，化痰祛瘀利湿，茯苓、白术健脾祛湿，桑寄生、川续断、仙茅、淫羊藿温补肾阳，桃红四物汤活血通络，牛膝引血下行，柴胡、香附行气活血。二诊月经来潮后上方加强燥湿化痰之品。本病除坚持辨证论治，还始终贯彻整体观念，把患者看成一个统一的有机整体。临床观察此类患者，大多体质肥胖，不孕日久，情志不舒，心理负担极重。治疗上除了辨证施治外，还注意患者的体质、饮食、情志等因素，强调身心同治，提高疗效。治疗的同时需使患者放下沉重的思想包袱，树立乐观的人生观念，保持稳定的心理状态，坚持配合治疗，且嘱患者注意饮食，勿食肥甘厚腻之品，坚持参加适量的体育运动，以促进气血的流动，增强体质，减轻体重。

案例五　健脾益气、补肾滋肾法

朱某，女，31岁。2014年8月8日初诊。

主诉　月经量少3年。

现病史　患者既往月经规律，一月一潮。LMP：7月29日，量少，日用卫生巾3片，湿2/3，血块（+），腹痛（+）。PMP：6月28日，3天净，量色质同前。未婚，有性生活史，以避孕套避孕，孕0。

刻下症　患者面色偏黄，口唇稍暗，纳可眠欠佳，眠浅，二便调。舌暗，苔薄黄根微腻，脉细滑。

既往史　卵巢子宫内膜异位症病史，小三阳病史。

过敏史　否认食物及药物过敏史。

辅助检查　2014年8月8日（月经第11天）阴道B超示子宫大小正常，子宫内膜厚（内膜厚约9mm），右侧卵巢稠液性包块（32mm×30mm）：卵巢巧克力囊肿？左附件未及异常。

中医诊断　①月经过少；②癥瘕。

中医证型　脾肾两虚。

西医诊断　①月经失调；②卵巢子宫内膜异位症（右侧）。

治法　健脾补肾，补肾滋肾。

处方　白术15g，党参15g，肉苁蓉15g，续断15g，菟丝子15g，桑寄生15g，五味子10g，香附10g，连服7天。水煎服，日一剂。

2014年8月29日二诊

刻下症　服药后本次月经来潮经量增多。LMP：8月26日，未净，量较上月增多，日用卫生巾4片，湿2/3，血块（+），下腹隐痛。就诊时面色偏黄，口唇稍暗，乳房胀痛，纳可，眠欠佳，眠浅，二便调。舌暗，苔薄黄根微腻，脉细滑。

处方　当归15g，白芍15g，炒麦芽30g，淡豆豉10g，山楂15g，香附10g，川芎10g，白术15g，服14天。水煎服，日一剂。

按语

传统中医典籍中对月经过少称之为"经水涩少"、"经水少"、"经量过少"，属于月经病。中医学认为本病的发病机制有虚、实之分。虚者，肾精不足，冲任血少，无余可下。实者冲任受阻，血行不畅。导致冲任血少有血虚、肾虚之分。肾虚多由素有肾虚或房劳伤肾所致，血虚多因久病体弱、长期失血，或饮食劳倦、忧思过度伤脾，脾虚运化不足所致，冲任血少，无血可下，故见月经过少。《女科证治准绳·调经门》中指出："经水涩少，为虚为涩，虚则补之，涩则濡之。"《素问·阴阳别论》曰："二阳之病，发心脾，有不得隐曲，女子不月。"指出心、脾二脏虚损导致月经过少。《傅青主女科》云："肾水足则经水多，肾水少则经水少。"指出月经的盈亏与肾水有密切的联系。《血证论》中指出"肾中天癸之水不足"是月经病的常见之病因。薛立斋曰："血者，水谷之精气也，和调于五脏，洒陈于六腑，妇女则上为乳汁，下为月水。"因此足见月经的主要成分就是血，血是月经产生的物质基础，所以血液的充盛与否与月经量的多少有着密不可分的关系。气血充足，冲任充盛，血海方可按时满溢，经事才能如期，经量才能正常。若气血生化乏源，气血不足，冲任不盛，血海空虚，则月经量少。《医宗金鉴·调经门》曰："先天天癸始父母，后天精血水谷生，女子二七天癸至，任通冲盛月事行。"元气虽然禀受于先天，由先天之肾精所化生，但必须依赖后天脾胃之气的不断滋养，才能更好地发挥作用，脾为后天之本，气血生化之源。若脾胃虚弱，运化失司，水谷精微不能化生气血，或肝气不疏，肝木克脾土，故月经病与脾肾关系密切。

根据四诊收集的资料，此患者病位在脾肾胞宫，病性为虚实夹杂，本虚为脾肾气虚。气为血帅，气虚无力推动血行，故血行不畅，滞而为瘀，瘀血阻络，发为子宫内膜异位症。因此患者同时患有子宫内膜异位症，也就具有血瘀这个病理产物。故治疗上以健脾益气、补肾滋肾为主佐以活血化瘀为法。方中白术苦、甘、温，归脾、胃经，具有健脾益气之效；党参甘、平，归脾、肺经，具有补中益气、生津养血之功。两者合用加强健脾益气之力，为君药。肉苁蓉、续断、菟丝子、桑寄生补肾滋肾，为臣药。肉苁蓉味甘、咸，性温，归肾、大肠经，具有补肾阳、益精血之效。《本草汇言》云："肉苁蓉，养命门，滋肾气，补精血之药也。男子丹元虚冷而阳道久沉，妇人冲任失调而阴气不治，此乃平补之剂，温而不热，补而不峻，暖而不燥，滑而不泄，故有从容之名。"续断其性温，味苦、辛，有补肝肾之效。《日华子本草》曰："助气，调血脉，补五劳七伤，破症结瘀血……妇人产前后一切病，面黄虚肿，缩小便，止泄精，尿血，胎漏，子宫冷。"菟丝子在《神农本草经》中被列为上品，气味辛、甘、平，具有补肾益精之效。《药性论》云："治男子女人虚冷，添精益髓，去腰疼膝冷，又主消渴热中。桑寄生苦、甘、性平，具有补肝肾、强筋骨之效。"《本草再新》曰其能补气温中、治阴虚、壮阳道、利骨节、通经水、补血和血、安胎定痛。五味子补肾宁心，《本草别录》云："养五脏，除热，生阴中肌者，五味子专补肾，兼补五脏，肾藏精，精盛则阴强，收摄则真气归元，而丹田暖，腐熟水谷，蒸糟粕而化精微，则精自生，精生则阴长，故主如上诸疾也。"香附疏肝解郁，理气宽中，《本草衍义补遗》曰："香附子，必用童便浸，凡血气药必用之，引至气分而生血，此阳生阴长之义也。"二诊时时值经期，患者阴道出血量较前增多。经期血海满盈而泻，当因势利导，治以泻为主。四物汤去熟地黄之滋腻，以活血补血；炒麦芽退乳消胀，淡豆豉除烦解郁，山楂行气散瘀，香附疏肝解郁、理气宽中，四药合用以缓解乳房胀痛；白术健脾益气，扶正补虚，此病根本以正虚为主，以益生化之源。因此在治疗月经病时，需分清治疗时间与月经周期的关系，不同时期的治疗重点不同，此是与内科疾病最大的不同之处。

（饶玲铭　梁雪芳）

参 考 文 献

[1] 王文川. 脾阴虚致月经后期的证治浅识[J]. 中国临床医生. 2000，24（1）：43-44.

[2] 彭卫东，季晓黎. 杨家林治疗月经后期月经过少用药经验聚类分析[J]. 辽宁中医杂志. 2010，37（8）：1549-1550.

[3] 谢幸，孔北华，段涛. 妇产科学[M]. 9版. 北京：人民卫生出版社，2018：264-268.

第十三章　治疗子宫腺肌病月经过多案例

　　每次经行血量较平时明显增多，月经周期基本正常者，称为月经过多。子宫腺肌病，是指子宫内膜侵入子宫肌层，在激素的影响下导致出血，进而肌纤维结缔组织增生，形成弥漫病变或局部病变的一种良性疾病。子宫腺肌病引起月经量多可能与子宫腺肌病侵犯子宫肌层，降低子宫肌壁张力和收缩力，使平滑肌对该处血管压力减低，从而增快此处血流速度，最终致使月经量增加。子宫腺肌病引起的月经量多，在药物治疗无效的情况下，多采用子宫切除术。但随着人们生活水平的不断提高，寻找综合保守治疗的患者逐渐增多，西医治疗主要是对症处理，相比较而言，中医是治病求本，远期疗效稳定，症状不易反复，且中药组方的综合疗效能达到个体的整体化治疗，在临床上取得良好疗效。

　　中医学古文献中尚未见有"子宫腺肌病"的病名记载，但从本病的临床症状、体征、病因病机等方面分析，在"妇人腹痛"、"月经不调"、"癥瘕"、"不孕"等病症中可见到类似的描述。对月经过多的论述，最早追溯到《金匮要略·妇人杂病脉证并治》中的"月水来过多"的论述，而刘完素在《素问病机气宜保命集·妇人胎产论》中首次把月经过多作为一种疾病来论述，用四物汤加黄芪、白术来治疗。

　　月经的产生是脏腑、天癸、气血、经络的相互协调，共同作用于胞宫的生理现象。一般认为月经过多主要与先天禀赋不足，后天失养，情志所伤，劳累过度等相关，多数认为气虚、血热、血瘀是本病发生的基本原因。中医学认为气为血帅，血为气母，气能行血，气虚血少，则推动无力，脉道空虚，血行瘀滞，易形成瘀血。气虚血失统摄，加之瘀血内停，血不归经，导致月经过多。火热之邪耗气伤津，客于营分，迫血妄行，致血溢于脉外，离经之血失去血液的正常功能，瘀血内生，引起月经过多；中医学认为脾为后天之本，气血生化之源，主统血，固摄胞宫。肾藏精，精能生血，精血同源，故治疗月经过多应重视调理脾肾，综合辨证分析，但应不忘"以通为用"，佐以活血化瘀之法，往往在临床上可达到满意效果。中医学认为子宫腺肌病可因肾虚、气滞、寒凝、邪热、痰湿等引起，而关键病机为离经之血，阻于胞宫，瘀血内停胞宫而成癥瘕，"瘀"是产生子宫腺肌病的关键，活血化瘀法应贯穿始终。肾藏精，主生殖，《素问》说："任脉冲脉，奇经脉也。肾气全盛，冲任流通……故肾为冲任之本。"肾中有阴阳，肾阴为人体生长发育的基本物质，肾阳则是人体生命活动的基本动力。子宫腺肌病往往病程较久，日久损及肾阳，肾中阳气虚衰，血失温运，凝滞成瘀。肾阳虚衰，上不能温脾阳，脾肾阳虚，气化失司，水液代谢失常，湿聚成痰，痰阻气机而致血行不畅，而成痰瘀互阻，日久不消，渐成癥瘕。肝藏血，妇女的月经、妊娠、产育、哺乳均以血为用，若肝气舒畅，则全身气血畅达；若肝气郁结，疏泄失职，则气血失调，易于形成气滞血瘀的病理变化；且肝为肾之子，肾虚肾水不足，肝失濡养，肝气难以畅达，则可致气机郁滞，气滞则血行不畅又可导致血瘀。故子宫腺肌病引起的月经过多，病程缠绵，多与肝、脾、肾相关。肾为先天之本，脾主统血，肝主疏泄、藏血，直接关系到冲任及全身气血的调畅。肝、脾、肾功能失常是本病病理演变的中心环节，血瘀是贯穿于本病发病的始终。

子宫腺肌病引起月经过多，病机复杂，多为虚实夹杂，病程缠绵。虚证多为脾肾两虚。《冯氏锦囊秘录》中有云："气之根，肾中之真阳也；血之根，肾中之真阴也。"肾气充盛，天癸盛，冲任通盛，月经按时来潮；肾气受损，冲任不固，则引起月经过多。脾胃为后天之本，气血生化之源，脾主运化，其气主升，具有统摄血液、固摄胞宫之权。脾气健运，血循常道，则经血自调，故古人相当重视从脾论治治疗月经病。《傅青主女科》言："妇人有经未来之前，泄水三日，而后行经者……是脾气之虚乎！夫脾统血，脾虚则不能摄血矣。"《傅青主女科》亦有曰："妇人有经水过多，经后复行，面色萎黄，身体倦怠，而困乏愈甚者，人以为血热有余之故，谁知是血虚而不归经乎！"张景岳曰："调经之道，贵在补脾胃，以资血之源。"气为血之帅，血为气之母，脾气虚，生血乏源，失于统摄，经血失约，冲任不固，导致月经量多。脾为后天之本，肾为先天之本，肾中精气有赖脾气的运行，脾虚则后天不能养先天，日久导致肾虚。脾肾两虚无力推动血液运行，而导致血液运行迟滞成瘀，瘀血占据血室，血不归经，且气虚无力统摄血液，血溢脉外，引起月经过多。故补脾气，用后天水谷精微补养先天之气，以达后天补先天之效，脾肾之气充盛，全身气血运行通畅，则瘀去新生，达到止血效果。

下面分享以补土为主治疗子宫腺肌病月经过多案例。

案例一　益气健脾补肾法

刘某，女，35岁，已婚育。2011年3月5日初诊。

主诉　月经量增多1年，加重3个月。

现病史　月经初潮13岁，既往月经周期30～35天，经期5～6天，量中，色淡红，质稀，痛经（±）。已婚育，无生育要求。平时工作劳累，长期站立，每日需工作10小时左右。1年前患者出现月经量增多，第2～3天明显，日用7～8片夜用卫生巾，伴有腰酸，乏力，少气懒言，纳欠佳，小便清长，大便溏，舌淡胖，苔薄白，脉沉细。多次在外院就诊，月经量仍未减少。LMP：2011年2月26日，持续7天净，第2～3天量明显增多，色淡红，质稀，血块（＋），经行少许下腹隐痛。

刻下症　疲倦无力，气短懒言，腰酸，手足不温，气短，易腹胀，小便调，大便溏，睡眠、饮食欠佳，舌淡暗，苔薄白，脉细。

专科检查　面色萎黄。眼睑结膜及甲床苍白。

妇科检查 外阴正常，阴道通畅，宫颈光滑，宫体饱满，质硬，活动欠佳，无压痛，双侧附件无增厚压痛。

辅助检查 血常规示血红蛋白 86g/L。凝血四项未见明显异常。妇科彩超示子宫前位，大小为 7cm×6cm×7cm，考虑子宫腺肌病，子宫内膜为 0.4cm，双侧附件未见异常。

中医诊断 ①月经过多；②癥瘕；③虚劳。

中医证型 脾肾气虚。

西医诊断 ①子宫腺肌病；②中度贫血。

治法 益气健脾补肾，固冲摄血调经。

处方 党参 30g，白术 15g，山药 15g，陈皮 10g，升麻 10g，柴胡 10g，补骨脂 15g，杜仲 15g，炙甘草 5g，共 7 剂，水煎服，日一剂。

2011 年 3 月 30 日二诊

刻下症 LMP：2011 年 3 月 28 日，正值经期，精神好转，经行血量较前稍减少，色淡红，质稀，日用 4～5 片卫生巾，仍有疲倦乏力，腰酸好转，面色萎黄，舌淡红苔白，脉细。

嘱其照前方加何首乌 30g，阿胶 10g（烊化），共 5 剂，水煎服，每日一剂，早晚温服。嘱其下次月经来潮复诊。

处方 党参 30g，白术 15g，山药 15g，陈皮 10g，升麻 10g，柴胡 10g，补骨脂 15g，杜仲 15g，炙甘草 5g，何首乌 30g，阿胶 10g（烊化）。

2011 年 4 月 6 日三诊

刻下症 患者服药后月经量明显减少，4 月 3 日阴道出血干净。精神好转，面色好转，无头晕，少许腰酸，舌淡暗，苔薄白，脉细。予原方加生黄芪 30g。共 7 剂，水煎服，日一剂。

处方 党参 30g，白术 15g，山药 15g，陈皮 10g，升麻 10g，柴胡 10g，补骨脂 15g，杜仲 15g，炙甘草 5g。

2011 年 5 月 6 日四诊

刻下症 自述服药后月经于 2011 年 5 月 1 日月经来潮。经血量较前明显减少，色淡红，质稍稠。其他症状基本消失，二便正常，舌淡红，苔薄白，脉细。续原方，每日 1 剂，并予补中益气丸口服治疗。

2011 年 6 月 10 日五诊

刻下症 自述服药后月经于 2011 年 6 月 5 日来潮。经行血量恢复至正常，色淡红，质中，纳闷可，二便调，舌淡红，苔薄白，脉细。继续予补中益气丸口服以益气健脾扶正。

后随访 3 个月，月经基本规律来潮，经期 5～6 天干净，量中，精神好转。

按语

本案患者因劳累过度，导致脾气虚弱，冲任不固，血失统摄，冲任不约，血随经行下泻无度而量多。《女科证治准绳》有曰："经水过多，为虚热，为气虚不能摄血。"《傅青主女科》中有记载："妇人有经水过多，行后复行，面色萎黄，身体倦怠，而困乏愈甚者人，以为血热有余之故，谁知是血虚而不归经乎!"《素问病机气宜保命集》曰："治妇人经水过多，别无余证，四物内加黄芩、白术各一两。"脾主统血，使血液循其常道运行，脾胃为气血生化之源，气为血帅，气虚无力摄血，冲任不固，不能制约经血，发为月经过多。中医学认为"瘀"是产生子宫腺肌病的关键，《血证论》中指出："出血何根，瘀血即其根也。"瘀血可阻塞冲任经脉，血不归经，以致经行量多。子宫腺肌病多为虚实夹杂，病程长，日久多导致脾肾两虚，脾肾气虚运血无力，冲任不固，经血失于制约，发为月经过多[1]。

　　本案患者既往有痛经病史，B超提示子宫腺肌病，其月经过多病程长，考虑为子宫腺肌病日久，导致脾肾不足引起月经过多。患者精神疲倦，手足不温，气短乏力，纳呆，大便溏，舌淡，苔薄白，脉沉细均为脾气虚之象。脾为后天之本，气血生化之源，脾主运化，其气主升，具有统摄血液、固摄胞宫之权。脾气健运，血循常道，血旺而经调。脾虚日久，先天失养，导致肾虚，患者腰酸，小便清长为肾虚之象。初诊时以益气健脾补肾摄血为治则，方中党参味甘性平，归肺、脾经，有益气、生津、养血之效，《本草正义》有曰："力能补脾养胃，润肺生津，健运中气，本与人参不相远。其尤可贵者，健脾而不燥，滋胃阴而不湿，润肺而不犯寒凉，养血而不偏滋腻，鼓舞清阳，振动中气而无刚燥之弊。"方中重用党参补脾益气止血。《本草从新》有云："白术，甘补脾，温和中，苦燥湿。本善补气，同补血药用，亦能补血。"《本草求真》云："白术缘何专补脾气? 盖以脾苦湿，急食苦以燥之。脾欲缓，急食甘以缓之;白术味苦而甘，既能燥湿实脾，复能缓脾生津。且其性最温，服则能以健食消谷，为脾脏补气第一要药也。"《景岳全书》有言："山药能健脾补虚，滋精固肾，治诸虚百损，疗五劳七伤。"故党参配合白术、山药健运脾气，气旺则统血有权，固摄有力。升麻、柴胡相配，助升提下陷之中气而止血，《本草纲目》有曰："升麻引阳明清气上升……此乃禀赋虚弱，元气虚馁，及劳役饥饱，生冷内伤，脾胃引经最要药也。"张锡纯有言："柴胡为少阳之药，能引大气之陷者自左上升，升麻为阳明之药，能引大气之陷者自右上升。"二者相配，共奏益气升阳之效。患者经后胞宫空虚，阴血不足。《冯氏锦囊秘录》曰："气之根，肾中之真阳也;血之根，肾中之真阴也。"肾为气血之根，脾为气血生化之源，肾藏精，精血同源，故予补骨脂、杜仲补肾，以求"暖水脏，补火以生土"，脾肾之气旺，则冲任气血充盈。陈皮理气调中，补气而不滞气，炙甘草调和诸药。全方共奏益气健脾补肾、固摄止血之功。

　　二诊时患者正值经期，面色萎黄，疲倦乏力，一派血虚之象，经期血海由满而溢，经血下行，此时宜益气养血、化瘀止血为治则;在原方益气止血基础上加用阿胶补血止血，阿胶性甘、平，为补血止血要药。《本草纲目》有曰："阿胶，疗女人血痛、血枯，经水不调，无子、崩中、带下，胎前产后诸疾。"何首乌擅补益精血，两者合用共奏养血止血之功。

三诊患者服药后月经如期而止，诸症好转，原方加大量生黄芪加强益气补血、升阳举陷之功。张元素对黄芪功用作了总结"甘温纯阳，其用有五：诸虚不足，一也；益元气，二也；壮脾胃，三也；长肌肉，四也；排脓止痛，活血生血，内托阴疽，为疮家圣药，五也"。经后经血下泄，胞脉空虚，宜健脾补肾，补气养血，调理冲任，以尽快恢复气血。现代药理研究表明[2]黄芪可增强机体体液免疫和细胞免疫功能，通过增加体液免疫、细胞免疫功能及抗应激作用，兴奋子宫，使子宫平滑肌间歇式强制收缩、压迫子宫，使子宫内膜剥脱而达止血目的；黄芪对造血功能有一定的改善作用，对恢复和提高红细胞的功能有益。

四诊患者月经按期来潮，经量中等，诸症消失，按原方益气健脾补肾止血，先天与后天相互资生，相互促进，脾肾之功能健旺，气血才能生化有源，脾气健，统血亦有权，经量自然减少；肾精充足，精血得以源源化生补充，精能化气，肾精所化之气为肾气，气能摄血，肾气足则摄血有力，胞宫藏泄有度。该患者非经期以调补为主，配合补中益气丸口服以加强益气健脾之功，取得良好疗效。补中益气丸重在益气健脾升提，固本扶正，滋血摄血。

本案患者子宫腺肌病引起月经过多，多由患者平素工作劳累，耗伤脾肾之气引起，治疗上紧紧抓住病因病机，分阶段治疗，月经期以益气止血为主，非月经期以调补脾肾为主，最后以补中益气丸口服调理善后，《血证论》有记载："血之运行上下，全赖乎脾之说。"脾气健运，气血旺盛，胞宫藏泄有度，则达到治疗目的。

案例二　滋阴补肾健脾法

黄某，女，38岁。2014年6月24日初诊。

主诉　月经量增多半年。

现病史　患者既往月经15岁初潮，周期规律，5～7天干净，经量中等，轻微痛经。已婚育，孕5产1人流4，无生育要求，平素嗜食辛辣刺激食物。近半年每次月经来潮量多，色暗红质黏稠，日用7～8片夜用卫生巾，可湿透，血块多，经行腰酸，伴有下腹隐痛，持续7天干净。LMP：6月19日。

刻下症　阴道出血量仍偏多，色鲜红，夹血块，两颧潮红，形体偏瘦，腰酸，口干，手足心热，腹胀，气短汗出，倦怠乏力，食欲不振，大便偏干，小便调，舌暗红苔薄黄，脉细数。

妇科检查　外阴正常，阴道通畅，中量鲜红色血污，宫颈轻度炎症，宫体前位，增大如孕50天，质硬，活动欠佳，无压痛，双侧附件无增厚压痛。

辅助检查　血常规示血红蛋白95g/L。凝血四项未见明显异常，性激素符合卵泡期改变。妇科彩超：子宫增大，考虑子宫腺肌病，子宫内膜厚0.5cm，双侧附件未见异常。

中医诊断　①月经过多；②癥瘕；③虚劳。

中医证型　气阴两虚。

西医诊断　①子宫腺肌病；②轻度贫血。

治法　益气健脾，滋阴补肾止血。

处方　熟地黄 15g，白芍 15g，党参 20g，白术 15g，牡丹皮 15g，生地黄 15g，旱莲草 15g，女贞子 15g，茜草 15g，益母草 15g，甘草 5g。水煎服，每日一剂，再煎服用，共 5 剂。

2014 年 7 月 2 日二诊

刻下症　服药 2 剂后阴道出血干净，两颧潮红，仍有气短乏力、手足心热、纳欠佳，口干，腰酸，小便调，大便好转。舌暗红，苔薄黄，脉细。中药去益母草、茜草，加黄芪、茯苓益气健脾。

处方　熟地黄 15g，白芍 15g，党参 20g，白术 15g，牡丹皮 15g，生地黄 15g，旱莲草 15g，女贞子 15g，甘草 5g，茯苓 15g，黄芪 20g。水煎服，每日一剂，再煎服用，共 7 剂。

2014 年 7 月 12 日三诊

刻下症　患者服药后气短乏力好转，无口干，仍有腰酸，手足心热，带下偏多，色黄，无异味，无阴痒，二便调。舌暗红，苔薄黄，脉细。

妇科检查　外阴正常，阴道通畅，分泌物色黄稠，宫颈轻度炎症，宫体前位，增大如孕 50 天，质硬，活动欠佳，无压痛，双侧附件无增厚压痛。

处方　熟地黄 15g，白芍 15g，党参 20g，白术 15g，牡丹皮 15g，生地黄 15g，旱莲草 15g，女贞子 15g，甘草 5g，茯苓 15g，黄芪 20g，山萸肉 15g，关黄柏 15g。水煎服，每日一剂，再煎服用，共 7 剂。

2014 年 7 月 25 日四诊

刻下症　患者月经 7 月 18 日来潮，量较前明显减少，色暗红，日用 4 片卫生巾，湿一半，夹少许血块，5 天基本干净。现患者少许腰酸，少许口干，少许手心发热，带下不多，胃纳好转，二便调。舌暗红，苔薄白，脉细。守前方继续调理。后随访患者 3 个月，经量中，经行少许乏力，少许腰酸，余无不适。

按语

子宫腺肌病引起月经量多在临床上较常见，现代医学普遍认为子宫腺肌病引起月经过多主要与子宫内膜面积增加、子宫肌层纤维增生使子宫肌层收缩不良、子宫内膜增生因素有关。本病中医归于月经过多、癥瘕范畴。中医药通过辨证施治，在临床上取得良好疗效。

经水出于肾，肾为冲任之本，此案患者有多次堕胎史，损伤肾气，加之平素嗜食辛辣刺激食物，日久而生内热，煎灼营血，致使血渐黏稠，热扰冲任，冲任不固，经血妄行，离经之血阻于胞宫，发为癥瘕，血不归经，发为月经过多。血能养气，亦能载气，持续月经量过多可导致气随血耗，继而出现气虚症状。《女科证治准绳·调经门》中有记载："经水过多，为虚热，为气虚不能摄血。"唐容川指出"治血者，必治脾为主"，"治气者，亦宜治脾为主"。

本患者月经过多由于气阴两虚所致，脾气亏虚，冲任失于固摄，而阴虚内热则扰乱血海，迫血妄行，致月经量多。腰为肾之府，肾阴虚腰府失养，故见腰酸。虚热津液不能上荣，故见口干口苦；阴虚生内热，热蒸于里，故见五心烦热、大便偏干。脾主运化，脾气虚则运化失常，故见腹胀、食欲欠佳。脾为后天之本，气血生化之源，脾气虚气血生化不足，故见气短乏力。治疗应以益气养阴止血为法，真阴为人体阴液之本，阴血足火自平，即所谓"壮水之主，以制阳光"；脾气盛则气血充足，固摄有力，则血自止，且后天养先天，则肾精充足，经水自调。一诊方中牡丹皮性味苦、辛，微寒，归心、肝、肾经，《本草纲目》记载："和血，生血，凉血。治血中伏火，除烦热。"牡丹皮善清血热，又能活血化瘀，使血行流畅而瘀自去，血热清而不妄行；茜草，性苦、寒，《日华子本草》言其能"止鼻洪、带下，产后血晕，乳结，月经不止……尿血、扑损瘀血"等证，其凉血止血，活血祛瘀效佳。旱莲草性寒，味甘酸，具补肾益阴之功，善治阴虚血热之症；熟地黄，《得配本草》有曰："熟地，甘而微温，味厚气薄，专补肾脏真水，兼培黄庭后土，土厚载物，诸脏皆受其荫，故又曰能补五脏之真阴。"熟地黄、生地黄同用，生地黄性凉而有寒，善于滋阴凉血，养阴生津，生血脉、益精髓；熟地黄补血生津，滋肾养肝。二药伍用，相互促进，其功益彰，共奏滋阴补肾、益精填髓、补血生血、养阴止血、清热退热之功。白芍养血柔肝，酸甘化阴。有形之血不可速得，无形之气所当急固，方中以党参、白术配合使用益气健脾摄血。党参味甘，性平，归脾、肺经，具有补中益气、健脾和胃、生津养血、清肺补肺之功效。《本草从新》曰："补中益气，和脾胃，除烦渴。中气微虚，用以调补，甚为平安。"白术其味苦、甘，性温，归脾胃二经，有补脾、益胃、燥湿、和中、安胎之功效。《医学启源》曰："除湿益燥，和中益气，温中，去脾胃中湿，除胃热，强脾胃，进饮食，和胃，生津液，主肌热，四肢困倦，目不欲开，怠惰嗜卧，不思饮食，止渴，安胎。"益母草味辛、微苦，性微寒，具有去瘀生新、活血调经的功效，患者正值经期，益母草缩宫止血效佳。全方共奏益气健脾、滋阴补肾止血之功。阴血复，虚火降，则血海不受其扰；脾气旺，血有所统则经血自调。

二诊患者服药后阴道出血干净，加用黄芪、茯苓以加强益气健脾之功。黄芪性味甘，微温，归脾、肺经，为补气要药，《本草纲目》言其"可治一切气衰血虚之症"。茯苓性味甘、淡、平，归心、肺、脾、肾经，平淡之性，补而不腻，利而不峻，既可祛邪，又可扶正，具有利水渗湿、健脾宁心等功效。《景岳全书·妇人规》指出"调经之要，贵在补脾胃以资血之源，养肾气以安血之室，知斯二者，则尽善矣[3]"。脾胃之气盛，固摄之力强，则经血自调。三诊患者出现带下偏多，色黄，《医学衷中参西录》有云："带下为冲任之证，而名为带者，责在带脉不能约束，故名为带也。"《傅青主女科》亦云："夫黄带乃任脉之湿热也。"在原方基础上加上黄柏以清利下焦湿热而止带。带下多与脾密切相关，脾失健运，水湿运化失常，留滞于胞宫，湿邪停滞日久，郁而化热，湿热互结，循经下注，带脉失约，故见带下色黄质稠。且肾与任脉相通，肾阴虚有热，气不化精，津液反化为湿，下注于下焦，亦可见带下增多，色黄，方中加用山萸肉加强滋阴补肾之力。山萸肉味酸涩微温，入肝肾两经，补益中又有封藏之效。

张景岳有言："养肾气以安血之室。"肾阴虚，相火妄动，则使肾主封藏失职，通过滋养肾阴使相火得降，血室得安；脾为气血生化之源，主统血，脾气健则气血充盛，固摄有力，则血自止。故在滋阴补肾的基础上，加用益气健脾的治疗方法，使肾阴得充，相火得降，阴血得养，气血循经而行，则经自调，充分体现了中医辨证论治和治病求本的重要原则。

案例三 益气健脾化瘀法

刘某，女，42岁。2014年3月15日初诊。

主诉 月经量多半年余，发现子宫增大3个月。

现病史 患者月经14岁初潮，周期规律，5～7天干净，经量中等，痛经（±），经行腹泻，夹血块。已婚育，孕3产1人流2。患者半年前行人流术，术后患者工作劳累，后即出现月经量增多，最多时日用夜用卫生巾10余片，色暗红，夹有较多血块，量多持续5天，伴经行腹泻，经行下腹隐痛，夹大量血块。曾在外院行B超检查提示子宫增大，子宫腺肌病，双附件未见异常。LMP：3月12日。

刻下症 面色暗滞无华，形体偏胖。阴道出血量多如注，色暗红，夹有大量血块，经行下腹隐痛，伴恶心、呕吐，腹胀，气短汗出，倦怠乏力，食欲不振，大便多次，质烂，舌质淡暗，舌底脉络曲张，苔薄白，脉细。

妇科检查 外阴正常，阴道通畅，中量暗红色血污，夹血块，宫颈轻度炎症，宫体前位，增大如孕2个月，质硬，活动欠佳，无压痛，双侧附件无增厚压痛。

辅助检查 血常规示血红蛋白85g/L。凝血四项未见明显异常，性激素符合卵泡期改变。妇科彩超示子宫增大，考虑子宫腺肌病，子宫内膜厚0.7cm，双侧附件未见异常。

中医诊断 ①月经过多；②癥瘕；③虚劳。

中医证型 脾虚夹瘀。

西医诊断 ①子宫腺肌病；②中度贫血。

治法 益气健脾摄血，化瘀止血。

处方 黄芪30g，党参30g，白术15g，田七片10g，生蒲黄10g（包煎），五灵脂10g（包煎），制何首乌15g，炙甘草9g，当归15g，川芎10g，熟地黄20g，白芍15g。水煎服，每日一剂，再煎服用，共5剂。

2015年3月20日二诊

刻下症 服药后患者经量减少，血块明显减少，无腹痛，经期7天干净。患者面色晦暗，神疲乏力，白带量多色白，纳眠欠佳，小便调，大便偏烂，舌质淡暗，舌底脉络曲张，苔薄白，脉细。

处方 原方去蒲黄、五灵脂，加丹参、赤芍加强活血化瘀之力，加砂仁理气健脾，茯苓益气健脾。中药处方：黄芪 30g，党参 30g，白术 15g，田七片 10g，制何首乌 15g，炙甘草 9g，当归 15g，川芎 10g，熟地黄 20g，白芍 15g，赤芍 15g，丹参 15g，砂仁 9g（后下），茯苓 15g。水煎服，每日一剂，再煎服用，共 7 剂。

2015 年 4 月 28 日三诊

患者面色好转，月经按期来潮，血量明显减少，血块减少，无腹痛，仍偶有乏力，二便调，舌淡暗，苔薄白，脉细。查血常规 120g/L。

按语

子宫腺肌病是妇科常见病、多发病，其临床可表现为进行性痛经加重、经量增多及经期延长等，严重影响患者的工作和生活质量。子宫腺肌病病因病机较为复杂，多为虚实夹杂证，对于子宫腺肌病的治疗，应将辨病与辨证相结合。"血瘀"是子宫腺肌病的基本病机，但不同子宫腺肌病患者因体质的不同，而表现出不同的症候群，所以在治疗时，要辨病与辨证相结合辨证治疗。本案患者有多次堕胎史，术后劳累过度，机体失于调养，瘀血留滞胞宫而发病。唐容川在《血证论》中指出："出血何根，瘀血即其根也。"月经为血所化，瘀血阻络，血不归经，导致月经过多。气为血之帅，血为气之母，病程日久，气随血耗，则出现虚实夹杂之象。《景岳全书》曰："凡人之气血犹如源泉也，盛则流畅，少则壅滞，故气血不虚不滞，虚则无有不滞者。"血液的正常运行依靠气的推动和固摄。气虚，一方面因无力推动血液运行，而导致血液运行迟滞形成瘀血。另一方面，气虚无力统摄血液，可导致血溢脉外，出现出血量多，气随血脱，也可致气虚愈甚。《医林改错》则描述为："元气既虚，必不能达于血管，血管无气，必停滞内瘀。"故在治疗气虚血瘀型月经过多时，不可一味地追求固涩止血，应益气活血化瘀止血，使离经之血排出体外，方能达到止血的目的[4]。

《沈注金匮要略》有云"五脏六腑之血，全赖脾气统摄"。患者初诊时正值经期，经血量多，气短汗出，倦怠乏力，食欲不振，大便多次，质烂，一派脾气虚之象，脾气虚弱，气虚则不能统血，冲任不固，血失统摄，故经血量多；脾气虚，运化失常，故见食欲不振；脾为后天之本，气血生化之源，脾气虚气血生化不足，故见气短乏力；脾主运化水湿，经行之际，气血下注血海，满盈而溢，此时脾气更虚，运化失司，水湿停留，水谷精微不化，故经行泄泻。患者面色暗滞，经行下腹隐痛，血块多，舌质淡暗，舌底脉络曲张为血瘀之象，瘀血阻碍气机，不通则痛，故见经行下腹隐痛；瘀血阻络，不能上荣颜面，故见面色暗滞。经期以固冲止血为主，目的在于减少血量，根据中医辨证分析，以益气健脾摄血、化瘀止血为治则，取得良好疗效。"气为血之帅"，"有形之血不能速生，无形之气需当急固"。方中以大量黄芪、党参、白术益气健脾，血随气升则固摄有力。《济阴纲目》

有记载："血犹水也，气犹堤也，堤坚则水不横决，气固则血不妄行。"《本草正义》有曰："党参力能补脾养胃，润肺生津，健运中气，本与人参不相远。其尤可贵者：健脾而不燥；滋胃阴而不湿；润肺而不犯寒凉；养血而不偏滋腻。鼓舞清阳，振动中气而无刚燥之弊。"《本草从新》有云："白术，甘补脾，温和中，苦燥湿。本善补气，同补血药用，亦能补血。"黄芪甘温升补，长于补益脾肺之气，为补气之要药；三药合用，共奏益气健脾之效。益气健脾，固摄冲任，制约经血，从而达到止血的目的。蒲黄、五灵脂组成失笑散，是祛瘀止痛止血的代表方。《本草正义》曰："蒲黄，专入血分，以清香之气兼行气血，故能导瘀结而气血凝滞之病。"蒲黄生用行血，炒用止血，如瘀血征象明显，又需止血时，可生、炒各半使用。朱丹溪有记载"血崩过多者，半炒半生，酒服能行血止血，治血气刺痛"。《医学心悟》曰："若瘀血滞，阻碍新血，不得归经者……宜用归芎汤送下失笑丸，先去其瘀而后补其新，则血归矣。"五灵脂、蒲黄二者合用，其功专入血分，行瘀血生新血，止痛止血。当归：性温，味甘、辛，归心、肝、脾经，能补血活血、调经止痛，为血家之圣药。川芎：性温，味辛，归肝、胆、心包经，能活血行气，为气中之血药，现代药理研究其对子宫平滑肌具有双向调节和抗组胺的作用。白芍：性微寒，味苦、酸，归肝、脾经，能养血敛阴、柔肝缓痛。熟地黄甘温，入肝、肾经，重用有补血滋阴、益肾填精之效。四药组成四物汤。《成方便读》中有云："四物汤，物，类也，四者相类而仍各具一性，各建一功，并行不悖，芎归入少阳主升，芍地入阴主降，芎穷郁者达之，当归虚者补之，芍药实者泻之，地黄急者缓之。"四物汤具有独特的活血补血、调血化瘀止血的功效，首乌擅补益精血，缩宫止血，全方共奏益气健脾、养血活血化瘀止血之功。二诊患者服药后患者经量减少，血块明显减少，面色晦暗，神疲乏力，白带量多色白，大便偏烂，舌质淡暗，舌底脉络曲张，苔薄白，脉细，二诊时患者月经已干净，治疗上根据经期与非经期的不同，经后以益气健脾化瘀为主，治本为主，加丹参、赤芍加强活血化瘀之力，加砂仁理气健脾，茯苓益气健脾。经过一个月治疗后，患者面色好转，月经按期来潮，血量明显减少，血块减少，达到良好的治疗效果。

子宫腺肌病引起月经过多为妇科多发病、常见病。治疗上应本着"辨证求因，治病求本，标本兼治"的原则，瘀血为子宫腺肌病的主要病机，在治疗过程中应在活血化瘀的基础上，根据患者个体化辨证分析。本患者以益气健脾、活血化瘀止血为治则，充分体现了中医辨证论治的原则，祛瘀不伤正，正如《傅青主女科》中有言"不损天然之气血，便是调经之大法"，李东垣亦善用益气活血之法，培补脾土，而不忘活血祛瘀[5]。脾气健运，血循常道，血旺而经自调，达到良好的治疗效果。

案例四　疏肝健脾、理气化瘀法

张某，女，35岁。2012年8月30日初诊。

主诉 月经量增多伴下腹隐痛 3 个月。

现病史 患者平素月经规律，一月一潮，经量中等，历 5 天干净，无痛经，夹血块，经前少许乳房胀痛。近 3 个月来因工作压力大，情绪波动较大，开始出现月经量增多，色鲜红第 2～3 天量多，日用 7～8 片夜用卫生巾，夹血块，伴有下腹隐痛，胀痛为主，乳房胀痛，少食纳呆，大便偏烂。舌淡暗，边缘有齿印，苔薄白，脉弦细。LMP：8 月 28 日。平素工作压力大，劳累，性格易急躁。

妇科检查 外阴阴道正常，阴道中量血污，血块多，宫颈中度柱状上皮外移，子宫前位，增大如孕 1 月余，活动可，无压痛，双附件未扪及异常。

辅助检查 经前妇科 B 超示子宫增大，考虑子宫腺肌病。内膜厚 0.8cm。血常规：血红蛋白 101g/L。

中医诊断 ①月经过多；②癥瘕。

中医证型 肝郁脾虚，气滞血瘀。

西医诊断 子宫腺肌病。

治法 疏肝健脾，理气化瘀止血。

处方 党参 15g，当归 10g，白芍 15g，柴胡 15g，白术 15g，黄芪 20g，炙甘草 6g，陈皮 5g，炒蒲黄 10g，五灵脂 10g。3 剂，水煎服，日一剂。

2012 年 9 月 5 日二诊

刻下症 服药后阴道出血较前减少，下腹胀痛好转，现月经干净，少许乳房胀痛，少许口干，大便偏烂。舌淡暗，边缘有齿印，苔薄白，脉弦细。

处方 中药去炒蒲黄、五灵脂，加用茯苓健脾，薄荷疏肝理气。具体如下：党参 15g，当归 10g，白芍 15g，柴胡 15g，白术 15g，黄芪 20g，炙甘草 6g，陈皮 5g，炙升麻 10g，茯苓 15g，薄荷 10g（后下）。7 剂，水煎服，日一剂。

2012 年 10 月 5 日三诊

刻下症 本次月经于 9 月 27 日来潮。现干净 2 天。诉服上药后月经量较前明显减少，血块减少，经行少许下腹隐痛，经前乳房胀痛好转，口干口苦，胃纳改善，眠差，小便调，大便好转，成形。舌暗红，苔薄白，脉弦细。

处方 党参 15g，当归 10g，白芍 15g，柴胡 15g，白术 15g，黄芪 20g，炙甘草 6g，陈皮 5g，炙升麻 10g，茯苓 15g，薄荷 10g（后下），酸枣仁 15g，牡丹皮 15g。7 剂，水煎服，日一剂。

2012 年 10 月 20 日四诊

服药后患者睡眠质量好转，无口干口苦，无腹痛，少许乳房胀痛，纳好转，二便调。舌暗红，苔薄白，脉弦细。嘱患者口服逍遥丸调经，并嘱患者保持心情舒畅。随访 3 个月月经量中等，无明显痛经。

按语

月经的产生与冲任关系密切，《内经》有云："女子二七而天癸至，任脉通，太冲脉盛，故有子。"月经过多的主要病机是冲任不固，带脉失约。冲任的正常盈泄需靠带脉的约束，而带脉隶属于脾，若脾之功能失常，则经血不循常道，离经而留为瘀。该患者平素急躁易怒，肝旺克脾土，至脾气虚弱，血行不畅，瘀血内阻，血不归经，脾虚不摄血，发为月经过多，瘀阻胞宫，发为月经过多、癥瘕。《难经·四十二难》曰："脾裹血，温五脏。"《金匮要略》亦云："五脏六腑之血，全赖脾气统摄。"脾主统血，若脾虚则无力统血，则血溢脉外，如《明医杂著》曰："脾气虚弱，不能摄血归源。"《血证论》有云："凡血证未有带脉不病者，今淤血停滞于其分，则宜去之以安带脉，带脉在中焦之部分，即从脾治之。"可见，脾气健运，带脉功能正常，摄血有力，则经血自调。肝主疏泄而喜条达，通过调畅气机而调节气血运行，故该患者用疏肝健脾、理气化瘀法，治疗效果佳。

　　一诊时患者月经来潮，量多，经期当以补气摄血防脱为主，方以补中益气汤和失笑散加减为主。治病必求治本，补中益气汤为李东垣创立的代表方剂，在于治本，方中补气与升提并用，故凡脾气虚、中气不足所引起的诸虚百损之疾，在上者宜补，在下者宜提[6]。脾为气血生化之源，方中以补脾气为主，脾气健，则固摄有权，月经量自可减少。临床应根据辨证论治，标本兼治，本患者辨证为肝郁脾虚，气滞血瘀，应佐以理气疏肝，活血化瘀，方能达到理想治疗效果。李东垣在补中益气汤中选用甘温之品，补其气，升其阳。方中应用大量的甘温之品，黄芪、人参、白术、炙甘草益气健脾，升麻、柴胡升清，当归养血活血，陈皮理气健脾。方中重用甘温黄芪为君，健脾益气，兼以人参大补脾气。白术，《本草经疏》有曰："其气芳烈，其味甘浓，其性纯阳，为除风痹之上药，安脾胃之神品。"甘草，《药品化义》曰："炙用温而补中，主脾虚滑泄，胃虚口渴，寒热咳嗽，气短困倦，劳役虚损，此甘温助脾之功也。"此三者为四君子汤减去茯苓，与黄芪相辅相成，则补气健脾之功亦甚。方中配伍甘辛而温的当归，和黄芪配伍组成了当归补血汤以养血和血。《本草新编》有记载"……或疑黄芪补气，何以必助之当归以补血，岂气非血不生耶不知气能生血，而血不能生气，不能生气，而补气必补血者，非取其助气也。盖气虚之人，未有补血亦随之而俱耗者也。用黄芪以生气，则气旺而血衰，血不能配气之有余，气必至生血之不足，反不得气之益，而转得气之害矣。故补气必须补血之兼施也。但因气虚以补气，而复补其血，则血旺而气仍衰，奈何。不知血旺则气不去生血，故补血而气自旺，不必忧有偏胜之虞。然多补其气而少补其血，则又调剂之甚宜也。"气为血帅，血为气母，气行血，血载气，气的运行与敷布亦有赖于血的运载。脾气虚日久，必损及血，故在予大量补气药物的同时佐以补血药当归，促进气的生成，又可使血行通畅，使补气而不滞气。脾胃为气机升降的枢纽，升麻、柴胡在方中不仅起到补气升阳的作用，且达到疏理气机之效果。为防滋腻碍胃，阻滞气机，方中应用理气药物陈皮，《本草纲目》曰："橘皮……同补药则补，同泻药则泻，同升药则升，同降药则降。脾乃元气之母，肺乃摄气之仓，故橘皮为二经气分之药，但随所配而补泻升降也。"失笑散出自宋代《太平惠民和剂局方》，吴谦有曰："是方用灵脂之甘温走肝，生用则行血；蒲黄甘平入肝，生用则破血；佐酒煎以行其力，庶可直抉厥阴之滞，而有其推陈致新之功。"《医方集解》又曰："此手足厥阴药也，生蒲黄性滑而行血，五灵脂气臊而散血，皆能入厥阴而活血止痛，故治血痛如神。"《血证论》曰："本方所治诸痛，均为瘀血内停，血行不畅所致。"该患者一诊时下腹隐痛，阴道出血多，妇科检查示胞宫增大，舌淡暗，瘀血存在，予失笑散化瘀生新止痛效佳，即所谓"旧血不去，新血不来"。方中白芍起到柔肝缓急止痛之效。

二诊患者经后仍有少许乳房胀痛，少许口干，大便偏烂。舌淡暗，边缘有齿印，苔薄白，脉弦细。乳房胀痛为肝郁气滞、脉络受阻、不通则痛之象，大便烂为脾虚运化失常之象；中药加用茯苓健脾，薄荷疏肝理气，加强疏肝健脾之功。《血证论》有言："故肝主藏血焉，至其所以能藏之故，则以肝属木，木气冲和条达不致遏郁，则血脉得畅。"说明了肝主疏泄调节气机功能正常，才更能发挥肝藏血之功。三诊诉服药后月经量较前明显减少，血块减少，经行少许下腹隐痛，经前乳房胀痛好转，但出现口干口苦，眠差，考虑肝郁化热，内扰神明，予加牡丹皮清热活血，酸枣仁养肝安神。后期患者以逍遥丸收功，取得疗效。逍遥丸为疏肝健脾的代表方，《医宗金鉴·删补名医方论》有云："肝木之所郁，其说有二：一为土虚不能升木也，一为血少不能养肝也。盖肝为木气，全赖土以滋培，水以灌溉。若中土虚，则木不升而郁；阴血少，则肝不滋而枯。方中白术、茯苓者，助土德以升木也；当归、芍药者，益荣血以养肝也；薄荷解热，甘草和中，独柴胡一味，一为厥阴之报使，一以升发诸阳。"

案例五　温阳补肾化瘀法

梁某，女，38岁。2015年6月9日初诊。

主诉　月经量多3年。

现病史　患者月经13岁初潮，周期规律，5~7天干净，经量中等，轻微痛经，经行怕冷，经行腹泻。平素嗜食生冷之品。已婚育，孕3产2人流1。患者近3年月经量较前增多一半，月经第2~3天，日用夜用卫生巾10余片，色暗红，夹血块，经行怕冷，经行腰酸，经行腹泻。LMP：6月7日，量多同既往。

刻下症　阴道出血量中，经色暗，质稀，面色苍白，形寒肢冷，气短懒言，腰酸，少许下腹隐痛，得温痛减，纳眠欠佳，大便烂，小便清长，舌淡暗，苔白润有齿印，脉细弱。

专科检查　形体偏胖，面色白，四肢冰凉。

妇科检查　外阴正常，阴道通畅，大量暗红色血污，宫颈轻炎，宫体前位，增大如孕2月余，质硬，活动欠佳，无压痛，双侧附件无增厚压痛。

辅助检查　血常规示血红蛋白80g/L。凝血四项未见明显异常，性激素符合卵泡期改变。妇科彩超示子宫增大，子宫腺肌病，子宫内膜厚0.9cm，双侧附件未见异常。

中医诊断　①月经过多；②癥瘕；③虚劳。

中医证型　脾肾阳虚。

西医诊断　①子宫腺肌病；②中度贫血。

治法　温补脾肾，益气化瘀止血。

处方　黄芪30g，白术15g，党参20g，熟附子15g（先煎），肉桂3g（焗服），巴戟天15g，阿胶15g（烊化），续断15g，桑寄生15g，田七片10g，炙甘草6g。每日一剂，再煎服用，共3剂。忌生冷。

2015年6月13日二诊

刻下症　服药阴道出血减少，现月经干净，精神好转，仍肢体畏寒，大便烂，纳眠欠佳，腰酸，小便清长，舌淡暗，苔白润有齿印，脉细。

处方　桂枝15g，黄芪30g，白术15g，党参15g，熟附子15g（先煎），肉桂3g（焗服），巴戟天15g，续断15g，桑寄生15g，莪术10g，炙甘草6g，每日一剂，再煎服用，共7剂。忌生冷。

2015年7月15日三诊

患者7月8日月经如期来潮，月经量较前明显减少，第2～3天日用3～4片普通卫生巾，经色暗，质稀，行经期形寒肢冷减轻，无明显痛经。现患者精神可，无少气懒言，少许腰酸，四肢欠温，无腹痛，纳眠好转，二便调，舌淡暗，苔白润有齿印，脉细。守前方续服。随访2个月，患者月经量恢复正常，诸症逐渐缓解。

按语

子宫腺肌病导致月经量多，严重者可导致虚劳。该患者平素嗜食生冷之品，日久损伤脾肾阳气，阳气虚不能摄血，以致月经量多，阳气虚血运行迟缓，停而留瘀，发为癥瘕。《景岳全书·妇人规》中记载："调经之要，贵在补脾胃以资血之源；养肾气以安血之室，知斯二者，则尽善矣。"指出调补脾肾在治疗月经病中的重要地位。血液的生成、运行与五脏六腑关系密切，"心主身之血脉"，"脾统血"，"肝藏血"，而五脏六腑功能的强弱都有赖于肾阳的温煦。许润三[7]教授认为，引发月经量多的根本原因为肾气受损，冲任不固。血能养气，亦能载气，经量过多可导致气随血耗，导致气虚，病久则损伤阳气；阳气虚运血无力，血运迟滞，则致瘀血内停。该患者经行怕冷，就诊时面色苍白，气短懒言，大便烂，下腹隐痛，得温痛减为一派脾阳虚之象，脾虚日久及肾，导致肾阳虚，肾阳虚，温煦失常，故见小便清长，腰酸；经血色暗红，胞宫增大为血瘀之象，下腹隐痛为瘀阻胞宫、不通则痛之象。故治以温补脾肾、化瘀止血为法。本方重在温阳，附子性辛、甘、大热，归心、肾、脾经，具有回阳救逆、补火助阳、散寒止痛的功效；肉桂补火助阳，引火归元，散寒止痛，巴戟天其味甘、性微温，具有补肾阳、祛风湿之功效，为"补肾阳之要药"。桑寄生、续断补肾助阳，与党参、白术、黄芪配伍，以益气健脾扶正为主，《本草求真》称黄芪为"补气诸药之最"。配以白术、党参加强温阳健脾之功。《医学衷中参西录》有曰："白术，性温而燥，气不香窜，味苦微甘微辛,善健脾胃……为其具土德之全,为后天资生之要药,故能于金、木、水、火四脏,皆能有所补益也。"阿胶养血止血,田七片药性为温和、味甘微苦,其化瘀止血,消肿定痛力强。方中集温阳益气、补肾、化瘀止血之剂合用,治疗脾肾阳虚型子宫腺肌病引起的月经过多具有立竿见影之效。二诊时患者阴道出血干净,中药予莪术加强活血化瘀消癥之力,《本草图经》有曰:"莪术,古方不见用者。今医家治积聚诸气,为最要之药。"唐容川在《血证论》中指出"出血何根,瘀血即其根也","既有瘀血踞住,则新血不能安行无恙,终必妄走而吐溢矣,故以祛瘀为治血要法;既已成瘀,不论初走已久,总宜散"。瘀去新生,则经自调。总之,子宫腺肌病引起脾肾阳虚型月经过多,治疗时应根据月经周期,平时治以温肾健脾,活血化瘀消癥为法,经期治以温肾健脾、化瘀止血为法,脾统血有权,肾温煦有力,则冲任条畅,经量自能正常。

(吴燕君)

参 考 文 献

[1] 崔连有. 固经汤治疗月经过多 46 例[J]. 河北中医, 1998, 20 (1): 20-21.
[2] 徐慧军, 王莉, 薛辉, 等. 安冲汤止血调经的临床观察及机理研究[J]. 世界中西医结合杂志, 2010, 5 (10): 869.
[3] 司徒仪. 中西医结合妇产科学[M]. 2 版. 北京: 科学出版社, 2008: 271.
[4] 谭庆. 益气化瘀法治疗子宫腺肌病 30 例临床观察[J]. 中国中医药现代远程教育, 2009, 7 (8): 19-20.
[5] 宋昌红, 刘伟, 苏晶静. 肾虚崩漏的治疗[J]. 甘肃中医, 2003, 16 (3): 29-30.
[6] 周亚玲, 樊润花. 补中益气汤加味治疗月经过多临床观察[J]. 延安大学学报 (医学科学版), 2008, 6 (1): 37.
[7] 辛茜庭. 许润三教授辨治崩漏的思路探析[J]. 中华中医药杂志, 2006, 21 (11): 668-669.

第十四章　治疗子宫内膜异位症自然流产案例

　　先兆流产是指妊娠 28 周前，出现少量阴道出血和（或）下腹痛，宫颈口未开，胎膜未破，妊娠产物尚未排出，妊娠尚有希望继续者。习惯性流产是指自然流产连续发生 3 次或 3 次以上者，分别属于中医学的"胎漏"、"胎动不安"、"妊娠腹痛"、"滑胎"等范畴。尽管自然流产分类多种多样，临床表现各异，一般流产的共同临床表现为停经后阴道出血及程度不同的腹痛。中医学认为胎孕与冲任、脾肾关系密切。冲任二脉出于胞宫，冲脉广聚脏腑之血，任脉总司一身之阴。王冰曾云："冲为血海，任主胞胎，二者相资，故能有子。"肾藏精，主生殖，为先天之本。《女科经纶》曰："女之肾脏系于胎，是母之真气，子所系也。"故有"肾以载胎"之说。脾主运化，为后天之本，气血生化之源。《万氏妇人科》云："养胎全在脾胃。譬之钟悬于梁，梁软则钟下坠，梁断则钟下堕……胎动不安，如脾胃素弱，不能管束其胎，气血素衰，不能滋养其胎。"可见，肾主生殖以荫胎，脾主化源以养胎，任通冲盛，气血顺调，则胎元得固。

　　子宫内膜异位症导致的早期自然流产率约为 40%，较正常的妊娠自然流产率高。其引起自然流产的机制较复杂，西医认为其病理机制与免疫异常、内分泌异常（黄体功能异常）、卵巢功能下降、胚胎着床障碍等有关。中医学认为子宫内膜异位症的发生与寒湿、情志、痰湿、气血凝滞有关。情志抑郁，气机不畅，或经行产后受寒，血遇寒凝，或房事不节，肾气受损，或脏腑虚损，气血壅遏，或手术创伤，冲任受损，血不归经，离经之血外溢而为瘀阻，或瘀血内停，与痰互结，或瘀而化热，阻滞经络，从而导致子宫内膜异位症的各种症状。血瘀为子宫内膜异位症的致病因素亦为病理产物。肾为天癸之源、冲任孕育之本，脾胃化生之气血为孕育之基础。缘肾藏精，精化血，肾虚者精亏血虚，胞宫失养，气有统摄承载之职，气虚则无以承载。加之子宫内膜异位症患者瘀血存留，致使胞宫血海蓄溢失常，气机不畅，瘀阻脉络而导致流产。临床上子宫内膜异位症患者自然流产主要证型是肾虚血瘀型、气虚血瘀型等。

　　早在汉代《金匮要略·妇人妊娠病脉证并治》就提出安胎养胎的当归散和白术散，代表了一寒一热的安胎方，又提出妇人发生阴道出血的三种情况之鉴别，是后世安胎理法方药之源。晋代《脉经》首载胎漏，隋代《诸病源候论》首载胎动不安，分列病源，首先提出母病、胎病的病因及论治原则。唐代《经效产宝》提出安胎有二法。宋代《女科百问》提出曾有胎动不安之苦者，"可预服杜仲丸"，首创补肾安胎预防反复自然流产。元代朱丹溪源于当归散并加以发挥，提出"黄芩、白术乃安胎圣药"之说，影响后世。明代《妇人规》强调辨证论治安胎，并首先提出动态观察"腹痛、下血、腰酸、下坠"胎不安四大症状的轻重变化，预测胚胎存活与否，以决定安胎抑或下胎，完善了妊娠病"治病与安胎并举"和"下胎"两大治则。清代《傅青主女科》广泛论述安胎七法。王清任提倡祛瘀安胎，叶天士提出"保胎以绝欲为第一要策"，张锡纯创制寿胎丸治疗滑胎和预防流产，广为流传，成为安胎首选方剂。

导致流产的原因大致可分为母体及胎元两个方面。胎元方面多为夫妇精气不足，两精虽能相合，但胎元不能正常发育而不固，或胎元先天缺陷，胎多不能成实而堕，至于母体方面，则原因众多，有虚有实。主张补肾的学者较多，认为胞脉系于肾，胎气之固，全赖肾以系胎，气以载胎，血以养胎。如肾气亏损，气血失调，则冲任失固，不能摄血以养胎，摄气以系胎、载胎，胎元不固，就会发生胎动不安、堕胎、小产。因为冲任之血盛则胎有所养，冲任二经虚损，则胎不成实。冲为血海，而血的来源和生成赖于脾胃的生化与肝的调节，血的贮存和排泄依赖肾的闭藏与脾的统摄，任主胞胎，人体的气血、津液、阴精源于脾胃的生化，所以脾为孕育之源，其所以能孕育和系胎，又依赖于肾气的盛衰，所以肾为孕育之根[1]。肾为先天之本，肾主胞宫，肾气虚则冲任不固，胞脉不系，肾旺则能载胎养胎，胎元充实强壮，脾为后天之本，气血生化之源，胎元之长养，须先天之肾气与后天之脾气相互协调，若肾气不固或脾气虚弱，均可致胎元不固而流产[2]。哈荔田亦认为滑胎的原因虽有多种，但总不外乎脾肾虚损，气血不足，冲任损伤，胎动不固，尤以肾不载胎，脾失摄养为发病关键[3]。

前人认为，胎孕之形成在于肾精，胎元之固尤在于肾气、肾精。肾气、肾精之充实必赖后天水谷之精气以养之，胎儿成长亦有赖于后天水谷之精气支持。孕后由于活动减少，滑胎又当卧床休息，禁止活动，较长时间的活动减少或停止必然影响脾胃的运化，前人曾有"脾阳宜动，动则运"之说，故谓"运则健"，故健运脾胃十分重要。胎动不安、滑胎患者不管有无脾虚症状出现，均需适量加入健脾和胃的药物。这不仅可旺后天生化之源，充养胎儿，而且有助于心肾，特别是肾气能固护胎儿，有助于保胎成功。前人认为白术、党参、黄芪、砂仁、苏梗等为保胎良药，其意义亦在于此[4, 5]。临床实践中，脾胃虚弱而致胎元不固者颇为多见，因而健脾补肾、益气固胎较为常用。泰山磐石散、胎元饮均为脾肾双治之剂。妇人大全良方在保胎的治疗中最为常用的是胶艾汤，但具体应用中常加入黄芪、党参、白术等药，可见对健脾益气的重视。脾胃为后天之本，气血阴阳生化之源。凡补肾固胎方药当通过后天脾胃的消化吸收才能起作用，且滑胎疗程长，长期卧床休息，亦必致脾胃运化不良，是以健脾益气非常重要。王节斋云："养胎全在脾胃。"胎孕既成，则赖先天生殖之精的滋养和肾气的巩固，以及后天水谷精气的濡养，才无孕堕之虞。若脾虚血少，胎失所养，则胎元不固而致折堕。李东垣亦云"凡妇女胎前气虚，以致胎动不安，小产崩漏，皆因气虚不能升举故也。"在治疗上，安胎、保胎是治疗流产的主要原则。安胎之法应以补肾健脾、益气养血为主。肾气盛，胎有所系；气旺则胎有所载；血充则胎有所养，其胎自安。同时，临证应本着治病求本的原则，分辨病之寒热虚实，根据不同病因分别采用补肾、健脾、益气、养血、清热、理气、活血、解毒安胎等法，以达安胎目的。

下面分享以补土为主治疗自然流产案例。

案例一 补气养血固肾法

谭某，女，31 岁。孕 1 产 0 流产 0。2016 年 1 月 19 日就诊。

主诉 停经 55 天，阴道少量出血伴下腹坠胀 1 周。

现病史 平素月经时有后期，37～45 天一潮，7～9 天干净，量偏多，无血块，伴痛经，第一天需服用止痛药。2 年前患者自觉经期前后左下腹胀痛明显，至我院门诊就诊，2013 年 12 月妇科 B 超提示子宫大小、右侧附件未见异常，左卵巢巧克力囊肿可能（稠液性暗区 4.5cm×4.0cm）。

妇科检查 子宫后位，活动尚可，子宫左后方可触及一囊性包块，大小约 4cm×5cm，活动欠佳。CA125 87.5U/ml，予莪棱胶囊口服配合复方莪棱保留灌肠综合治疗 3 个月后，左下腹胀痛症状有所减轻，后定期复查妇科 B 超左侧卵巢巧克力囊肿持续存在。2015 年 6 月复查妇科 B 超：左卵巢巧克力囊肿（稠液性暗区 3.5cm×3.0cm），CA125 56U/ml。LMP：2015 年 11 月 24 日，量色质如常，12 月 31 日自测尿妊娠试验呈阳性，查 HCG 4357mU/ml，PRG 87.5nmol/L，近一周工作劳累后出现下腹坠胀、隐痛绵绵，阴道少量阴道出血，色淡红，擦纸可见，无血块。

刻下症 神清，疲倦乏力，面色淡白，自觉短气，动则尤甚，下腹坠胀、隐痛绵绵，阴道少量出血，色淡红，擦纸可见，无血块，涎多，质清稀，胃纳差，嗜睡，小便调，大便干结，三日一行。舌质淡，边缘有齿痕，苔薄白，脉细弱。

辅助检查 2015 年 12 月 31 日查 HCG 4357mU/ml，PRG 87.5nmol/L；2016 年 1 月 19 日妇科 B 超示宫内活胎，如孕 7 周余，双附件未见异常。

中医诊断 ①胎动不安；②癥瘕。

中医证型 气血不足。

西医诊断 ①先兆流产；②卵巢子宫内膜异位囊肿（左侧）。

治法 补气养血，固肾安胎。

处方 党参 20g，黄芪 20g，白术 15g，当归 5g，白芍 10g，熟地黄 15g，炙甘草 5g，续断 15g，黄芩 5g，砂仁 5g（后下）。共 7 剂，水煎服，嘱禁房事。

2016 年 1 月 26 日二诊

刻下症 已无阴道出血，下腹坠胀减轻，嗳气减轻。仍体倦神疲，涎多，考虑为脾虚不能摄津。

处方 原方加益智仁 15g，共 7 剂，水煎服。

2016年2月5日三诊

胃纳改善，唾液分泌减少，精神改善，脉象较前有力。嘱其隔日服药，度过孕期前3个月。

随访 后定期复查HCG上升良好，孕酮水平稳定，妇科B超胚胎发育良好，孕3个月后转至产科定期产检，后足月产一女婴。

按语

妊娠期间出现腰酸、腹痛、小腹下坠，或伴有少量阴道出血者，称为"胎动不安"；妊娠期间，阴道不时有少量出血，时出时止，或淋漓不断，而无腰酸腹痛、小腹坠胀等现象者，称为"胎漏"。先兆流产属于中医学"胎动不安"、"胎漏"的范畴。根据中医学理论，结合其临床特点，气血不足、脾肾两虚为本病发病的主要病机，若患者先天禀赋不足，或后天摄生不慎，穷必及肾；脾为后天之本，气血生化之源，脾肾之气匮乏，不能相互协调固养胎元，故冲任损伤、胎元不固而发先兆流产。该病是妇科临床常见疾病，中医学认为，临床应注重调补脾肾，精是生命之源，先天生殖之精禀受父母，藏于肾中，形成胚胎，即肾藏精，主生殖；脾为气血生化之源，气能载胎，血能养胎。

本医案中患者素体脾胃虚弱，气血生化无源，冲任不固，无以濡养胚胎，故胎动不安。脏腑虚损堕胎者，脾肾亏虚为本。肾者，主蛰，封藏之本，先天不足，或肾阴亏损，则藏摄无力致胎而堕；脾者，气血之本，生化之源，后天亏虚，或中气下陷，难以奉血养胎，亦可致胎萎胎堕。患者疲倦乏力，面色淡白，胃纳差，气短、动则尤甚为脾气亏虚之象，涎多、质清为脾气亏虚、固摄无权之象。气血虚弱，胞宫不固，胎元失养。设脾胃气足，冲任充盛，则血有所载，胎有所系，自无堕滑之虑。拟方泰山磐石散以气血两补，肝脾肾同调，以保胎元，气血旺盛，冲任安固，胎元得保，犹稳如泰山，坚如磐石。

泰山磐石散出自《景岳全书》，功能补气养血、固肾安胎，是治疗胎漏、胎动不安、滑胎的常用方，原方指征：治妇人血气两虚，或肥而不实，或瘦而血热，或脾气素虚，倦怠少食，屡有堕胎之患。《景岳全书》云："妊娠之数见堕胎，必以气脉亏损而然。"复发性流产患者多因数伤气血，内亏脾肾，所以以虚为主。盖肾为先天之本，主生殖，胞脉系于肾，脾为后天之本，气血生化之源，胎儿赖气血滋养，所以治疗以健脾补肾为基本法则。泰山磐石散以党参、黄芪、白术、炙甘草益气健脾以固胎元；当归、白芍、熟地黄补血养血以养胎元；续断、熟地黄、白芍合用，益肝肾而保胎元；砂仁调气安胎，与白术相协使诸药补而不滞；黄芩、白术健脾清热，为安胎的要药。诸药合用，使气血调和，冲任得固，胎孕得安。现代药理研究亦表明，上述中药可通过调节内分泌功能而发挥安胎的作用[6]。党参、黄芪、白术、当归等均具有调节免疫系统功能的作用；白术的醇提液能完全对抗催产素引起豚鼠在体怀孕子宫的紧张性收缩[7]；川续断总生物碱能显著抑制妊娠大鼠在体子宫平滑肌的自发收缩活动，降低其收缩幅度和张力，并具有对抗大鼠摘除卵巢后导致的流产作用[8]；白芍不仅具有免疫调节作用，还可对抗催产素引起的子宫收缩[9]。当然，临床应用本方治疗先兆流产，应掌握原则，辨证施治，才能保证疗效。

案例二　健脾益肾固冲法

金某，34岁，孕4产0人流3。2014年11月2日来诊。

主诉　停经43天，阴道少量出血1天。

现病史　患者14岁初潮，35~45天一潮，7天干净，量中等，色淡红，偶有血块，经行第一天腹痛，需卧床休息，伴肛门坠胀感、腰酸痛，经后下腹隐痛绵绵数日，偶有性交疼痛。妇科检查提示子宫大小正常，子宫活动度欠佳，子宫后方可触及片状触痛结节，双侧附件区未触及异常。多次妇科B超子宫、双附件未见异常，CA125轻度升高，波动于50~75U/ml。近5年已连续稽留流产3次，完善夫妻双方优生优育检查未见明显异常。LMP：2014年9月21日，7天干净，量中，色淡红，夹有血块。10月30日自测尿妊娠试验呈阳性，昨日开始出现阴道淡红色分泌物，逐渐增多，今日见暗红色出血，无明显血块，每日需更换3~4片护垫，湿表面或1/3，伴下腹隐痛，腰酸。

刻下症　神清，疲倦乏力，面色萎黄，少量阴道出血，色暗红色，无明显血块，每日需更换3~4片护垫，湿表面或1/3，伴下腹隐痛，腰酸，偶有心悸乏力，无恶心呕吐，胃纳一般，眠尚可，二便调。舌淡，苔薄白，脉细弱无力。

辅助检查　HCG 4750mU/ml，孕酮82.35nmol/ml，妇科B超提示可疑宫内早孕，双附件未见异常。

中医诊断　①滑胎；②癥瘕。

中医证型　脾肾亏虚，冲任不固。

西医诊断　①习惯性流产；②盆腔子宫内膜异位症。

治法　健脾益肾，固冲安胎。

处方　杜仲20g，党参20g，黄芪30g，山药15g，白术10g，阿胶10g（烊服），砂仁5g（后下），熟地黄10g，黄芩5g，甘草5g，炙黄牛鼻10g（以黄牛鼻1具，分为10份，每剂药1份入药）。共10剂，水煎服。

2014年11月13日二诊

刻下症　阴道出血可止、下腹隐痛缓解，精神面色改善，恶心欲呕，胃纳减少，大便稍烂，舌淡，苔薄白，脉细，尺脉可及。

处方　原方去阿胶、黄芩，加用苏梗、陈皮理气安胎，续服10剂，水煎服。

随访　11月25日我院复查妇科B超提示宫内活胎，如孕8周。持续复查胚胎发育良好，至妊娠12周后于产科产检，后随访足月产一女婴。

按语

胎孕的形成主要靠母体先天的肾气，而长育胎儿则在于母体后天之脾胃生化的气血供养。所以说妊娠从胚胎乃至分娩，须由母体先天肾气和后天脾气，互相资生，才能使胎有载养。肾精、肾气又必赖后天水谷之精以充养之，胎儿之成长亦有赖于后天水谷之精，故脾胃为后天之本。

先兆流产，特别是滑胎，现代医学称之为习惯性流产，中医学认为胎动不安、胎漏与肾的关系较大，故以补肾固冲为安胎大法，代表方剂是寿胎丸；肾虚者，火不生土，久则必然影响脾胃，因而治疗滑胎者，基本上肾脾合治，代表方剂为泰山磐石散。泰山磐石散系《景岳全书》之方，药用人参、黄芪、当归、川续断、黄芩、川芎、白芍、熟地黄、白术、炙甘草、砂仁、糯米等药，着重在中焦脾胃气血，兼以补肾。本例患者，方取牛鼻保胎丸方意，牛鼻保胎丸出自《中药成方配本》，具有补气血、安胎元之功效，主治习惯性流产，方中使用杜仲、党参、黄芪大补脾肾，用量较大。白术健脾安胎，山药补养脾肾之阴精，偏于阴分。阿胶养血安胎、滋补肝肾，乃阳中涵阴之意。熟地黄滋肾。黄牛鼻，其作用同于牛肉，味甘平，无毒，归脾经，功能益气血、健脾肾、强筋骨，可用于虚损羸弱及消渴病，脾胃虚寒不思饮食，《韩氏医通》认为"黄牛肉，补气与绵黄芪同功"。所以黄牛鼻者，具有温补脾气安胎之效。全方既重脾肾之阳，又注意到滋养肝脾之阴，既着重固冲涩胎，又注意到清心安神，此方虽来源于民间，但组方用药合理，临床加减使用后颇有疗效。

案例三 运脾化湿固冲法

陈某，女，38 岁。孕 1 产 0 流产 0。2019 年 9 月 19 日来诊。

主诉 体外受精胚胎移植术后 21 天，阴道出血 2 天。

现病史 平素月经时有后期，40～60 天一潮，7 天干净，量偏少，色暗红，无血块，伴痛经。2014 年婚后同居未避孕未孕 4 年，2018 年 9 月至我院生殖医学科就诊，妇科彩超提示双侧卵巢巧克力囊肿可能（左侧卵巢囊肿 22mm×19mm、24mm×16mm，右侧卵巢囊肿 17mm×14mm）、右侧输卵管积水可能（14mm×14mm），遂于 2018 年 10 月于我院妇科住院行腹腔镜下双侧卵巢囊肿剔除术+宫腔镜下子宫内膜息肉摘除术，术中一并行输卵管通液术提示双侧输卵管通畅，术中见盆腔粘连严重、直肠窝封闭，予行盆腔粘连松解术+盆腔内膜异位灶电灼术，诊断为卵巢子宫内膜异位症（双侧，Ⅳ期），术后予诺雷德治疗 3 个周期，2019 年 3 月转至生殖医学科，促排卵三个周期未孕，后转入 IVF，LMP：2019 年 7 月 13 日，8 月 28 日行胚胎移植，9 月 12 日测孕酮 49.53nmol/L，HCG 410.2U/L，予地屈孕酮10mg 每日 3 次、补佳乐 4mg 每日 2 次口服、黄体酮阴道缓释凝胶 90mg 每日 1 次塞阴黄体支持。来诊时为 9 月 19 日胚胎移植术后第 21 天，孕酮 58.6nmol/L，HCG 9371.0U/L，近 2 天来阴道少量出血，色淡红，有时较鲜，无异味，腰酸，无明显腹痛。

刻下症 神清，精神疲倦，阴道少量出血，色淡红，有时较鲜，无异味，腰酸，无明显腹痛，形体肥胖，纳欠佳，胃脘胀闷不舒，口腻多痰，夜眠时好时差，大便烂，小便正常，舌淡红，苔腻，脉细滑，尺脉无力。

中医诊断　胎漏。

中医证型　脾肾两虚，湿浊内蕴。

西医诊断　①先兆流产（未排除异位妊娠）；②IVF-ET 植入术后状态；③卵巢子宫内膜异位囊肿术后。

治法　运脾化湿，固冲安胎。

处方　党参 15g，炒白术 15g，川续断 15g，桑寄生 15g，陈皮 5g，佩兰 10g，藿香 10g，炒谷芽 15g，茯苓 15g，地榆炭 10g，白芍 10g，佛手 5g。共 10 剂，水煎服。

2019 年 9 月 29 日二诊

刻下症　阴道出血可止，恶心泛吐，乳房胀，腻苔未退。孕酮 40.62nmol/L，HCG 46332.0U/L，妇科彩超：宫内孕，单活胎，如孕 6 周余。

处方　原方去佩兰、地榆炭，加竹茹 10g，木香 6g（后下），苏梗 10g，共 10 剂。

2019 年 10 月 12 日三诊

刻下症　胃脘不舒，恶心欲吐，胃纳欠佳，不思饮食，大便稍烂，始终腻苔。查孕酮 86.8nmol/L，HCG 106436.0U/L，妇科彩超：宫内孕，单活胎，如孕 8 周余。黄体支持治疗方案调整为地屈孕酮 10mg 每日 2 次、补佳乐 2mg 每日 2 次口服、黄体酮阴道缓释凝胶 90mg 每日 1 次塞阴道。

处方　香砂六君子汤加川续断 10g，桑寄生 10g，苏梗 10g，共 7 剂。

2019 年 10 月 26 日四诊

已无阴道出血及腹痛，胃脘不适缓解，腻苔有所减退，胃纳可，妇科彩超提示宫内单活胎、如孕 10 周余，转至产科医院定期产检。

按语

此病案为子宫内膜异位症合并不孕患者，进行双侧卵巢巧克力囊肿剔除术后，接受诺雷德治疗预防复发，再转至生殖医学科寻求生殖辅助。子宫内膜异位症合并不孕患者行体外受精-胚胎移植成功率和活产率均较输卵管性不孕患者低，考虑与卵巢功能、免疫因素、子宫内膜容受性等原因相关。且体外受精-胚胎移植前后均需使用大量西药促排卵、黄体支持。本患者平素月经后期，色淡红，无血块，量不多，当属虚证，全身症状属于脾虚痰湿。本次借助体外授精，胚胎移植到子宫体内，虽然运用大剂量 HCG、黄体酮，但仍出现脾肾亏虚、痰浊内生症状。鉴于胎漏见红，少腹隐痛，腰酸，胃脘不舒，口腻多痰，大便烂，舌苔厚腻，当以运脾化湿、固冲安胎为法治之，得到良好疗效。本例患者化湿理气贯穿始终，说明此人不仅原有痰湿，而且在大剂量应用激素后体液增加，痰湿形成。增加这方面的防治措施，有助于更好地提高疗效。

案例四　益气养血疏肝法

李某，女，32岁。孕3产0人流2。2016年6月23日来诊。

主诉　停经3个月，反复下腹隐痛伴阴道出血1月余，加重半天。

现病史　患者平素月经基本规律，渐进性痛经，近一年需服用止痛药，色暗红，夹血块，近3年体检行妇科B超提示子宫增大、子宫腺肌病，双附件未见明显异常，妇科检查提示子宫增大，子宫后壁触痛结节，双附件未见异常。2013年及2014年均因稽留流产行清宫术。LMP：2015年3月25日，患者于5月2日自测妊娠试验（＋），5月6日开始自觉下腹坠胀隐痛，阵发性加剧，伴阴道少量出血，色鲜红，仅污内裤，遂至省人民医院就诊，查PRG 24.98ng/ml，HCG 22370mU/ml，妇科B超提示子宫腺肌病，宫内妊娠约5周，未见胎心搏动。建议卧床休息，后腹痛及阴道出血症状仍时有反复，5月20日患者至广州妇婴医院就诊，查妇科B超提示子宫腺肌病，宫内妊娠，胚胎存活，如孕7周大小；双附件暂未见包块。予地屈孕酮10mg，每日两次口服黄体支持治疗，继续卧床休息，阴道出血症状时有时无，腹痛症状仍持续存在。患者5月25日晚再次出现少许阴道出血，湿护垫1/3，色鲜红，未见组织物排出，下腹坠痛，遂入住我科，予黄体酮肌内注射、地屈孕酮口服黄体支持，中药安胎治疗后，腹痛明显缓解，阴道出血可止，定期复查HCG上升良好、孕酮水平稳定，妇科B超提示胚胎存活，6月5日出院。出院后一直未见明显阴道出血，偶有下腹坠痛，休息后可缓解。6月13日我院复查HCG 11 2491.5mU/ml，孕激素 127.66nmol/L。6月20日我院B超提示宫内孕，如孕12周，活胎。当天下午与家人争吵后出现下腹阵发性疼痛，坠胀感明显，阴道出血如平素经量，色鲜红，约2小时换卫生巾一次，遂至门诊就诊。

刻下症　精神紧张，下腹阵发性疼痛，坠胀感明显，阴道出血如平素经量，色鲜红，约2小时换卫生巾一次，基本湿透，至入院湿透3片卫生巾，无血块，未见组织物排出，腰骶酸，两胁刺痛，恶心，呕吐清水痰涎，心悸少寐，纳欠佳，不思饮食，面色萎黄，二便调。舌质淡暗，苔白，脉弦紧。

辅助检查　2015年5月6日省人民医院PRG 24.98ng/ml, HCG 22370mU/ml, 妇科B超：子宫腺肌病，宫内妊娠约5周余，未见胎心搏动。5月20日广州妇婴医院妇科B超：子宫腺肌病，宫内妊娠，胚胎存活，如孕7周大小。6月20日我院妇科B超：宫内孕，如孕12周，活胎。

中医诊断　①滑胎；②癥瘕。

中医证型　气血不足，气滞肝郁。

西医诊断　①先兆流产；②子宫腺肌病。

治法　益气养血疏肝。

处方　炒当归9g，白芍15g，川芎5g，茯苓10g，白术10g，苏梗6g，桑寄生15g，陈皮5g，地榆炭10g，仙鹤草10g，莲子5g，甘草5g，三剂，每日一剂，水煎服。

2016 年 6 月 25 日二诊

刻下症 神疲乏力，头晕心悸，下腹阵痛明显缓解，下腹绵绵隐痛，阴道出血减少，护垫可，色转淡暗，腹胀、呕吐痰涎改善，纳增加，眠改善，二便调。舌淡暗，苔白，脉象较前缓和。

处方 原方加党参 15g，阿胶 10g（烊服），加强益气养血之力。续服三剂。

2016 年 6 月 28 日三诊

刻下症 精神好转，面色红润，阴道出血可止，无腹痛腹胀，仍时有恶心，无呕吐，舌淡暗，苔白脉滑。

转至产科定期产检。

按语

本医案患者为子宫腺肌病患者，既往 2 次稽留流产病史，本次妊娠后再次出现腹痛及阴道出血，属于习惯性流产。子宫腺肌病为子宫内膜腺体异位至子宫肌层生长的一类疾病，主要症状表现为渐进性痛经、月经量多、月经紊乱，妇科检查子宫球形增大、质硬，子宫腺肌病也是导致不孕、妊娠早期流产的一个重要因素。

本患者妊娠后下腹隐痛绵绵，腹胀，面色萎黄，心悸少寐，下腹胞宫素有癥瘕，妊娠腹中隐痛，为血瘀气滞所致胞脉失养之妊娠腹痛，《古今图书集成》云："按大全妊娠胎动不安者，由冲任经虚，受胎不实也……亦有喜怒气郁不舒，上于心肝，触动血脉者。"患者此次腹痛加剧、阴道出血增多发生在郁怒之后，肝藏血而调畅气机，怒伤肝，气机不畅，气血不能循经而溢出脉外；中医辨证属气血不足，兼有气滞肝郁，治疗上当以治病与安胎并举，治以益气养血、疏肝理气为法，方用当归芍药汤加减，本方系从《金匮要略·妇人妊娠病脉证并治》的当归芍药散加减而来，重在养血止痛，以当归、芍药为要药，当归具有养血调经的作用，属于阳药，也是四物汤的主药之一，芍药在妊娠中使用，应为白芍，而非赤芍，白芍具有养血调肝、缓急止痛之效，属于阴药，也是四物汤中主药之一，当归与白芍相合，一阴一阳，一刚一柔，相互配合，养血止痛，是虚证中的主要止痛药物，而且两药相和，亦是养胎安胎的要药。而本方又重用芍药，其止痛的效果尤为明显。之所以加入川芎，考虑妊娠腹痛或多或少地存在着气血壅滞，加入白术、茯苓健脾利湿，乃见肝知脾之意也。对症治疗时加入苏梗理气和胃安胎、桑寄生补肾固冲安胎，地榆炭、仙鹤草止血、莲子清心安神，甘草调和诸药。

案例五 益气固冲法

江某，女，35 岁。孕 1 产 0 流产 0。2014 年 5 月 21 日来诊。

主诉 停经 46 天，阴道少量出血 3 天，下腹部疼痛 1 天。

现病史 平素月经规律，约 30 天一潮，5～6 天干净，量中等，色暗红，夹血块，伴经行下腹疼痛，需服止痛药、卧床休息，腰骶坠胀。2010 年 5 月因右侧卵巢子宫内膜异位囊肿行腹腔镜下卵巢囊肿剔除术，术后服用孕三烯酮治疗半年，后定期复查未见明显复发，2012 年 7 月因稽留流产行清宫术。LMP：2014 年 4 月 1 日，5 天干净，量中，色暗红，夹有血块。5 月未见月经来潮，遂自测尿妊娠试验阳性，5 月 18 日至当地门诊就诊，查 HCG 3021mU/ml，孕酮 80.58nmol/L。3 天前患者出现少量阴道出血，色淡红，擦纸可见，伴下腹坠胀，腰酸，昨日开始自觉下腹阵发性隐痛，阴道出血量较前稍增多，需用护垫，湿约 1/3，色稍暗，无血块，无阴道组织物排出，腰骶部酸胀明显，遂至我院门诊就诊。

　　刻下症　神清，精神疲倦，面色㿠白无华，时有头晕心悸，乏力，腹部阵痛，小腹下坠，腰骶酸胀，少量阴道出血，色淡暗，无血块，无发热，无恶心呕吐，纳差，眠一般，大便日一次，质软，小便尚可。舌质淡，苔薄白，脉细弱无力。

　　辅助检查　血清 HCG 5689mU/ml，孕酮 75.56nmol/L。妇科 B 超：宫内孕（孕囊 12mm×13mm，内见卵黄囊，未见明显胚胎反射及胎心搏动），双附件未见异常。

　　中医诊断　胎动不安。

　　中医证型　气虚冲任不固。

　　西医诊断　①先兆流产；②卵巢子宫内膜异位囊肿术后。

　　治法　益气固冲。

　　处方　党参 15g，黄芪 15g，炙甘草 5g，升麻 5g，白术 15g，阿胶 10g（烊服），艾叶 10g，杜仲 10g，菟丝子 15g，桑寄生 15g，续断 15g。共 5 剂，水煎服，日一剂。

　　2014 年 5 月 27 日二诊

　　刻下症　面色萎黄，精神好转，乏力改善，阴道出血基本干净，仍时有下腹隐痛，胸闷纳差，不思饮食，大便溏烂次数增多，舌质淡，苔白微腻，脉细滑。

　　处方　原方去阿胶，仍有下腹隐痛，故加白芍缓急止痛。胸闷纳差，不思饮食，加砂仁 5g 理气芳香和胃，再服 7 剂。

　　2014 年 6 月 4 日 三诊

　　刻下症　精神尚可，面色红润，头晕心悸症状缓解，腹痛症状缓解，无阴道出血，胃纳增加，二便调，舌淡红，苔薄白，脉滑。

　　处方　患者诸症均消，守方。

　　随访　定期产检胎儿发育良好，至 2015 年 2 月足月产一男婴。

　　按语

　　本案为脾虚气弱，冲任不固，不能养胎载胎，故曾出现孕堕。脾气亏虚，统摄无权，冲任不固，故胎孕难载，此次孕后见阴道出血。脾气虚弱，脾阳下陷故见下腹疼痛、坠重，气血亏虚不能上荣清窍，故头晕心悸、面色㿠白。脾为后天之本，后天失养，不能充养肾精，故腰骶酸痛。方用举元煎，以党参、黄芪、白术、炙甘草益气补中，摄血固脱，辅以升麻升阳举陷。原方加阿胶、艾叶以止血安胎，加杜仲、菟丝子、桑寄生、续断以固肾安胎。方中白术、炙甘草可健脾益气；菟丝子柔润多液，补而不腻；续断补肝肾固冲任；桑寄生能补肝益肾、强筋骨、安胎元，"能令胎牢固，主怀孕漏血不止"（《药性论》）；阿胶味甘、性平，补血滋阴，且能止血；白术为补土正品，土为万物之母而载万物，丹溪谓之"安胎圣药"。二诊原方去阿胶加砂仁，可理气调中，和胃醒脾，亦能治疗胎动不安，加白芍，白芍、白术相配调和肝脾，肝和则不致升扰无制，而呕恶可止，脾和则胀满得减，而饮食可安。

（田滢舟 具春花）

参 考 文 献

[1] 李立凯. 保胎饮加减治疗先兆流产 36 例[J]. 陕西中医，2003，24（5）：397.

[2] 钟冬梅，蒋惠贞. 健脾固肾安胎法治疗先兆流产 90 例[J]. 中医研究，2002，15（4）：24-26.

[3] 哈荔田. 哈荔田妇科医案医话选[M]. 天津：天津科学技术出版社，1982：17.

[4] 胥波. 胥京生老中医运用培土孕康汤治疗先兆流产经验[J]. 内蒙古中医药，2015，34：46-47.

[5] 孙婷，许小凤. 复发性流产的中医药现代研究进展[J]. 中医药导报，2015，6（12）：97-99.

[6] 归绥琪，许钧，俞而慨. 中药治疗自然流产对封闭抗体、β-hCG、孕酮、雌二醇的影响[J]. 中国中西医结合杂志，1997，17（11）：645.

[7] 周海虹，徐兆兰，杨瑞琴. 白术提取物对子宫平滑肌作用的研究[J]. 安徽中医学院学报，1993，12（4）：39.

[8] 龚晓健，季晖，王青，等. 川续断总生物碱对妊娠大鼠子宫的抗致痉及抗流产作用[J]. 中国药科大学学报，1998，29（6）：459-461.

[9] 沈映君. 中药药理学[M]. 上海：上海科学技术出版社，2006：172-173.

第十五章 治疗促性腺激素释放激素激动剂引起的低雌激素反应

子宫内膜异位症为激素依赖性疾病，一般情况下，多数为良性病变，但具有类似恶性肿瘤向远处转移及种植生长的可能。目前医学界尚没有完全的根治法，仍以手术为主，而手术治疗对子宫内膜异位症起到细胞减灭的作用，但不是根治性的方法，复发率较高，特别是保守性手术，因为保守性手术治疗卵巢子宫内膜异位症可能存在不典型病灶被忽略、盆腔深部病灶被遗留、镜下病变被遗漏及新病变的产生等再复发因素。冷金花等研究发现约 18.5%镜下形态正常的腹膜组织经病理检查证实存在子宫内膜异位，而术中被遗漏[1]。而这些残余病灶在卵巢激素作用下可继续生长，所以术后药物辅助治疗仍占有重要地位，术后抗子宫内膜异位症药物治疗，是子宫内膜异位症术后复发的保护因素[2]，促性腺激素释放激素激动剂是目前公认的治疗子宫内膜异位症最有效的药物[3]。

天然促性腺激素释放激素（GnRH）是下丘脑肽能神经元分泌的十肽激素，通过垂体-门脉系统，刺激垂体前叶细胞合成卵泡刺激素（FSH）和黄体生成素（LH）。通过改变天然 GnRH 第 6 位和第 10 位氨基酸，得到促性腺激素释放激素激动剂类药物，其生物学效应较天然 GnRH 提高 50～100 倍。首次给药初期，促性腺激素释放激素激动剂短暂地刺激 FSH 及 LH 升高，即反跳作用（flare-up），使卵巢性激素短暂升高。持续应用后，其垂体受体被全部占满和耗尽，进一步地对促性腺激素释放激素激动剂类药物不再敏感，即垂体促性腺激素释放激素激动剂受体脱敏，使 FSH 和 LH 大幅下降，导致卵巢性激素明显下降至近似于绝经期或手术去势水平。因此，促性腺激素释放激素激动剂在治疗性激素相关疾病，如子宫内膜异位症、功能失调性子宫出血、子宫肌瘤、女性不孕症及儿童中枢性性早熟中都起到重要作用。但因促性腺激素释放激素激动剂抑制脑垂体促性腺激素的分泌，从而引起女性血清雌二醇的下降，导致出现一系列副作用如潮热、乳房胀痛、失眠等，临床研究副作用发生率占 53.62%。主要不良反应为雌激素过低引起的烘热汗出、阴道干燥、性欲减退及骨质丢失的绝经症状，这些都严重影响了女性的生活质量。

中医方面，认为子宫内膜异位症腹腔镜术后促性腺激素释放激素激动剂治疗后患者常出现经水停闭、烘热汗出、心烦易怒、潮热面红、眩晕耳鸣、夜不能寐、腰背酸楚等症状，归于"妇人脏躁"。妇人脏躁，始见于《金匮要略·妇人杂病脉证并治》，"妇人脏躁，喜悲伤欲哭，象如神灵所作，数欠伸，甘麦大枣汤主之"，指出脏躁是指妇女情绪抑郁、低落，心中懊恼、烦乱，无故悲伤欲哭，或哭笑无常，哈欠频作为主要症状的疾病，相当于现代的"经断前后诸证"、"绝经综合征"。子宫内膜异位症腹腔镜术后促性腺激素释放激素激动剂治疗后出现类似绝经前后诸证的症状，中医考虑与用药后患者短时间内出现肾气亏虚、肾阴肾阳失衡有关。肾虚腰府失养，故腰背酸楚；肾阴亏虚，脑髓失养，故眩晕耳鸣；阴不敛阳，虚阳浮越，故烘热汗出、心烦易怒。而子宫内膜异位症以"瘀血阻滞胞宫、冲任"为基本病机，异位内膜所发生的"离经之血"，随着病史的迁延，病程的发展，离经之血伴随月经周期日益增多，恶血败血凝滞日久而成大积大聚之症，久病必耗伤气血，加上手术创伤，亦可加重气血亏损，从而导致气血亏虚以致血液运行无力，进一步加重血瘀证。因此，在治疗子宫内膜异位症腹腔镜后促性腺激素释放激素激动剂治疗副作用时，并非纯粹补肾，更要注重益气养血。

　　益气养血则主要有赖于脾胃后天生化之源。肾与脾先后天互相充养，《傅青主女科·妊娠》中认为"脾为后天，肾为先天，脾非先天之气不能化，肾非后天之气不能生"，肾精化生肾气，肾精禀赋先天，但需后天之精不断滋养，后天之精依赖脾胃运化功能，脾胃功能失调，气血化源匮乏，则血海空虚，肾精无以充足。此外，脾胃之气健运，则后天气血化生有源，气血充盛则血液运行通畅，瘀血之症亦可自祛。腹腔镜下巧克力囊肿剥除术后，正气已虚，邪气瘥其大半，治疗上应以扶正为主，祛邪为辅。因此，对于子宫内膜异位症腹腔镜后运用促性腺激素释放激素激动剂所出现的类似绝经前后诸症，治疗上以补益脾肾为主，并兼顾活血消癥，防止子宫内膜异位症的复发。

　　下面分享以补土为主治疗卵巢子宫内膜异位术后促性腺激素释放激素激动剂治疗副作用案例。

案例一　补益脾肾、疏肝利湿法

张某，女，34岁。2016年11月23日初诊。

主诉　巧克力囊肿剥除术后2月余，伴烦躁疲倦乏力3天。

现病史　平素月经尚规律，量中，夹血块，经期小腹胀痛、需休息，经前乳房胀满，经行腰酸、腹泻，平素四肢冰凉。已婚，G1P1（2010年顺产1子），无生育要求。平素工作繁忙劳累，饮食时有不定。患者2016年5月于外院体检，查阴道B超发现右侧卵巢巧克力囊肿（72mm×40mm×56mm），2016年9月17日于广州市妇女儿童医疗中心行腹腔镜下双侧巧克力囊肿剥除术+盆腔粘连松解术+肠粘连松解术，镜下见后壁近峡部、骶韧带、双侧卵巢、直肠表面致密粘连，直肠子宫陷凹封闭，双侧输卵管外观正常。10月19~25术后第一次月经来潮，色量如常，夹血块，无明显经行腹痛，腰酸，经前乳房胀痛。10月24日皮下注射第一针抑那通（醋酸亮丙瑞林每次3.75mg）。LMP：11月4日，量中等，夹少许血块, 无经行腹痛, 腰酸。11 月 21 日皮下注射第二针抑那通。

刻下症 心情烦躁, 胸闷, 纳差, 体倦, 乏力, 腰酸, 睡眠易醒, 口干欲饮, 口腔溃疡, 大便不实, 小便微黄。带下量中等, 质清稀, 色微黄。舌质淡红, 见齿印, 舌苔白腻, 脉沉细。

妇科检查 外阴正常, 阴道通畅, 宫颈光滑, 宫体前位、大小正常, 质中、活动可、无压痛, 双附件区未触及异常。

中医诊断 脏躁。

中医证型 脾肾亏虚, 湿邪困阻证。

西医诊断 ①卵巢子宫内膜异位症 (剔除术后, 促性腺激素释放激素激动剂 2 针后); ②盆腔子宫内膜异位症; ③盆腔粘连。

治法 补益脾肾, 疏肝利湿。

处方 党参 15g, 北芪 20g, 白术 15g, 陈皮 5g, 茯苓 15g, 山药 15g, 薏苡仁 20g, 砂仁 10g (后下), 厚朴 15g, 布渣叶 15g, 菟丝子 15g, 女贞子 15g, 石斛 15g, 郁金 15g, 炙甘草 5g, 7 剂, 水煎服。

2016 年 12 月 14 日二诊

刻下症 主诉自觉胸闷减轻, 饮食及气力稍增加, 大便可成形, 仍口干、腰酸、睡眠差, 时有潮热汗出, 舌苔较前稍薄, 脉同前。

处方 上方去陈皮、布渣叶, 加浮小麦 20g, 夜交藤 20g, 桑寄生 15g, 茵陈 15g, 7 剂, 水煎服。

2017 年 1 月 11 日三诊

2016 年 12 月 15 日查性激素示 $E_2 < 37$ pmol/L。LMP: 12 月 21 日, 量少, 色淡暗, 2 天干净, 无明显经行腹痛, 少许腰酸, 经前烦躁, 双乳胀痛。2016 年 12 月 19 日注射第三针抑那通。

刻下症 少许乏力, 睡眠尚可, 平素仍腰酸, 口干。舌质淡红, 舌苔薄白少津, 脉细。

处方 嘱其照二诊方去茵陈, 女贞子加量至 20g, 加麦冬 15g, 山萸肉 20g, 牡丹皮 10g。7 剂, 水煎服。

2017 年 2 月 27 日四诊

刻下症 停抑那通 1 月月经未来潮, 停中药后时感疲倦乏力, 腰膝酸软, 烦躁潮热汗出, 口干, 纳眠欠佳, LMP: 2 月 18 日, 量少, 色淡, 护垫即可, 经后稍疲倦。腰酸、口干已大为减轻, 潮热烦躁汗出症状基本消失, 纳眠均可, 大小便正常。舌淡红, 苔薄白, 脉细。

处方 照三诊方去麦冬、牡丹皮, 党参加量至 25g, 加桑椹子 15g, 生地黄 15g, 白芍 15g。

2017 年 4 月 28 日五诊

今日复查妇科 B 超: 子宫双附件未见明显异常。诉月经如期而至, LMP: 3 月

20 日，经量恢复正常，4 天干净，经色鲜红，行经期无腹痛、腹泻、腰酸等不适，经前少许乳胀。现精神好，无疲倦乏力，无腰酸烦躁潮热，纳眠正常，大便成形，小便正常。

按语

患者平素工作繁忙劳累，饮食不节，劳伤脾胃，加之加上手术创伤，亦可加重脾胃之气损伤，"脾胃为水谷之海，气血生化之源，人体脏腑组织功能活动皆依赖脾胃，脾健则四脏皆健，脾衰则四脏亦衰。脾病波及四脏，四脏有病，亦可波及脾"。术后更使用促性腺激素释放激素激动剂短时间使机体出现肾气亏虚、肾阴肾阳失衡之病机。《四圣心源·劳伤解》曰："中气旺则戊己转运而土和，中气衰则脾胃湿盛而不运……足太阴脾以湿土主令，足阳明胃从燥金化气，湿为本气而燥为化气，是以燥气不敌湿气之旺。阴易盛而阳易衰，土燥为病者，除阳明伤寒承气证外不多见，一切内外感伤杂病，尽缘土湿也。"故纳差，体倦，乏力，胸闷，大便不实，带下多，皆为脾气亏虚、气机不畅、津液不布、湿困中土之象。口干欲饮、口腔溃疡、小便微黄为阴血亏虚，兼夹虚热。腰酸、体倦乏力可见肾气亦亏；经期小腹胀痛，经前乳房胀满，心情烦躁，脉弦细皆为土虚肝旺、母弱子侮之象。该患者脾肾亏虚兼夹气滞湿困，属于虚中有实、虚实交错之症。治疗中当注意补益脾肾，行气化湿。方药以补中益气汤加减为底，取益气健脾之功。《脾胃论》曰"以辛甘温之剂，补其中而升其阳，甘寒以泻其火则愈矣。经曰：劳者温之，损者益之。盖温能除大热，大忌苦寒之药，损其脾胃。脾胃之证，始得则热中，今立治势得之证"。补中益气汤，是李杲根据《素问》"损者益之"、"劳者温之"法则形成的，乃是补气升阳、甘温除热之代表方，首见于《内外伤辨惑论》，古代众多医家倍为推崇。本方取其一则补气健脾以治气虚之本，二则升提下陷阳气以求浊降清升之意；具有调补脾肾、升阳益气之功。脾胃为气血生化之源，生化旺则气血调和，诸病不生。本方中以参、芪共奏健脾补气之功，以白术、炙甘草而运脾益气，升麻、柴胡升阳举陷，陈皮以理气，当归以补血活血。本例患者无腹泻、便溏等中气下陷之重症，且有口干便黄、阳不制阴之虚热之象，酌去升麻、柴胡，以防气分之药伤阴，酌加薏苡仁、布渣叶、砂仁健脾祛湿，加味菟丝子、女贞子补肾益精，郁金疏肝活血，石斛滋阴清热，甘草补益脾胃，调和诸药。

二诊胸闷等肝郁症状已大为减轻，大便溏薄、疲倦、纳差等脾虚夹湿症状也有所改善，而口干、腰酸、潮热汗出等肾阴亏虚症状仍不减，故改用四君子为底继续益气健脾，酌减陈皮、布渣叶等祛湿药物，酌加桑寄生、浮小麦、夜交藤补益心肾，安神敛汗，茵陈起反佐清热之功。

三诊月经按时而至，经量少，色淡，经期下腹疼痛、夹血块，乳胀，腰酸、口干等气血两亏，肝肾不足之症仍见。气血亏虚，故发为体倦乏力、头晕；患者查性激素示雌激素低下，故患者出现一系列围绝经期的症状，从中医角度来说，围绝经期症状的出现与患者肝、脾、肾三脏的亏虚相关，治疗上应健脾、益肾、疏肝。故以四君子为底，益气健脾，郁金、牡丹皮疏肝行气，活血化瘀，牡丹皮兼清虚热。酌加麦冬养阴润燥，山萸肉、女贞子补益肝肾，如此则肝郁得疏，脾肾得补、气血充盈。

四诊月经如期而至，腰酸、口干等肝肾亏虚症状已大为减轻，经期已无明显不适。睡眠已好转，经后少许疲倦。治疗上沿用前方，可去麦冬、牡丹皮，因月经仍量少，气血亏虚，予加量党参增强益气健脾之力，加味桑椹子、生地黄、白芍滋养阴血。

五诊诉月经按期而至，经量恢复，经期无不适，精神可，纳眠正常。

《景岳全书》云："命门为精血之海，脾胃为水谷之海，均为五脏六腑之本。然命门为元气之根，为水火之宅，五脏之阴气，非此不能滋，五脏之阳气，非此不能发。"《傅青主女科》云："孰知脾胃健，而生精自易，是补脾胃之气与血，正所以补肾之精与水。"脾胃条达，气血化生有源，阴血充盛则可滋益肝肾；气旺则血行有力，瘀血自除。既可改善患者巧克力囊肿剔除后低雌激素副作用，又可防子宫内膜异位症的复发。

案例二 健脾补肾、滋阴益气法

赖某，女，35岁。2016年9月20日初诊。

主诉 巧克力囊肿剔除术后疲倦、烘热汗出2个月。

现病史 平素月经规律，30天一潮，量中，夹血块，腹痛从经期第一天持续半个月，甚则放射至大腿内侧，疼痛视觉模拟评分10分，需吃止痛药，腰酸。未婚，否认性生活。平素纳差，精神疲倦，大便稀溏。2016年4月查腹部CT示子宫双侧囊性占位，考虑卵巢囊肿可能性大（右侧卵巢囊肿5.8cm×8.5cm，左侧卵巢囊肿5.7cm×8.0cm）。2016年6月6日于我院芳村医院妇科行腹腔镜下双侧卵巢囊肿剔除术+盆腔腹膜子宫内膜异位症电凝术+子宫肌瘤剔除术+盆腔粘连松解术，术后病理：（双侧卵巢囊肿）子宫内膜异位囊肿；（子宫肌瘤）子宫平滑肌瘤。术后7月8日、8月5日、9月2日注射三针诺雷德。

刻下症 术后月经尚未来潮，诉注射诺雷德期间，烘热汗出，咽干，周身酸痛，双目视物昏花，白天精神疲倦无力，小便频，夜尿多，食欲差，难入睡，大便干结难解。带下量中等，色白，无异味，无阴痒。舌质暗红，舌苔薄白，舌边有齿痕，脉沉细。

肛检 外阴正常，宫体前位、大小正常，质中、活动可、无压痛，双附件区未触及异常。辅助检查：2016年8月5日查E_2 61.58pmol/L。

中医诊断 脏躁。

中医证型 脾肾两虚。

西医诊断 ①卵巢子宫内膜异位症（剔除术后，促性腺激素释放激素激动剂3针后）；②盆腔子宫内膜异位症；③子宫肌瘤。

治法　健脾补肾，滋阴益气。

处方　党参15g，白术15g，茯苓20g，山药15g，生地黄15g，盐山萸肉15g，牡丹皮15g，续断15g，桑寄生15g，浮小麦20g，泽泻15g，夜交藤20g，炙甘草5g，7剂，水煎服。

2016年10月28日二诊

刻下症　自觉乏力、烘热汗出、视物昏花症状减轻，食欲增加，大便软成形，易解，仍口干、腰酸、睡眠差，近期心情稍烦躁，乳房胀满，脉沉细，舌苔薄微黄。

处方　嘱其照上方去生地黄、浮小麦、泽泻，加丹参15g，郁金15g，女贞子20g。7剂，水煎服。

2016年11月23日三诊

刻下症　诉11月8~12日月经来潮，量少，色暗，经期下腹胀满隐痛，腰酸。现少许乏力，少许烘热汗出。睡眠尚可，大小便正常，舌质稍暗红，舌苔薄白，脉细。辅助检查：2016年11月10日查E_2 65.72pmol/L。

处方　嘱其照二诊方去夜交藤、丹参，加三棱15g，莪术15g，鸡内金10g。7剂，水煎服。

2017年2月17日四诊

主诉月经如期而至，LMP：2月4日，经量较前增加，色较前鲜红，无经行腹痛。

刻下症　经前乳房胀满，下腹坠胀感。现腰酸、口干，无潮热汗出，纳眠可，大便正常。舌淡红，苔薄白，脉细。

处方　照三诊方去三棱、莪术、郁金、鸡内金、丹参、牡丹皮，加桑椹子15g，生地黄15g，白芍15g。

2017年3月28日五诊

诉月经如期而至，行经期无腹痛、腰酸等不适。经前少许乳胀，无潮热汗出，精神可，纳眠正常，大便质软成形，小便正常。妇科B超：子宫、双附件未见明显异常。

按语

巧克力囊肿剥除术后正气损耗，加之术后连用促性腺激素释放激素激动剂，短时间使机体出现肾气亏虚；脾肾两虚故体倦乏力、小便频多；烘热汗出、咽干、双目视物模糊、大便干结表明患者亦有肾阴亏虚、失于濡养之象；平素纳差、便溏，患者为脾虚体质，气虚则血行无力，滞涩为瘀，加之异位内膜所发生的"离经之血"，不通则痛，故经血夹血块、舌质暗、经行腹痛。中医辨证为脾肾两虚夹瘀，治疗上应补益脾肾为主，兼顾活血祛瘀。患者的肾虚以肾阴虚较为明显，未见明显肾阳虚表现，故补肾应以滋肾阴为主，兼顾补益肾气。方药以六味地黄丸为基础方补肾滋阴，加党参、白术补气健脾，续断、桑寄生补益肾气，浮小麦、夜交藤养心安神，炙甘草调和诸药。

二诊症状明显改善，正值月经前期，出现烦躁、乳胀、寐差等肝气郁结之象，照原方去生地、浮小麦、泽泻，酌加郁金、丹参疏肝活血，女贞子增强滋肾阴之功。

三诊月经按时而至，经期下腹隐痛、未见明显血块，仍见腰酸。少许乏力、烘热汗出，治疗上遵照二诊方，去夜交藤、丹参，并酌加三棱、莪术、鸡内金活血消癥，防止子宫内膜异位症复发。

四诊月经如期而至，经期已无明显腹痛，经色鲜红。现为经后期，应以补益气血为主。治疗上沿用前方，去三棱、莪术、郁金、鸡内金、丹参、牡丹皮等动血耗气之品，加桑椹子、生地黄、白芍滋养阴血。

五诊月经按期而至，经期无不适。平素精神可，无不适，纳眠正常，大便成形。

"壮火食气"，补土派代表人物李东垣曾提出"火与元气不两立，一胜则一负"，即脾胃气衰，水谷之湿下流，下焦肾气不化，郁而生热，便为阴火，原文云："脾胃气虚，则下流于肾，阴火得以乘其土位。"巧克力囊肿剔除术后促性腺激素释放激素激动剂治疗所出现的阵发性潮热汗出、腰膝酸软、胸胁胀满、乳房胀痛、失眠等症状，据患者症状舌脉，中医认为辨病属于"绝经前后诸证"，本病主要病机为脾肾两虚，壮火食气，治疗上以健脾益肾为主，先后天并补，正如明代著名温补派医家赵献可所言："先天、后天有机相连，先天、后天不得截然两分，上焦元阳不足者，下陷于肾中也，当取之至阴之下；下焦真阴不足者，飞越于上部也，焉可不引而归原耶。是以补中益气汤与肾气丸并用，朝服补阳，暮服补阴，互相培养"，"土无定位，随母寄生，故欲补太阴脾土，先补肾中少阳相火，若水谷在釜中，非釜底有火则不熟。补肾者，补肾中火也，须用八味丸，医不达此，而日用人参、白术，非探本之术，盖土之本初原是水也世谓补肾不如补脾，余谓补脾不如补肾"。赵献可调脾胃用补中益气汤，"以补中益气汤与肾气丸并用，朝服补阳，暮服补阴，互相培养"。本案例中取以四君子汤合六味地黄丸加减正是取其脾肾双补之意。

案例三　养心安神、补脾和中法

廖某，女，26岁。2013年7月9日初诊。

主诉　巧克力囊肿剔除术后心烦心慌1个月余。

现病史　平素月经规律，27～32天一潮，量中，经血色淡，夹血块，腹痛从经期第一天持续2天，喜温，疼痛视觉模拟评分5分，需吃止痛药，腰酸，经期稀便。未婚，否认性生活。平素忧思多虑，胆小怕事，易惊易吓，就诊均由父母陪伴。平素精神易疲倦，乏力偶有心慌，劳累后加之，胃纳不佳，大便2～3日一行，质地偏稀。2013年4月15日因卵巢囊肿于外院行腹腔镜下双侧卵巢子宫内膜异位囊肿剔除术+盆腔腹膜子宫内膜异位症电凝术+盆腔粘连松解术。LMP：5月14日，量如常，经血淡红，痛经较前减轻，经后疲倦乏力心慌。术后5月16日及6月12日注射2针诺雷德。

刻下症　月经尚未来潮，诉近 1 个月心烦，时有心慌胸闷，情绪抑郁，悲则欲哭，伴面色暗滞，周身疲乏、无力，睡眠欠佳，多梦易醒，潮热汗出，甚至彻夜不眠，胃纳差，不欲饮食，二便调，舌质淡，苔薄白，脉沉细。

肛检　外阴正常，宫体前位、大小正常，质中、活动可、无压痛，双附件区未触及异常。辅助检查：2016 年 8 月 5 日查 E_2 61.58pmol/L。

中医诊断　脏躁。

中医证型　心脾两虚。

西医诊断　①卵巢子宫内膜异位症（剔除术后，促性腺激素释放激素激动剂 2 针后）；②盆腔子宫内膜异位症。

治法　养心安神，补脾和中。

处方　炙甘草10g，浮小麦20g，大枣10g，白术10g，茯神10g，黄芪15g，龙眼肉10g，酸枣仁15g，太子参10g，木香10g，当归10g，远志10g，7 剂，水煎服。

2013 年 7 月 16 日二诊

刻下症　失眠、盗汗较前好转，患者心情明显好转。考虑"汗为心之液"，患者此前过量盗汗损伤阴液。

处方　原方去远志、浮小麦，加生地黄、玄参、牡丹皮各 10g 以滋阴敛汗。共 14 剂，每日 1 剂，水煎服。7 剂，水煎服。

2013 年 8 月 5 日三诊

刻下症　盗汗症状消失，疲倦失眠症状进一步改善，独立就诊，语声较前有力，自我明确拒绝再次使用西药预防复发，仍时有心烦，纳一般，大便偏稀，月经未潮，乳房轻微胀痛，舌质淡，苔薄白，脉弦细。

处方　患者失眠症状有所改善，二诊方去酸枣仁，心烦、乳胀，月经未潮热，脉弦细，加大太子参、白术、北芪、当归用量，增强健脾和中、补益气血之力，乳胀加以青皮行气疏肝。

2013 年 9 月 10 日四诊

诉9 月 6～8 日月经来潮，量少，色暗，经期下腹胀满隐痛，腰酸。

刻下症　现少许乏力，睡眠尚可，大小便正常，胃纳欠佳，舌质稍淡暗，舌苔薄白，脉细。患者月经复潮，失眠、心烦之症基本消失，现经行腹痛，经血色暗，胃纳不佳。

处方　嘱其照三诊方去滋腻的龙眼肉，加三棱15g，莪术15g，鸡内金10g，以加强化瘀消癥、和胃消积之力。

2013 年 10 月 15 日五诊

刻下症　月经如期而至，经量较前增加，行经期无腹痛、腰酸等不适。经前少许乳胀，无潮热汗出，平素精神可，纳眠正常，大便质软成形，小便正常。复查妇科 B 超：子宫、双附件未见明显异常。

处方　继续予归脾丸+莪棱胶囊口服以养心安神，补脾和中，化瘀消癥预防复发。

按语

脾胃为后天之本，气血生化之源。经血的运行，胎产的发生，乳汁的化生，均依赖脾之运化水谷，滋养气血的功能。《金匮要略心典》曰："血虚脏躁，则内火扰而神不宁，悲伤欲哭，有如神灵，而实为虚病……小麦为肝之谷，而善养心气，甘草、大枣甘润生阴，所以滋脏气而止躁也。"《医宗金鉴》曰："心静则神藏，若为七情所伤，则心不得静，而神躁扰不宁也。故喜悲伤欲哭，是神不能主情也。"患者用促性腺激素释放激素激动剂后，卵巢功能衰退，肾气虚衰，后天失养，气血不足，加之内伤七情，致诸脏受损，内脏阴液不足，故予养心安神，补脾和中，润燥缓急。脾为后天之本，气血生化之源，故取归脾汤以补养气血，以资气血生化之源，气血双补以润养五脏，则脏躁自除。

本案例以归脾汤为主进行治疗，首载于南宋严用和所撰的《严氏济生方》（简称济生方），本方由白术、茯苓、黄芪、龙眼肉、人参、当归、远志、木香、炙甘草组成，健脾与养心并重，更具益气补血之功。方中人参、黄芪、白术、炙甘草补脾益气，以使营血生化有源；生姜、大枣补中健胃，以增强脾胃化生气血的功能；当归、龙眼肉补血养心而安神；酸枣仁、茯苓、远志宁心安神定志；木香行气醒脾开胃，又可防大量益气补血药滋腻妨碍脾胃功能，使补而不滞，滋而不腻。诸药配合，共成养心与健脾、益气与补血之剂。脾气健旺则营血生化有源，心血得以濡养，则心神得首，神志安宁，则心悸、失眠、健忘等心神不宁之症均失。本方的配伍特点，一是心脾同治，重点在脾，使脾旺则气血生化有源，方名归脾，意在于此；二是气血并补，但重在补气，意即气为血之帅，气旺血自生，血足则心有所养；三是补气养血药中佐以木香理气醒脾，使补而不滞。本例患者，由于阴血亏耗，心血不足，心神失养，阴亏阳亢而生躁。方以归脾汤心脾同调，气血并补，合甘麦大枣汤生津养阴、安神定悸，诸药合用，以益气补血、养心安神，则诸证自愈。

案例四　健脾益气、固肾止血法

黎某，女，43岁，职员。2014年2月7日首诊。

主诉　巧克力囊肿剔除术后阴道出血1个月余。

现病史　患者已婚育。2014年1月8日因左侧卵巢囊肿行腹腔镜左侧卵巢囊肿剔除术+子宫肌瘤剔除术，病理：左侧卵巢子宫内膜异位囊肿，子宫平滑肌瘤。术后一直阴道少量出血。1月26日阴道出血量多，1月26日注射诺雷德，2月5日阴道出血量增多。

刻下症　阴道出血量少、色淡、质稀，下腹隐痛，带下不多，轻度腰酸，无头晕心悸，倦怠乏力，纳眠可，二便调。舌淡红，苔薄白，脉沉细。

辅助检查　2014年2月7日B超示左侧附件小囊肿（18mm×18mm），子宫内膜厚6mm。血常规：血红蛋白109g/L。

中医诊断　崩漏。

中医证型　脾肾两虚。

西医诊断　①异常子宫出血；②卵巢子宫内膜异位症（剔除术后，促性腺激素释放激素激动剂 1 针后）；③子宫肌瘤。

治法　健脾益气，固肾止血。

处方　陈皮 5g，党参 30g，茯苓 15g，白术 10g，炙甘草 5g，法半夏 15g，北芪 30g，怀山药 20g，旱莲草 15g，金樱子 15g，鸡血藤 30g，10 剂，每日一剂，复渣再煎，上下午分服。

2014 年 3 月 18 日二诊

刻下症　患者服上方后，阴道出血止，仍感腰酸乏力，舌淡红，苔薄白，脉沉细。治疗以健脾益肾为主。

处方　原方去鸡血藤、陈皮、法半夏，加桑寄生 15g，菟丝子 15g，太子参 20g，山萸肉 10g，加强补益脾肾、扶助正气之功。7 剂，每日一剂，复渣再煎，上下午分服。

按语

患者年过六七，肾气渐虚。手术操作伤及后天脾气，故脾肾两虚。脾肾之气亏虚，冲任不固，血失统摄，故出现阴道出血。脾虚气血化源不足，故血色淡而质稀。脾虚中气不足，故倦怠乏力。肾虚腰府失养，故腰酸。脾虚气血化生之源，不荣则痛，故下腹隐痛。舌淡红，苔薄白，脉沉细，皆为脾肾两虚之象。肾脾为先、后天之本，脾肾阳气互相资助，协同作用，维持气血正常运行。方中重用北芪健脾益气、补气摄血，党参益气养血，怀山药可补脾、肺、肾三脏之气，三药相配以发挥益气健脾、补肾固冲、止经血的作用。白术补脾益气，茯苓健脾益气，两药相伍使气升、摄血止血。陈皮、法半夏健脾化湿、以防滋腻碍胃。金樱子补肾敛涩止血，鸡血藤养精血，甘草调和诸药。诸药配伍，共奏健脾益气、固肾止血之效。

《素问·上古天真论》说："……二七而天癸至，任脉通，太冲脉盛……七七任脉虚，太冲脉衰少，天癸竭，地道不通，故形坏而无子也。"肾脾为先、后天之本，脾肾阳气互相资助，协同作用，维持气血正常运行。患者年过六七，肾气渐虚。妇产科疾病的病理机制，可以概括为三个大方面：脏腑功能失常影响冲任为病；气血失调影响冲任为病；直接损伤胞宫影响冲任为病。手术操作即可致脏腑功能、气血及胞宫胞络影响冲任为病。术后多伤及后天脾气，故治疗中要注意后天脾气的调养，以使先天得后天之助，脾肾之气足，气血得养而血止。

案例五　甘温除热法

莫某，女，33 岁，职员。2015 年 9 月 7 日首诊。

主诉　巧克力囊肿剔除术后烦热、怕冷 3 月余。

现病史 患者已婚育。2015 年 5 月 8 日因双侧卵巢囊肿行腹腔镜双侧卵巢囊肿剔除+子宫腺肌瘤剔除术，病理：双侧卵巢子宫内膜异位囊肿，子宫腺肌瘤。术后 5 月 26 日、6 月 24 日、7 月 22 日、8 月 19 日注射诺雷德 4 针，LMP：2015 年 5 月 26 日。

刻下症 近 3 个月自觉手足烦热，自测体温时正常或夜间偶低热（37.8℃），下腹畏寒，疑似感冒，自服解表退热药，汗出热退，隔几日又发低热，症状易反复，伴声音嘶哑，咽干口燥，稍有胸闷，胃纳尚可，眠差，多梦易醒，小便调，小腹时有绵痛，大便稀溏，每日 2～3 次。舌质淡暗，苔薄腻，脉细，沉取无力。

辅助检查 2015 年 9 月 7 日 B 超提示左侧附件小囊肿（18mm×18mm），子宫内膜厚 6mm。血常规：血象正常，血红蛋白 90g/L。

中医诊断 脏躁。

中医证型 虚劳发热。

西医诊断 ①卵巢子宫内膜异位症（剔除术后，促性腺激素释放激素激动剂 4 针后）；②子宫腺肌瘤。

治法 甘温除热。

处方 桂枝 15g，白芍 30g，白术 15g，大枣 10g，甘草 5g，党参 20g，黄芪 20g，干姜 5g，柴胡 10g，沙参 10g，浮小麦 30g，夜交藤 15g，合欢皮 10g，共 7 剂，每日 1 剂，水煎服。

2015 年 9 月 16 日二诊

刻下症 患者服上方后，烦热、怕冷症状有所减轻，体温自测正常，手足发热、下腹冷痛症状明显好转。仍感咽干口燥，大便稀溏，每日 2～3 次，舌淡红，苔薄白，脉沉细。

处方 治疗以健脾益肾为主。手足烦热、下腹冷痛症状有所缓解，改以补中益气汤原方加石斛、百合以徐徐补阴液。7 剂，每日一剂，复渣再煎，上下午分服。

2015 年 9 月 30 日三诊

刻下症 患者服上方后，烦热、怕冷症状进一步减轻。少许咽干口燥，大便稀，每日 2～3 次，眠差，舌淡红，苔白稍腻，脉沉细。

处方 效不更方，眠差二诊方加大枣以养血安神，7 剂，每日一剂，复渣再煎，上下午分服。

2015 年 9 月 30 日四诊

刻下症 月经未复潮，偶有烦热汗出，无怕冷，少许咽干口燥，疲倦乏力，纳一般，失眠多梦，大便尚可成形，日 2 次，舌淡红，苔白稍腻，脉沉细。烦热症状已基本大愈，月经未潮，疲倦乏力，失眠多梦。

处方 改以四君子汤加减继续健益脾气、宁心安神。党参 10g，沙参 10g，黄芪 10g，白术 10g，芍药 10g，茯苓 15g，炙甘草 5g，怀山药 10g，浮小麦 30g，夜交藤 15g，合欢皮 10g。共 7 剂，每日一剂，水煎服。

2015 年 10 月 15 日五诊

刻下症　月经复潮，LMP：2015 年 10 月 1 日，量少，4 天干净，色淡。经后疲倦乏力，面色略萎黄，无烦热、怕冷，纳差，失眠多梦，二便正常，舌淡暗，苔薄白，脉细。

处方　患者月经复潮，但量少，色淡，经后疲倦，面色萎黄，考虑气血心脾两虚，以归脾汤原方以益气健脾、养血安神。

2015 年 11 月 15 日六诊

LMP：2015 年 11 月 6 日，量色回复如常。精神面色明显改善，无发热、怕冷，纳眠可，二便调。舌淡红，苔薄白，脉细。继续予归脾丸口服气血双补，巩固疗效。

按语

徐灵胎谓："真寒之脉，必迟弱无神；真热之脉，必滑数有力。"此案发热畏寒状似外感，但汗后诸症未解，且脉细沉，大便稀溏，四诊合参，辨为里虚证。究其成因，盖因患者手术打击加之术后 4 针促性腺激素释放激素激动剂治疗，致脏气虚衰，阴阳失衡，阴气不足则低热，阳气不足则畏寒。前人谓"诸虚不足，先健其中"。《金匮要略·血痹虚劳病脉证并治》曰："虚劳里急……手足烦热，咽干口燥，小建中汤主之。"本案例患者病证完全符合小建中汤证，初投对症所病已去大半。

二诊以虚烦脾虚泄泻为主证，"既脾胃虚衰，元气不足，而心火独盛。心火者，阴火也，起于下焦，其系于心，心不主令，相火代之；相火，下焦包络之火，元气之贼也。火与气不能两立，一胜则一负。脾胃气虚，则下流于肾肝，阴火得以乘其土位……盖阴火上冲，则气高而喘，身烦热，为头痛，为渴，而脉洪大"，"遍身壮热，头痛目眩，肢体沉重，四肢不收，怠惰嗜卧"，"气短、精神少而生大热，有时显火上行独燎其面"，"气高而喘，身热而烦，其脉洪大而头痛，或渴不止，皮肤不任风寒，而生寒热"。对阴火之治疗，东垣宗《内经》之旨，"惟当以甘温之剂，补其中、升其阳，甘寒以泻其火则愈"。《内经》曰："劳者温之，损者益之，盖温能除大热，大忌苦寒之药泻胃土耳。"张仲景首创以甘温之药治疗虚劳热病的先河，李东垣继承了仲景建中的思想，提出了甘温除大热的治疗思想，其代表方补中益气汤，方中以人参、炙甘草、白术、黄芪等温药为主，佐以升阳之品，用来治疗内伤发热，还可以治疗因中气不足或气虚血亏而导致的内伤热证及虚人外感发热。三诊继续紧抓甘温除热之纲，以补中益气汤以继续温之，益之，温中除热，健脾止泄。共服 14 剂则烦热已去，泄泻自止。

四诊方中以四君子汤为主方加减，四君子汤出自《太平惠民和剂局方》，由人参、白术、茯苓、甘草四味中药组成，主治脾胃气虚。四君子汤是从《伤寒论》中的"理中丸"演变而来，从"君子致中和"古意，去掉原方中燥烈的干姜，换成平和的茯苓，由温中驱寒变成温补中气，四味皆为平和之品，温而不燥，补而不峻，故名四君子汤。方中党参甘温，益气补中为君，白术健脾燥湿，合人参以益气健脾为臣，茯苓渗湿健脾为佐，炙甘草甘缓和中为使，四药配伍，共奏益气健脾之功。该方与理中丸比较，两方均用人参、白术、炙甘草以补益中气，而四君子汤配茯苓，功用以益气健脾为主，主治脾胃气虚证。《医方集解》注："此手足太阴、足阳明药也。"脾气健运，食欲恢复，气血生化有源，则诸脏得养，以其皆中和之品，故曰君子也。此外加怀山药、黄芪、浮小麦健脾以固中州，黄芪益气固表，浮小麦又可养心除烦安神，佐以沙参补脏之阴，白芍敛阴和里，夜交藤、合欢皮解郁疏肝，催眠安神。诸药合用，使脾胃健而精血旺，气畅神宁，阴阳得和，故寒热解而诸症平。

五六诊，烦热、怕冷、大便稀溏诸症已去，月事量少，失眠多梦，妇女月经病多伤气血，故调经必先健脾和胃，"气血兼补"常采用健脾益气生血之法，补脾胃以资生气血之源，脾胃虚弱，气血生化乏源，则致血海空虚，故患者月经推后，量少，色淡，同时血虚，血不养心，故见心悸，夜眠欠佳。李东垣在《兰室秘藏》中指出"脾为血气阴阳之根蒂"。在遣方用药上，他常以人参、黄芪、炙甘草等温补药物补气，从而恢复脾胃滋生化源之功能。而程门雪在《妇科讲义》中说："环顾医方，汗牛充栋，实无能与此意相合者，惟归脾汤一方，妙具会心实为经闭之圣药。方用参、芪、归身、龙眼补益气血，滋其化源为君；术、草、云苓，健其脾气，枣仁、远志补其心血为臣；尤妙在木香一味，解其郁结，助其消磨，与远志同用，尤能引胞通任，虚实并顾，行补相兼。"故首诊投以归脾汤，健脾益气、养血补血，以资生化之源，患者再诊时面色较前红润，苔白，无心悸，胃纳及夜眠改善，月事量改善，说明心脾气血渐充，月经来潮，古人云："心脾平和，则经候如常。"故嘱患者平素自服归脾丸，益气健脾生血、养血宁心，使血海充盈，则月信按时而下。

（骆美成　刘　敏　具春花）

参 考 文 献

[1] 冷金花，郎景和，赵学英，等. 盆腔子宫内膜异位症病灶分布特点及其腹腔镜诊断准确性的评价[J]. 中华妇产科杂志，2006，41（2）：111-113.

[2] Vercellini P，Frontino G，De Giorgi O，et al. Endometriosis: preoperative and postoperative medical treatment[J]. Obstet Gynecol Cfin North Am，2003，30（1）：163.

[3] Kennedy S，Bergqvist A，Chapron C，et al. ESHRE guideline for the diagnosis and treatment of endometriosis[J]. Hum Reprod，2005，20（10）：2698-2704.

第十六章 治疗其他部位子宫内膜异位症案例

子宫内膜异位于鼻腔、支气管、肺、胃、膀胱、输尿管、肠道等组织器官，可引起伴随月经周期出现的或鼻衄，或便血，或血尿，或吐血，或咯血等症状。

中医虽无此病名，但有类似描述。每值经前或经期，出现有规律吐血或衄血者，称"经行吐衄"，又称"倒经"、"逆经"。如《医宗金鉴》有言："妇女经血逆行，上为吐血、衄血，及错行下为崩血者，皆因热盛也，伤阴络则下行为崩，伤阳络则上行为吐衄也。"《沈氏女科辑要笺正》亦曰："逆经，乃有升无降，倒行逆施，多由阴虚于下，阳反上冲，非重剂抑降无以复其下行为顺之常。甚者且须攻破，方能顺降，盖气火之上扬，为病最急。"

临床上，运用补土法治疗本病，取得了良好的疗效。下面分享以补土为主治疗本病的案例。

案例一 益气补血、化瘀止血法

膀胱部位的子宫内膜异位症属于泌尿道子宫内膜异位症最常见的一种，占泌尿道子宫内膜异位症的 84%以上，而泌尿道子宫内膜异位症患者占子宫内膜异位症患者的 1%～2%，子宫内膜异位症累及膀胱时，主要在接近子宫或子宫膀胱反折处，常累及浆膜层，壁层累及则症状较明显，常表现为"三联征"，即尿频、尿痛、尿血，症状常在经前期出现，持续至月经结束，呈周期性发作，除此之外，也有耻骨上压痛和不适。膀胱镜是诊断膀胱壁及内层子宫内膜异位症病灶的金标准。

中医学无本病的专门论述，散见于"妇人尿血、血尿、经行血淋"中的描述，治疗上传统理论多从"热"论治，临床常见肾阴亏虚、膀胱湿热两种证型，但临床上该病日久虚证多见，尿血日久，气随血脱，常见气血俱虚，而气能固摄，气虚致血溢不止，故补气显得尤为重要，而脾主升主统摄，故固护正气尤其是固护脾土之气对于该病的治疗亦有一定的意义。下面通过补土为主治疗膀胱子宫内膜异位症案例来做一说明。

吴某，女，36 岁。2016 年 5 月 10 日初诊。

主诉 反复经前尿频伴血尿 1 年余。

现病史 患者平素工作劳累，经常加班加点干活，饮食不规律，喝水较少，月经规律，28 天一潮，量偏多，夹血块，经行腹痛，月经第一天为主，痛甚伴呕吐、腹泻，伴腰骶部疼痛，乏力，需卧床休息，严重影响生活和工作，经期 7 天。已婚，剖宫产一女，上环避孕，无再生育要求。LMP：2016 年 5 月 1 日。患者近

1 年来开始经前反复尿中带血，每次月经来潮前 2 天开始出现尿血，色淡红，伴腰酸痛，大便稀溏，下腹坠胀感，持续至经行第 2 天止，反复发作，已于外院行膀胱镜检查诊断为膀胱底内膜异位症，寻求西医治疗无果，症状反复，现寻求中医中药治疗。

刻下症 愁容满面，少气懒言，腰酸，面色萎黄，纳食欠佳，夜眠一般，大便稀溏，日二至三解，小便清长，夜尿 2 次，舌质淡暗，边缘有齿印，苔薄白，脉弦细。

妇科检查 外阴已婚型，阴道通畅，分泌物量不多，宫颈表面光滑，子宫后位，饱满，活动一般，后壁可及触痛结节，双附件区未触及明显异常。

辅助检查 妇科 B 超示子宫饱满，注意子宫腺肌病可能，双附件区未触及明显异常。血常规：血红蛋白 98g/L。

中医诊断 ①经行尿血；②痛经。

中医证型 气血两虚血瘀。

西医诊断 ①膀胱子宫内膜异位症；②子宫腺肌病；③手术史（剖宫产）；④贫血（轻度）。

治法 益气补血，化瘀止血。

处方 白术 15g，炙黄芪 30g，当归 10g，茯苓 15g，龙眼肉 10g，酸枣仁 15g，党参 30g，木香 10g（后下），炙甘草 6g，生地黄 15g，旱莲草 20g，白茅根 20g，阿胶 10g（烊服）。每日一剂，共 7 剂，再煎服用。嘱其注意劳逸结合，避免熬夜。

2016 年 5 月 18 日二诊

刻下症 患者服药后觉精神好转，胃纳较前改善，大便次数减少，质烂，仍腰酸，夜尿频，舌质淡暗，边缘有齿印，苔薄白，脉弦细。

处方 白术 15g，炙黄芪 30g，杜仲 15g，茯苓 15g，桑寄生 15g，益智仁 15g，党参 30g，木香 10g（后下），炙甘草 6g，生地黄 15g，旱莲草 20g，白茅根 20g，阿胶 10g（烊服）。每日一剂，共 7 剂，再煎服用。嘱其继续注意劳逸结合，避免熬夜。

2016 年 5 月 28 日三诊

刻下症 现经期第一天，昨日开始出现尿血，量较前减少，色变红，腰酸痛较前缓解，自觉下腹坠胀感，今日痛经程度较前缓解，可勉强维持工作，经血色淡暗，夹血块，大便烂，小便清长，纳眠欠佳，舌质淡暗，边缘有齿印，苔薄白，脉弦细。

处方 白术 15g，炙黄芪 30g，杜仲 15g，茜根 15g，桑寄生 15g，小蓟 10g，党参 30g，三七末 3g（冲服），炙甘草 6g，生地黄 15g，旱莲草 20g，白茅根 20g，阿胶 10g（烊服）。每日一剂，共 5 剂，再煎服用。嘱其经期注意保暖，继续注意劳逸结合，避免熬夜。

2016 年 6 月 6 日四诊

刻下症　患者此次经期疼痛较前减轻，持续时间缩短，经量较前减少，尿血从经前 1 天开始持续至经期第一天，且尿血量较前减少，间断出现，精神较前好转，现经后，精神尚可，纳眠一般，较前好转，大便日一到二解，质偏烂，小便清长，夜尿 1～2 次，舌质淡暗，苔薄白，脉弦细。

处方　炒白术 15g，炙黄芪 30g，杜仲 15g，茯苓 15g，桑寄生 15g，益智仁 15g，党参 30g，木香 10g（后下），炙甘草 6g，生地黄 15g，旱莲草 20g，金樱子 15g，阿胶 10g（烊服）。每日一剂，共 7 剂，再煎服用。嘱其继续注意劳逸结合，避免熬夜，注意适当增加饮水摄入。

2016 年 6 月 26 日五诊

刻下症　患者现月经第一天，此周期暂无尿血，经血量中，色淡暗，经行腰酸缓解，疼痛明显减轻，纳眠尚可，大便基本成形，每日一解，小便调，偶有夜尿一次，舌质淡暗，苔薄白，脉弦细。

处方　白术 15g，炙黄芪 30g，杜仲 15g，茜根 15g，桑寄生 15g，海螵蛸 20g，党参 30g，三七末 3g（冲服），炙甘草 6g，生地黄 15g，旱莲草 20g，白茅根 20g，阿胶 10g（烊服）。每日一剂，共 5 剂，再煎服用。嘱其经期注意保暖，继续注意劳逸结合，避免熬夜。复查血常规：血红蛋白 112g/L。

此后嘱患者经前复诊，根据此方加减调理半年，尿血基本消失，病情稳定。

按语

子宫内膜异位症是育龄期妇女的常见病，但发生于泌尿系统的子宫内膜异位症比较罕见，仅占 2%，其中 90%左右为膀胱病变[1]。其治疗方法取决于患者的年龄、生育要求、病变的范围、泌尿系统症状的程度，以及是否合并盆腔其他部位的子宫内膜异位症病变等。西医方面的治疗包括药物保守治疗及手术治疗，治疗均有副作用，但治疗后跟其他部位的子宫内膜异位症一样，亦有复发的风险，对患者的身心均造成一定的伤害。中医药的治疗对于控制病情有一定的作用，因尿血原因众多，故治疗时需根据患者病情基本明确诊断后方可选择。

本例患者平素工作劳累，进食不定时，久则耗伤脾胃之气，脾主统摄，脾气虚则固摄无权，故致经血量偏多；脾虚日久则影响先天之肾气亦虚，脾肾不足，固摄无力，且膀胱气化失常，久则发为经行尿血。而气血互根，尿血日久，气随血脱，久则气血俱虚，故该患者就诊时一派气血脾肾不足之象，诸如少气懒言、面色萎黄为脾虚失于濡养之象；腰酸为肾气不足之象；脾虚失于健运，故见纳食不佳，大便稀溏，肾虚膀胱气化不利，故见小便清长，夜尿频多，而气血不足，久则影响血行，血行无力，久则瘀血内停，舌质淡暗，苔薄白，脉弦细均为气血不足夹瘀之象。综上，该患者病因为平素劳累，耗伤正气，病机为气血不足，辨证为气血两虚夹瘀。

故治疗上以"虚则补之，实则泻之"为则，遵循"急则治其标，缓则治其本"之大法，初诊时为经后，暂无出血征象，故初诊时治疗以益气补血为主，以归脾汤加味，方中予归脾汤以补益心脾气血，在一派温补药物中酌加生地黄、旱莲草、白茅根以增凉血化瘀之力，以防温补太过，同时加用阿胶以养血，因辨证得当，药证相符，故能获效。二诊时症状缓解，脾土之虚得以逐步恢复，但肾气之不足尚存，故二诊时酌减健脾之品，加强补肾之力，予杜仲、桑寄生、益智仁之品以补肾缩尿。经治疗，患者三诊时脾肾虚之象均改善。且三诊时适逢经期，患者尿血症状出现，此时急则治其标，予加强化瘀止血之品，加用茜根、三七末及小蓟以增止血之力，而效果确实如期所想，月经量及尿血情况均得到控制。四诊时为经后，继续巩固补益脾肾气血之力，至经期时方加强化瘀止血之力，五诊时考虑患者脾肾之虚已基本纠正，病情渐趋稳定，故可嘱其定期经前经期调理固本止血即可取效。

综上，该患者已经西医明确诊断为膀胱子宫内膜异位症所致尿血，排除了泌尿系统的恶性肿瘤所致。对于该病的中医治疗，根据众多医家的经验，该病早期多表现为热证，以膀胱湿热为主，但该病患者因尿中带血，早期多较紧张，多次寻求西医检查以明确诊断，到最终寻求中医治疗时已发病日久，气随血脱，气血均不足，多虚实夹杂，故治疗时尤需注意辨别轻重缓急，临证时尤需注重补气，尤其是脾气主固摄，故临证时亦不应一味清热凉血，需注重补气尤其是补脾土之气，对于该病的治疗有着重要的意义。

（梁齐桁）

案例二　益气健脾、活血化瘀法

盆腔外子宫内膜异位症是指发生于盆腔以外身体其他部位的子宫内膜异位症，病灶可侵犯肺、肠道、泌尿系统、脑、腹壁、腹股沟、外科手术瘢痕等部位，占 14%～26%[2-4]。腹壁子宫内膜异位症是指具有生长活力的子宫内膜组织在腹壁异常生长，是盆腔外子宫内膜异位症的一种类型，剖宫产后发病率达 0.03%～0.47%[5]。腹壁子宫内膜异位症发病原因尚不完全清楚，现普遍认为腹壁切口部位子宫内膜受卵巢激素的影响，发生与子宫内膜一样的周期性增殖，分泌性出血形成周期性变化的肿块和疼痛，治疗上西医认为手术是腹壁子宫内膜异位症唯一确实有效的治疗方法，不少患者因恐惧手术或担心术后复发而选择传统中医药治疗，而中医药在治疗子宫内膜异位症方面也有其独特的理论基础及丰富的临床经验，具有较好的疗效。

传统中医学没有腹壁子宫内膜异位症病名，依据其临床表现多属于"痛经"、"癥瘕"等范畴。癥瘕是指妇人下腹胞中有结块，伴有或胀或痛或满甚或出血。本病最早见于《内经》，如《素问·骨空论》曰"任脉为病，男子内结七疝，女子带下瘕聚"。中医学认为，盆腔子宫内膜异位症的异位内膜实质为"离经之血"，离经之血积聚于局部，则成"瘀血"。腹壁子宫内膜异位症为瘀血导致腹壁可扪及有形包块或结节，瘀血是产生腹壁子宫内膜异位症的关键。《医林改错》有曰"凡肚腹疼痛总不移动，是血瘀"。《医学入门·万病衡要》记载："血滞瘀积于中，与日生新血相搏，则为疼痛。"

腹壁子宫内膜异位症也多表现为腹壁的肿物及疼痛。而血瘀又有虚实寒热的不同，如气滞血瘀、寒凝血瘀、热郁瘀阻、湿热瘀结、气虚血瘀、阳虚血瘀、肾虚血瘀等。故在治疗时，应在活血化瘀的同时，应详审造成瘀血的原因，或疏肝行气，或温经散寒，或清热凉血，或利湿化痰，或健脾益气，或温阳补肾等，以达到治病求本的目的。脏腑方面，子宫内膜异位症病位主要在下焦，胞宫、胞络为病，但与肝、脾、肾亦有密切关系。在不同证型中，病位可有所不同，但大多与脾、肾有关，该病为本虚标实之证。在临床中，我们认为脾虚血瘀是临床常见证型。《内经》云："邪之所凑，其气必虚"、"正气存内，邪不可干"。脾位于中焦，在膈之下，与胃相表里。机体生命活动的延续和气血津液的化生，都有赖于脾胃运化的水谷精微。脾失健运，导致气血化源不足，经行血海溢泄，冲任之血势必更虚，冲任、胞脉则失于濡养；脾气虚弱无力推动血液运行，日久成瘀，阻滞冲任、胞宫之气血运行，可导致血瘀，脾虚水湿运化失常，水湿壅阻，聚液成痰，痰瘀互结，可致癥瘕痞块，积于腹壁，发为腹壁子宫内膜异位症。故临床中，以益气健脾为法，瘀去新生，可达到良好的治疗效果。

下面分享以补土为主治疗腹壁子宫内膜异位症案例。

刘某，女，30 岁。2014 年 4 月 10 日来诊。

主诉　经行剖宫产术后刀口疼痛 1 年，发现腹壁肿物半年。

现病史　患者既往月经规律，30 天一潮，量中，偶有血块，偶有痛经，隐痛为主，5～6 天干净，偶有经行腹泻。LMP：2014 年 3 月 15 日，色量如常。已婚已育，2012 年 9 月剖宫产 1 胎，无生育要求。平素工作劳累。患者近 1 年出现经期剖宫产瘢痕处疼痛，隐痛为主，半年前患者在腹壁瘢痕处触及一硬块，约 1cm×1cm，患者未重视，近期自觉硬块增大，经期及经后均有隐痛。

刻下症　精神疲倦，少气懒言，面色少华，下腹剖宫产瘢痕处隐痛，经期加重，经后可稍缓解，纳欠佳，夜眠欠佳，小便调，大便偏烂，舌淡暗，舌底脉络迂曲，苔白，脉细。

体格检查　腹软，腹壁剖宫产瘢痕愈合良好，瘢痕中间可扪及一约 2cm×2cm 肿物，轻压痛，妇检：外阴正常，阴道通畅，宫颈轻度柱状上皮异位，宫颈举摆痛（－），子宫前位，大小正常，活动可，无压痛，双附件未触及异常。

辅助检查　2014 年 3 月 10 日我院妇科彩超：子宫大小未见异常，子宫内膜厚 8mm，内膜尚均质，双附件未触见异常。腹壁彩超：下腹壁剖宫产瘢痕右侧缘探及低回声团块，2.3cm×1.8cm，考虑腹壁子宫内膜异位症。

中医诊断　癥瘕。

中医证型　气虚血瘀。

西医诊断　腹壁子宫内膜异位症。

治法　益气健脾，活血化瘀。

处方　黄芪 20g，白术 15g，山药 20g，赤芍 15g，当归 10g，川芎 10g，三棱 10g，莪术 10g，鳖甲 15g（先煎），甘草 6g，5剂，每天一剂，再煎服用。

2014年5月1日二诊

刻下症　服药后患者自觉下腹隐痛减轻，神疲改善，但自觉口干口苦，咽中有痰，色白，带下偏多，色白，纳眠改善，小便调，大便仍偏稀。诉月经 2015 年4月18日来潮，量中，血块减少，经行瘢痕处疼痛较前减轻，经后仍有少许疼痛，舌淡暗，舌底脉络迂曲，苔白，脉细。

处方　黄芪 20g，白术 15g，山药 20g，赤芍 15g，当归 10g，川芎 10g，三棱 10g，莪术 10g，鳖甲 15g（先煎），茯苓 20g，苍术 15g，炙甘草 6g，5剂，每日一剂。

后患者未就诊，随访患者2个月，患者自诉经前、经后自服上方1周，2个月后经行术口疼痛缓解，复查彩超提示腹壁肿物较前缩小。

按语

该患者有剖宫产手术史，近1年出现经期剖宫产瘢痕处疼痛，腹壁瘢痕处硬结，当属于中医学"癥瘕"范畴。《妇人大全良方》云："妇人腹中瘀血者，由月经闭涩不通，或产后余秽未尽，因而乘风取凉，为风冷所乘，瘀久不消则变成积聚癥瘕也。"

患者平素劳累，日久耗伤脾气，"气为血之帅，血为气之母"，气能生血，气虚无力鼓动血液运行，血流滞缓，易瘀阻脉道，气行滞缓而致血瘀，瘀血内阻，发为癥瘕。故辨证患者以脾气虚为本，血瘀为标，治当以益气健脾为主，活血化瘀为辅。患者一诊时精神疲倦，少气懒言，面色少华，一派脾虚之象，方中以黄芪为君，以益气健脾扶正为主，《本草求真》称黄芪为"补气诸药之最"。配以白术、山药，加强益气健脾之功。《医学衷中参西录》曰："白术，性温而燥，气不香窜，味苦微甘微辛，善健脾胃……为其具土德之全，为后天资生之要药，故能于金、木、水、火四脏，皆能有所补益也。"脾胃健运，则气血津液化生有源，脏腑经络得以滋养，则虚劳自去。莪术、三棱共奏破血行气、消癥止痛之效，《本草图经》有曰："莪术，古方不见用者。今医家治积聚诸气，为最要之药。与荆三棱同用之良，妇人药中亦多使。"张锡纯曰："三棱气味俱淡，微有辛意；莪术味微苦，气微香，亦微有辛意，性皆微温，为化瘀血之要药。"方中三棱、莪术与白术、黄芪、山药并用，使黄芪、白术、山药补气，得三棱、莪术以流通之，则补而不滞，元气愈旺。元气既旺，正气存内，则能鼓舞三棱、莪术之力以消癥瘕，共同起到益气化瘀之效，祛邪而不伤正。方中当归、赤芍、川芎共用养血活血化瘀。当归性柔而润，补血调经，活血止痛，去瘀消肿；川芎辛温香窜，行气活血，祛风止痛；两药配伍，一润一燥，养血行气，当归之润可制川芎之燥，川芎之燥可制当归之腻，以祛瘀而不伤气血，补血而不致气滞，互补为用。鳖甲擅长治疗癥积、腹中瘕块，《神农本草经》记载："鳖甲味咸平，主心腹癥瘕坚积、寒热，去痞、息肉、阴浊、痔（核）、恶肉。"活血消癥效佳。二诊时患者腹痛缓解，出现咽中有痰，色白，带下偏多，色白，大便仍偏稀。考虑此患者脾气虚，运化失司，水湿内停，故见咽中有痰；湿注下焦，损伤带脉，带脉失约，津液滑脱而下，故带下量多。《女科经纶·带下门》中记载："白带多是脾虚……脾伤则湿土之气下陷，是脾精不守，不能输为荣血而下白滑之物。"二诊时予茯苓、苍术以加强运脾化湿之力，达到满意效果。

该患者治疗以补气健脾、活血化瘀为法，全方寓消于补中，从脾论治，脾健气血充，血流畅，则无瘀血生，则癥自消，达到治疗效果。

（吴燕君）

案例三　疏肝健脾化瘀法

子宫内膜异位症可发生于全身各个部位，皮肤子宫内膜异位囊肿较为少见，多位于腹壁，继发于剖宫产、会阴切开、子宫切除、羊膜腔穿刺术后，甚至阑尾切除或腹股沟疝修补术后[6]。目前认为，腹壁会阴瘢痕子宫内膜异位症是手术操作过程中，子宫内膜碎片脱落直接种植在切口上，形成的医源性子宫内膜异位症。下腹壁的子宫内膜异位症通常发生在手术瘢痕的部位（特别是在妇科手术后）和脐周疾病的情况下，可能发生在腹腔镜手术后 Trocar 穿刺的部位。此外，亦有脐部原发子宫内膜异位症个案的报道。脐部原发子宫内膜异位症占所有子宫内膜异位症的 0.5%～1%，目前国内对此报道较少，一些作者认为是由内膜组织化生而来。另外，Scott 等认为腹膜淋巴管与脐部有密切联系，子宫内膜可随淋巴管移至脐部，肿块经期增大，疼痛并可破溃，随月经周期性出血[7]。异位内膜在激素的周期性作用下反复多次出血，周围组织纤维化，聚集成大小不等的结节和包块。

临床主要表现为伴随月经周期、脐部肿块增大及局部疼痛症状，属中医学"癥瘕"范畴，以血瘀为主要病机，治疗上以活血化瘀、消癥散结为主。

下面分享一例脐部子宫内膜异位症的治疗医案。

张某，女，33 岁。2017 年 2 月 27 日就诊。

主诉　发现脐部肿物 3 年。

现病史　患者平素经期脐部疼痛，经后疼痛缓解，经期无腹痛症状。近 3 年发现脐部肿物，约花生米大小，遂在当地门诊就诊，考虑脐部子宫内膜异位症，建议手术治疗，患者未予重视。现自觉脐部肿物逐渐增大，遂来我院门诊就诊。患者平素月经 25～28 天一潮，去年下半年开始经期延长，8～9 天干净，经量中等，色暗红，夹有血块，经期无腹痛。平素易疲倦，经前乳房胀痛、烦躁胸闷，经期胃纳欠佳。LMP：2 月 1 日。

刻下症 倦怠乏力，脐部肿物少许胀痛，乳房胀痛，烦躁胸闷，腰腹胀痛，胃纳不佳，口干口苦，眠一般，二便调，舌暗稍红，舌苔白，脉弦细。

体格检查 脐部见一暗红色肿物，大小约 1cm×1cm，质韧，色暗红，轻触痛。

妇科检查 外阴正常，阴道通畅，宫颈光滑，宫体前位，大小正常，质中，活动欠佳，无压痛，后穹隆平滑，双附件区未触及异常。

辅助检查 2017 年 2 月 27 日 B 超示子宫、双侧附件未见异常。

中医诊断 ①癥瘕；②经期延长。

中医证型 肝郁脾虚血瘀。

西医诊断 ①脐部子宫内膜异位症；②月经失调。

治法 疏肝健脾，化瘀消癥。

处方 柴胡 9g，郁金 15g，赤芍 15g，白芍 15g，延胡索 15g，枳壳 12g，当归 10g，白术 15g，茯苓 15g，太子参 15g，青皮 6g，益母草 15g，甘草 6g。每日一剂，再煎服用，共 5 剂。

2017 年 3 月 5 日二诊

刻下症 服药后月经于 3 月 1 日来潮，经血量中等，经血鲜红，夹有小血块，脐部肿物胀痛减轻，烦躁乳胀缓解，现经血不多，色暗红，仍稍感疲倦，腰酸，胃纳一般，口干无口苦，二便调。舌暗稍红，舌苔白，脉弦细。

处方 白芍 15g，枳壳 12g，白术 15g，茯苓 15g，太子参 15g，金樱子 15g，茜草 15g，海螵蛸 15g，续断 15g，牡蛎 20g（先煎），甘草 6g。每日一剂，再煎服用，共 4 剂。

2017 年 3 月 10 日三诊

刻下症 服药 2 剂后血止，现无阴道出血，脐部肿物无疼痛，胃纳改善，稍有口干，无口苦，二便调。舌暗，舌苔薄白，脉弦细。

处方 党参 15g，白芍 15g，白术 15g，茯苓 15g，丹参 15g，赤芍 15g，三棱 10g，莪术 10g，浙贝 15g，鸡内金 10g，枳壳 12g，甘草 6g。每日一剂，再煎服用，共 7 剂。

经调理 2 个月后，患者经期脐部疼痛症状减轻，经前乳房胀痛、烦躁诸证缓解，经期缩短至 7 天干净，脐部肿物未见缩小，后于月经干净后 3 天住院行脐部肿物切除术，术后病理证实为子宫内膜异位症。

按语

子宫内膜异位症的发病机制在于血瘀，异位的子宫内膜受到性激素的作用同样产生周期性出血，这部分"离经之血"进一步形成血瘀蓄于局部，形成异位的结节、包块，即"癥瘕"。如《女科证治准绳》所述："妇人癥瘕，并属血病……宿血停凝，结为痞块。"中医治疗癥瘕以活血化瘀、消癥散结为治疗大法。

本案患者情志不畅，肝郁气滞，气机不畅，故经前腰腹胀、乳房胀痛、烦躁胸闷；肝郁化热，灼伤津液，故口干口苦；肝郁克脾，脾气亏虚，脾为后天之本，气血生化之源，脾虚机体失于濡养，故见疲乏倦怠；气机不畅，气血运行不畅，滞而成瘀，瘀阻胞宫，故经血暗红，夹有血块。患者初诊时正值经前期，脐部肿物疼痛，乳房胀痛，腰腹胀痛，《女科正宗》云："妇人月水将来，而腰腹疼者，乃血滞而气逆不通也。"经前疼痛，为实证所致疼痛，治疗固当遵"通则不痛"之治则，以疏肝健脾、行气化瘀为主，循月经周期有气血盈亏的周期性生理变化，结合月经周期辨证治疗，目的是控制或解除疼痛症状，缓解经前诸证，故选用逍遥散加减拟方。方中加用益母草、枳壳、青皮以加强行气化瘀通经，佐以延胡索加强行气止痛之功。

二诊经期已来潮，患者仍有疲倦感，胃纳欠佳，此乃脾气亏虚之证，脾主运化，脾虚运化失常，故胃纳不佳；气虚血行不畅，滞而留瘀，瘀阻脉络，血溢脉外，故经期延长，治疗上以健脾益气、摄血止血为主，方中加用金樱子、海螵蛸以摄血止血，茜草凉血止血。

三诊为经后期，经期不适症状缓解，脐部肿物乃血瘀所致，故经后期治疗上以益气健脾、活血化瘀消癥为主，方药选用四君子汤益气健脾，三棱、莪术破血消癥，赤芍、丹参活血化瘀，浙贝、鸡内金软坚散结，方能直达病所。

手术治疗是脐部子宫内膜异位症的首选治疗方法，本病一经诊断，即应及时手术治疗，手术需完全切除病灶，并至少要切除病灶边缘 0.5cm 的正常组织，以使切缘干净防止复发。脐部子宫内膜异位症通过中药保守治疗难以达到完全去除病灶的目的，但可以减轻其导致疼痛等系列症状，改善患者体质。中医治疗讲究整体调节和辨证论治，血瘀证是子宫内膜异位症的基本病机，活血化瘀是其基本治疗大法，然而需根据患者主症的不同、治疗目的的不同而有所侧重，必须强调辨证论治、个体化用药原则，才能做到有的放矢。

（许明桃　具春花）

参 考 文 献

[1] 冷金花，王艳艳. 膀胱子宫内膜异位症的诊治[J]. 中华临床医师杂志（电子版），2009（1）：4-6.

[2] Wolf Y，Haddad R，Werbin N，et al. Endometriosis in abdominal scars: a diagnostic pitfal[J]. Am Surg, 1996，62（12）：1042-1044.

[3] Nirula R，Greaney G C. Incisional endometriosis: an underappreciated diagnosis in general surgery[J]. J Am Coll Surg, 2000，190（4）：404-407.

[4] Rani P R，Soundararaghavan S，Rajaram P.Endometriosis in abdominal scars-review of 27 cases[J]. Int J Gynaecol Obstet，1991，36（3）：215-218.

[5] Blanco R G，Parithivel V S，Shah A K，et al.Abdominal wall endometriomas[J]. Am J Surg, 2003,185（6）：596-598.

[6] 赵学英，郎景和，冷金花，等. 腹壁子宫内膜异位症的临床特点及复发相关因素分析[J]. 中华妇产科杂志,2004，39（2）：97-100.

[7] 包晓霞，王志启，王建六，等. 脐部原发子宫内膜异位症1例[J]. 实用妇产科杂志，2012，28（9）：781-782.